U0246961

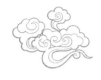

中医食养与食疗

（第二版）

主审　郭永洁

主编　屠燕捷　杨爱东

上海科学技术出版社

图书在版编目（CIP）数据

中医食养与食疗 / 屠燕捷，杨爱东主编. -- 2版. --
上海 : 上海科学技术出版社，2025. 2. -- ISBN 978-7
-5478-7019-8

Ⅰ. R247.1

中国国家版本馆CIP数据核字第2025VU9050号

本书编写出版受第五批全国中医临床优秀人才项目（A2－X2300704）、上
海中医药大学"访名校·拜名师"人才项目（A1－U24－205－020205）、上
海市市级科技重大专项资助项目（ZD2021CY001，ZXS004R4－1）等项目的
资助。

中医食养与食疗（第二版）

主审　郭永洁

主编　屠燕捷　杨爱东

上海世纪出版(集团)有限公司
上海科学技术出版社　出版、发行
（上海市闵行区号景路 159 弄 A 座 9F－10F）
邮政编码 201101　www.sstp.cn
常熟市华顺印刷有限公司印刷
开本 889×1194　1/32　印张 14
字数 320 千字
2010 年 11 月第 1 版
2025 年 2 月第 2 版　2025 年 2 月第 1 次印刷
ISBN 978－7－5478－7019－8/R·3188
定价：68.00 元

本书如有缺页、错装或坏损等严重质量问题，请向印刷厂联系调换

本书是一部介绍中医食养食疗理论与方法的著作，在继承和弘扬中医传统食养食疗文化的同时，结合现代营养学和植物化学理论，对食养食疗内容进行了科学系统的整理与分析，以期呈现系统、全面的饮食健康养生方案，为"健康中国2030"战略规划建设贡献力量。

本书共分为七章。第一章"概论"探讨了中医食养、食疗与药膳的区别和联系，强调了平衡饮食的重要性，并结合《中国居民膳食指南（2022）》提出了适宜的膳食建议。第二章回顾了中医食养食疗理论的历史发展，从远古至宋元明清时期，展现了中医食养食疗理论的丰富内涵和实践经验。第三章深入论述了中医食养食疗理论的特点，如"治未病"的养生思想、食物的四性五味、饮食宜忌等。在第四章"食物的成分"中，详细介绍了食物中的营养素和生物活性成分，为理解食物的食养食疗作用提供了科学依据。第五章"食物的性味功效与营养"系统地介绍了各类食物，如谷豆类、蔬菜类、果品类等的性味和营养价值。第六章针对不同人群与各时令节气的食养食疗进行了专门讨论，提供了针对性的食养食疗方案。第七章则专注于常见内科疾病的食养食疗，如感冒、哮喘、高血压等，旨在通过合理的饮食调整辅助治疗这些疾病。附录中的"食药物质最新目录名单（2024年版）"为读者提供了实用的参考信息。

本书的编写力求科学严谨，不仅适用于中医药专业教学，也适合作为大众健康饮食的指导书籍。书中结合中医理论与现代预防医学理论，使传统中医食养食疗理论更加符合现代人们的生活需求和健康追求，助推全民合理膳食、均衡营养的健康意识与水平的提升。

本书可供中医院校师生、中医临床工作者、食品卫生与营养学相关专业工作人员以及广大中医爱好者参考阅读。

主　审　郭永洁

主　编　屠燕捷（上海中医药大学）
　　　　杨爱东（上海中医药大学）

副主编（以姓氏笔画为序）
　　　　苏中昊（上海中医药大学）
　　　　李小茜（上海中医药大学）
　　　　邹　璐（上海中医药大学）
　　　　陆若琳（苏州大学附属第一医院）
　　　　胡　静（上海中医药大学）
　　　　黄　菲（苏州市中医医院）

编　委（以姓氏笔画为序）
　　　　卫博凯（上海中医药大学）
　　　　刘　良（上海中医药大学）
　　　　苏中昊（上海中医药大学）
　　　　李小茜（上海中医药大学）

杨爱东（上海中医药大学）

邹　璐（上海中医药大学）

陆若琳（苏州大学附属第一医院）

陈　滢（上海中医药大学）

金丽娟（苏州市中医医院）

胡　静（上海中医药大学）

袁　欣（上海中医药大学）

贾志山（上海中医药大学）

徐琪玥（上海中医药大学）

黄　菲（苏州市中医医院）

屠燕捷（上海中医药大学）

党和政府历来高度重视人民群众生命健康,为推进"健康中国"战略,根据党中央的战略部署,我国于 2016 年推出《"健康中国 2030"规划纲要》,以期大幅提高人民健康水平,为实现"两个一百年"奋斗目标和中华民族伟大复兴的中国梦提供坚实的健康基础。郭永洁教授主编的《中医食养与食疗》(第一版)系郭教授主持、策划,偕本教研室教学团队共同编写,2010 年 11 月由上海科学技术出版社发行。出版至今已 14 年,为弘扬中医食养食疗传统文化,促进我国居民中医饮食养生与自我健康管理发挥着积极作用。

　　《素问·生气通天论》言:"谨和五味,骨正筋柔,气血以流,腠理以密,如是则骨气以精。谨道如法,长有天命。"中医食养食疗理论是中华民族上千年生存智慧的结晶,对其继承与发展是我辈中医学理论研究工作者的职责。前期,本书第一版作为自编教材,用于上海中医药大学本科教学中医食疗、中医营养学等课程之中,受到学生们的普遍好评。发行 10 余年以来,该书在社区居民、患者等不同群体中均产生了良好的反响。

　　近年来,随着社会经济的快速发展和城市化进程的推进,我国居民膳食结构发生变化,继而出现了一些新的问题有待解决。成年居民职业性身体活动总量逐年减少，而电视、手机使用的普遍，致使成人缺乏规律自主运动，静坐时间明显增加，人群肥胖率持续增加；因生活、工作规律的变化而引起膳食不合理，致使心血管疾病、代谢性疾病的发病率未有降低；人们的运动健身意识有了明显增强，针对健身人群如何合理选择饮食，也是人们所关注的内容。《中国居民膳食指南》已更新至2022版，本书再版即对相关章节内容就以上问题所需，予以相应地更新或补充。

本书将中医食养食疗理论与现代营养学有机融合，详细介绍常见食物的营养学价值及食养食疗作用，并对不同生理阶段人群和常见内科疾病患者的合理饮食进行科学、系统指导。全书分为概论（中国居民膳食特点与指南分析）、中医食养食疗理论的形成与发展、中医食养食疗理论的特点、食物的成分、食物的性味功效与营养、各类人群与各时令节气的食养食疗、常见内科疾病的食养食疗7章。首先，我们从传统中医视角介绍中医食养食疗学的历史发展脉络以及融合"治未病""辨质食治""因人、因时、因地制宜"等理念的学术特点，继而介绍现代营养学基础知识，并详细介绍人们生活中可供选择的各类食物的性味功效、营养学价值及研究进展。之后，介绍各类人群如孕妇及乳母、婴幼儿、儿童与青少年、中老年等不同生命时期人群和常见疾患人群的体质、证候特征与身体需要及食养食疗方案。

本书将饮食与药膳作以区分，专注于饮食养生与防治作用。中医食养食疗理论属于传统中医学理论的一部分，现代营养学属于现代预防医学的一部分，将中医学与现代预防医学相结合，详实地介绍古往今来中医学对饮食营养的科学认知，并吸纳现代营养学研究前沿信息，目的在于为中医学及相关专业学生、人民大众提供与时俱进的正确饮食指导，引导人们合理摄入符合自身营养需求的膳食,使身体尽可能达到理想的健康状态,身体各项功能达到较优水平。将中医食养食疗理论与现代营养学结合是本书的特色之处。现代营养学的融入赋予中医食养食疗理论以科学内涵与时代特色,有利于科学有效地指导大众健康饮食,传播相关的科普知识。

随着营养学理论的不断发展,本书对食物的成分、各类人群与各时令节气的食养食疗、常见内科疾病的食养食疗等章节内容进一步完善,更新现代医学研究内容,如各类膳食营养素每日建议摄入量均根据中国营养协会编著《中国居民膳食营养素参考摄入量(2023版)》予以更新;疾病的选择,着重于较为常见的且通过饮食调养、食疗能够起到较好缓解效果的病种;食疗方的选择,或来源于古代本草、食疗相关医籍记载,或为实践证明具有较好的食疗效果,且食材易于购置取用的配方;食材的选择,以食物、药食两用物质以及《中国药典》所载没有毒副作用的中药为主,并标明适用病证的用量。截至2024年8月,国家卫生健康委员会发布的既是食品又是中药材的药食两用物质共计106种。本书将"食药物质最新目录名单"收录于本书,以便读者查询,在"食物的性味功效与营养"章节中,兼以选择日常生活较常涉及的药食两用物品予以介绍。

本书的出版,可用以满足中医药类院校中医营养学、中医食疗等相关专业的教学需求,也可用以服务大众,指导人民群众建立科学的、规律合理的饮食作息与膳食方案。希冀各位读者阅读本书能有所收获。

屠燕捷

2024年8月

饮食是生命之根，健康之本，在漫长的中国历史中，中华民族创造了独特的饮食理论——中医食养食疗理论。它是中华医学的积累，中国饮食文化的沉淀。长期以来指导中华民族的正确饮食，为中国乃至亚洲人的健康做出了重要贡献！

　　一直以来，中医食养食疗理论如深藏的瑰宝，缺乏理论上的系统整理和提炼，缺乏现代科学手段对其科学性的证明。本书作者长期兼任中医食养食疗研究工作。我们认为中华民族的繁荣昌盛，中国人的健康，与长期以来人们在中医理论的指导下，实践其独特的饮食理论，形成中华民族自己的膳食结构和饮食治疗方法是密切相关的。对中医食养食疗内容，结合现代营养学、植物化学理论进行分析，是我们研究的方向，也是对中医食养食疗理论的研究发展必经之路。

　　本书在 2001 版《中医食养食疗学》的基础上，对部分食养食疗理论及内容作了进一步修正。首先，对中医食养与现代营养概念进行了界定，认为就饮食养生的内涵而言，二者具有一致性；其次，对历代有关饮食养生的成就及理论发展作了系统性的梳理。在梳理文献的过程中，突出其理论发展轨迹以及对健康的指导性,并提炼出中医食养食疗理论的特点。为了使古老的食养食疗理论具有时代特征,在食物营养学这一节中,进行了其与中医理论相结合的探索性结合,意在说明中医食养理论与现代营养理论具有一致性,只是理论阐述方法有所不同。我们增加了各类疾病的食疗内容,以体现其适用性。

希望通过本次的编写,为中医理论的完善,中医食养食疗理论的深化,为饮食健康事业尽绵薄之力。

郭永洁

2010 年 6 月

目录

第一章　概　　论

第二章　中医食养食疗理论的
　　　　　　形成与发展

第三章　中医食养食疗理论的特点

第四章　食物的成分

第五章　食物的性味功效与营养

第六章　各类人群与各时令节气的食养食疗

第七章　常见内科疾病的食养食疗

附录　食药物质最新目录名单(2024年版)

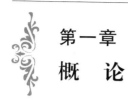

第一章
概　论

第一节　中医食养、食疗与药膳

中医食养食疗理论是运用中医学理论研究食物的性味、功效及配方,探讨食物对人体的养生和治疗作用,用以指导人们的健康饮食,从而达到预防和治疗疾病的方法体系。随着现代营养学和现代药理学研究的深入,以及现代分析化学技术在食物学的运用,吸纳现代营养学对食物成分的研究成果,将中医食养食疗理论研究融合现代科学对食物的成分分析方法,使传统中医食养食疗理论具有时代特征,这样的研究方法更有利于揭示中医食养食疗理论的实质,推进食物养生治疗领域的新发展。

中医药学是一门健康医学,中医食养食疗理论的重要内涵之一在于指导人民健康的饮食方式,另一部分主要内容是食物养生和食物治疗的配方,这是中医食养食疗理论以及中医药伟大宝库中最炫丽的一部分,是数千年来中国饮食文化的深厚沉淀,仅用现代医学知识难以评价其全部内容及内涵,需要长期不断深入地研究,才能获得其真谛。

养生是中医学理论中相对宽泛的概念,既包括正常人的保健预防,也包括亚健康人群机体状态的适当调整。《素问·五常政大论》曰:"大毒治病,十去其六……谷肉果菜,食养尽之,无使过之,伤其正也。"食物配膳不合理可导致营养缺乏或营养过剩,可通过饮食进行适当的调整;不同季节、气候、环境对人体产生的不良影响,也可通过饮食来进行适时调整;情绪变化导致人体功能的亢奋和抑制,除了调摄情志,还需通过饮食调整。这些都是对正常人而言的饮食养生内容。

关于食物与药物的认知,传统医籍历来有"药食同源"之说。在此基础上,一般将治疗作用较强的动植物称为"药物",而治疗作用较弱的动植物称为"食物"。以现代营养学和药物学理论加以区别,一种动植物若以营养素为主,可称之为"食物",若以化学成分为主,则可称为"药物"。在这里,我们有必要将食养、食疗和药膳作以定义和区别。

一、食养的概念

食养,是指饮食调养,即用均衡饮食维持人体正常生理需求,或用适量偏性食物,纠正体质略偏者,可达到聪耳、明目、乌发、生发、增力、益智、安神、美容、护肤、轻身、强筋、壮骨、固齿、助孕、益寿、壮阳、固精等效果,其目的是养生与保健,适用于正常人,由食物中的营养素发挥主导作用。

二、食疗的概念

食疗,又称食治,指根据食物不同的性味,作用于不同脏器,而起着调理和治疗的作用。既包含运用食物治疗疾病,也包含由于疾病发生变化而对患病人群的食物以特殊限定,适用于疾患人群,其中包括各类营养素缺乏者、各类体质明显偏差者或各类疾病的早期阶段。以现代营养学而言,即运用食物中以植物化学成分为主的有益成分对人体的体质偏差或病理状态进行调节和治疗,包含富含某种营养素的食物对营养缺乏性疾病的治疗,也包含食物的综合营养作用对人体免疫功能应激状况的调整,亦不排除食物中的营养素对疾病的直接治疗作用。唐代著名医家孙思邈在《备急千金要方》中明确指出:"夫为医者,当须先洞晓病源,知其所犯,以食治之,食疗不愈,然后命药。"强调食疗的重要性。

三、药膳的概念

药膳,是指在中医药理论指导下,将中药与相应的食物原料相配,采用独特的加工烹调技术制作的食物,并具有预防、治疗及保健的作用。其主要特点是将防治用药融会于饮食生活之中,既发挥药物的功效,又获得饮食的滋味与营养,相得益彰。通常有汤羹类、粥食类、糕点类、菜肴类、酒饮类等。"药膳"最早见于《后汉书·列女传》,也常作为中医名家经典用方,如东汉时期张仲景的当归生姜羊肉汤、百合鸡子黄汤,清代医家薛生白的薛氏五叶芦根汤、俞根初的五仁橘皮汤等,适用于疾病症状已现者,根据辨证论治作适量调整。

本书将着重介绍中医食养与食疗理论内容。

第二节 平衡饮食与膳食指南

一、平衡饮食是中医食养食疗的理想膳食状态

中医食养食疗的目的是使人类达到平衡饮食,这是人类理想的膳食状态,也是营养饮食科学制定的重要而长远的目标。平衡饮食使人类健康与长寿,任何单一食物的摄入,对人体来说都不可能达到平衡,也就是说在自然界,目前尚没有任何一种食

物能够完全满足人体对所有营养素的需求。只有通过平衡饮食,充分利用自然界的各种食物资源,加上合理的烹调,尽量减少营养素的损失,才可以达到和满足人体对营养的需要,并促进健康。能够满足这一需要的饮食就称之为"平衡饮食"或"均衡饮食"。为了达到"平衡饮食",各国各地区根据本国本地区居民的营养学调查情况,了解本国本地区营养方面的缺陷和不足,制定了相应的膳食结构指南,指导着本国居民在饮食中需要加以注意的内容,以达到"平衡饮食"的理想状况,为促进人类的健康作出指导性意见。

要达到合理平衡的饮食,主要从三方面做出努力:一是合理的膳食调配,达到平衡膳食,使膳食中所有营养素的种类、数量以及各种营养素的比例适宜;二是合理的膳食安排,使人们的饮食行为趋于合理化;三是合理的烹调,在充分考虑个人饮食习惯的同时,尽可能减少烹饪对食物营养素的破坏。其中合理的膳食调配是营养工作者、营养指导人员必须掌握的基础知识和基本技能。中医食养食疗是中医理论与现代营养学相结合的产物,它对平衡饮食的理解,必然注入了中医饮食文化与中医理论的特点,又在中医传统食养笼统的概念基础上增添新的内涵,具体包括以下几点。

(一)能量的均衡

不同的性别、年龄、季节、工种,不同的环境条件之中,人体的能量消耗不同。人体若摄入低于需要的热量,则可干扰生理功能和生命活动力;若摄入高于需要的热量,则可引起肥胖及继发疾病。

(二)各类营养素量的均衡

机体所需要的 6 大类 40 多种营养素在一个动态过程中被机体吸收、利用。机体对不同营养物质的需求量是不同的。有的微量元素几微克就能达到生理要求,有的却需要几百克。各类营养素之间存在着一定范围的配比关系,超出配比范围就会发生互相干扰,造成不必要的分解和合成代谢。如碳水化合物、脂肪、蛋白质之间各有一定的配比关系,任何一种比例过高都不是经济的营养素利用方式,甚至是无益的。钙、铁、镁等二价阳离子之间的比例不相匹配,就会发生干扰。

（三）各类营养素结构部分的均衡

现代营养学家认为,同一类营养素各有不同的构成部分,如不同的碳水化合物由不同的多糖、双糖、单糖构成,不同蛋白质由不同的氨基酸构成,不同的脂类也由不同的脂肪酸构成。对人体摄入的饮食来说,最好其构成与人体所需相一致。膳食中蛋白质的互补作用实质上就是达到结构部分的均衡。

（四）水代谢的均衡

水是蛋白质、脂肪、碳水化合物、维生素和矿物质之外的另一类营养素,是其他 5 类营养素在体内代谢不可缺少的。水的需要量随环境条件、膳食及活动条件的不同而异,一般成人每日需要水 2 L,其中包括了饮食代谢中产生的水。水的均衡与电解质的均衡是并行的。这一均衡失调可影响电解质之间的均衡,从而引起人体酸碱失衡,进而危及生命。

（五）电解质酸碱度的均衡

与体内电解质平衡相关的是由于膳食构成不同所引起的代谢终产物的酸碱度。食物可分为两大类,即酸性食物和碱性食物,一般来说,动物类食物偏酸性较多,植物类食物偏碱性较多。膳食结构的终产物除影响酸碱度,也影响电解质的代谢。因此,合理的平衡饮食应注意酸碱度的均衡。

（六）特殊年龄阶段的生理代谢的正均衡

生长发育的儿童、青春期少年、怀孕妇女、哺乳期乳母、病愈康复期,这些年龄段以及特殊生理需要阶段,体内需要合成新的组织,修复损伤组织。相对条件下,一些营养素的摄入要大于排出,使体内各营养素供给处于正平衡状态,这样的均衡不是一般情况下的均衡,是符合体内需要的正均衡。

（七）人对食物的心理平衡

食物对人体的意义不仅仅是为满足基本的供能所需,同时还存在欣赏、享受的涵义。有人崇尚天然食物的味感,有人欣赏清淡合理的膳食,有人从饮食山珍海味中才能达到心理平衡。同时,食物烹饪中的色、香、味也是饮食心理学的重要内容。因此,平衡饮食在考虑上述各方面营养素和非营养素的均衡时,还应考虑人对食物心理上的平衡。这也是营养学上的重要课题。

保持平衡膳食模式可以降低糖尿病、高血压、高脂血症、脂肪肝、冠心病、脑梗死、慢性肾功能不全等疾病的发病风险。

二、《中国居民膳食指南》及阐释

膳食指南又称膳食指导方针或膳食目标,是针对各国各地区存在的膳食问题提出的合理膳食的基本要求。

早在《素问·脏气法时论》就提出"五谷为养,五果为助,五畜为益,五菜为充",被认为是我国乃至人类最重要的膳食指南。这句论述不但提出了饮食养生的基本原则,而且遵循了均衡饮食的观点,长期指导着我国居民的饮食生活,为中国人的繁衍生息与中华民族的繁荣昌盛作出了不可磨灭的贡献。

"五谷为养","五谷"最早的记录见于《论语》,关于古代"五谷"所指,主流观点认为是稻（俗称水稻、大米）、黍（俗称黄米）、稷（又称粟,俗称小米）、麦（俗称小麦）、菽（豆类总称）,现代以"五谷"泛指米面杂粮。"五谷为养"提出以谷类食物作为营养养生的膳食主体,现代营养学认为 $55\% \sim 65\%$ 的能量摄入,应以谷类食物为主。谷麦食物主要含淀粉,占全谷的 85%,其中以支链淀粉为主,其提供的能量可通过血脑屏障而供能于脑细胞。特别是豆类,含蛋白质高达 40%,必需氨基酸的组合配比亦恰到好处,谷豆混食可以促进蛋白质的互补,提高膳食蛋白质的营养价值,且大豆的脂肪含量高,多为不饱和脂肪酸,不含胆固醇,对预防高脂血症、冠心病有益。长期以来,中国人的膳食一直强调以谷类食物为主的膳食结构,提倡谷豆类混食,这为我国居民膳食结构的倡导打下良好基础。

"五畜为益","五畜"是指肉、禽、鱼、奶、蛋等动物性食物。动物性食物是人体蛋白质、脂肪、矿物质、A 族和 B 族维生素的重要来源。其中优质蛋白质含量高,除了营养素,动物性食物对提高抗体能力、组织合成等都有重要作用。中医营养学认为,动物性食物的"五畜"具有补益、增进健康的作用。现代营养学也认为适量摄入肉、禽、鱼、奶、蛋制品,对人体的生长发育具有促进滋长作用,尤其是对婴幼儿、孕、产后等不同阶段人群的生长发育,尤其需要这类食物的"补益"增进作用。

"五菜为充","五菜"指韭、薤、葵、葱、藿,泛指各类叶茎蔬菜,在饮食中均起着辅助调节又必不可少的重要作用。各类蔬菜,包括植物的叶类、根茎类、鲜豆类、菌类食物,其"充"的含义,从现代营养学来解释包括了"充饥"和"补充"两层含义,蔬菜类食物含有大量的膳食纤维,膳食纤维的作用是具有持水性,可增加胃中的饱腹感,预防饥饿,防止食物摄入过多,有利于糖尿病患者"消谷善饥"症状的改善而又不至于摄入糖分过多,对肥胖患者可防能量摄入过量,以膳食纤维充饥;其次,蔬菜可补充谷类、畜类食物中的维生素,特别是维生素 C 和膳食纤维的不足,故曰"五菜为充"。

"五果为助","五果"指桃、李、杏、栗、枣,泛指各类鲜果和干果。从新鲜水果中主要摄取的是维生素、果酸以及一些非营养成分,而从干果类中主要摄取的是不饱和脂肪酸、维生素 E 和微量元素。从"五果"中摄取的营养物质分量都较少,但在膳食中所起到的作用却不容忽视。因此,中医营养学将鲜、干果品作为饮食的辅助,助其合理、全面、均衡的饮食。

自 1989 年以来,我国已先后发布了若干版《中国居民膳食指南》,有效帮助居民科学选择食物、合理搭配膳食,预防与减少慢性病发生,以指导民众提高健康水平。《中国居民膳食指南》实施 30 余年以来,居民膳食状况明显改善,城乡儿童、青少年平均身高增加,营养不良患病率下降,但在贫困农村仍存在着居民营养不良的情况。一些与生活方式有关的慢性非传染性疾病患病率也在增加。国务院发布了《健康中国行动(2019—2030年)》将"合理膳食行动"列为重大行动之一。最新版《中国居民膳食指南(2022)》,将现有的膳食营养与健康证据研究转化为平衡膳食的指导性建议。依据国务院相关文件要求和"健康中国2030"建设的需要,《中国居民膳食指南(2022)》以先进的科学证据为基础,通过大样本居民膳食结构调查,密切联系我国居民膳食营养的实际,提倡平衡膳食,注意食品卫生,进行适当的体育活动,保持健康体重,对各年龄阶段的居民摄取合理营养、避免由不合理的膳食引发疾病具有普遍的指导意义。

《中国居民营养与慢性病状况报告(2020 年)》显示,近年来,我国居民体格发育与营养不足的问题持续改善,城乡差异性逐步缩小;居民健康意识逐步增强,部分慢性病行为危险因素流行水平呈现下降趋势,但慢性病患者基数仍将不断扩大。就饮食营养结构而言,当前我国居民膳食能量和蛋白质摄入充足,膳食质量显著提高,大多数人群膳食结构仍保持植物性为主,谷类食物仍是能量的主要食物来源。居民蔬菜摄入量仍稳定在人均每日 270 g 左右，与其他国家相比一直处于较好的水平。无论儿童还是成年人，营养不足发生率明显降低，儿童、青少年、孕妇贫血率、维生素 A 缺乏率均有显著下降，营养状况得到明显改善。但 20 年来，随着经济的快速发展及城市化进程的推进，居民生活方式发生了较大变化，我国居民总体身体活动量逐年下降，由此随之而来的人群超重肥胖率持续增高，已成为严重的公共卫生问题，是食疗营养学领域着重关注的聚焦点。近几年来，随着"健康中国"生活理念的影响，居民生活作息习惯逐渐向好发展，运动健身意识有提升趋势。

《中国居民膳食指南（2022）》由一般人群膳食指南、特定人群膳食指南和平衡膳食宝塔三部分组成。一般人群膳食指南共 8 条，具体如下。

准则一：食物多样，合理搭配

平衡膳食模式，可以最大程度地保障人类营养需求与健康。食物多样，饮食结构合理包含谷薯类、蔬菜水果类、畜禽鱼蛋奶类、大豆坚果类等，则是平衡膳食的基本原则。建议平均每日摄入 12 种以上食物，每周摄入 25 种以上食物为佳。

谷类为主是平衡膳食的一大特征，与传统食养理论之"五谷为养"异曲同工。谷类食物的主要成分淀粉是最经济的膳食能量来源，谷类蛋白质含量为 $8\%\sim12\%$，由于其摄入量较多，谷类蛋白质也是膳食蛋白质的重要来源。此外谷类也是膳食中 B 族维生素如维生素 B_1、维生素 B_2 和烟酸的重要来源。近年来，我国居民的主食消费量逐年下降，动物性食物和油脂摄入量逐年增多。全谷物摄入减少与肥胖、慢性病如 2 型糖尿病、心血管疾病、结直肠癌等疾病发生风险密切相关。因此，坚持谷类为主，保证全谷物及杂豆的摄入，对于健康养生很有益处。建议平均每日摄入谷类食物 $200\sim300$ g，其中全谷物和杂豆类 $50\sim$

150 g,薯类 50～100 g。每日膳食中,碳水化合物供能占膳食总能量的 50%～65%,蛋白质占 10%～15%,脂肪占20%～30%。

准则二:吃动平衡,健康体重

食物摄入量和身体活动量是保持能量平衡、维持体重的两个关键因素。锻炼是一个很好地稳定食欲的方式。静态生活较易导致食欲不振,而且,与生活方式活跃的人群相比,静态生活者较难以控制食欲,容易造成摄入过多能量。因此,体力活动对于协调食欲与身体能量需求都是必需的。体重作为评价人体营养和健康状况的重要指标,过高或过低均可能增加疾病的发生风险。膳食摄入过少造成营养素缺乏,直接影响人体免疫水平,传统中医认为由此可导致胃气虚弱,气血不足;而食不过量也是传统中医饮食养生的方法之一。如明代龚廷贤《寿世保元》言:"食过多则结积,饮过多则成痰癖。故曰大渴不大饮,大饥不大食,恐血气失常。"一些食欲调节不敏感者,进食量常常超过实际需要或消耗的能量,多余能量以脂肪的形式积存,则易导致超重和肥胖,也增加了心脑血管疾病、糖尿病、癌症等疾病的发病风险。

根据《中国居民膳食营养素参考摄入量(2013 版)》,我国成年人(18～49 岁)低身体活动水平者能量需要量男性为9.41 MJ,女性为 7.53 MJ。目前,我国大多数居民身体活动不足,成年人超重或肥胖率达 50.7%。因此,中国营养学会强调吃动平衡,适当锻炼。推荐居民每周应至少进行 5 日中等强度身体活动,累计 150 min 以上,如每日 6 000 步的活动,并注意减少久坐时间,每小时起来适当动一动较好。

准则三:多吃蔬果、奶类、全谷、大豆

蔬菜和水果,作为维生素、矿物质、膳食纤维与植物化学物的重要来源,是构成平衡膳食的重要组成部分。传统食养所提倡的"五果为助、五菜为充"与此观点一致。多吃蔬果、薯类食品对预防心脑血管疾病、糖尿病,控制体重及预防癌症有重要意义。另外,蔬菜中植物化学成分较多,包括萜类化合物、有机硫化合物、类黄酮、植物多糖,具有抗氧化、调节免疫、抑制肿瘤、降低胆固醇、抗感染、延缓衰老等作用。

全谷物如小米、玉米、燕麦、荞麦等保留了天然谷物的全部成分,与精制谷物相比,可提供更为丰富的 B 族维生素、矿物质、膳食纤维等营养成分以及植物甾醇、植酸、酚类等有益健康的植物化学物。奶类和大豆类除含丰富的优质蛋白质和维生素外,钙与 B 族维生素含量也较高,对降低慢性病的发病风险具有重要作用。奶类营养成分丰富,组成比例适宜,易于消化吸收,尤其是钙的良好来源;大豆中必需氨基酸的组成和比例与动物蛋白质接近,而且富含谷类蛋白质所缺乏的赖氨酸、不饱和脂肪酸、钙、钾、维生素 E 和膳食纤维以及磷脂低聚糖、异黄酮、植物固醇等多种植物化学物质。

推荐餐餐有蔬菜。每日摄入不少于 300 g 蔬菜,深色蔬菜应占 1/2。推荐天天吃水果,每日摄入 200～350 g 新鲜水果,果汁不能替代鲜果。吃各种各样的奶制品如液态奶、酸奶、奶酪、奶粉等,摄入量相当于每日 300 mL 以上液态奶。建议每日吃全谷物食物 50～150 g,相当于 1 日谷物摄入量的 1/4～1/3。经常吃全谷物、豆制品,适当吃坚果。

准则四:适量吃鱼、禽、蛋、瘦肉

鱼、禽、蛋、瘦肉均属于动物性食物,富含优质蛋白质、脂类、脂溶性维生素、B 族维生素和矿物质等,是平衡膳食的重要组成部分。这类食物蛋白质的含量普遍较高,其氨基酸组成更符合人体需要,利用率较高。目前我国畜肉消费量高,过多摄入可增加肥胖和心血管疾病等发病风险,应当适量食用。

此类食物中以鱼和禽类为优选,二者脂肪含量相对较低,且含有较多的不饱和脂肪酸。有些鱼类富含二十碳五烯酸(EPA)和二十二碳六烯酸(DHA),对于预防血脂异常和脑卒中等疾病有益。蛋类营养成分齐全,与人体氨基酸配比接近,尤其蛋黄是鸡蛋营养素种类和含量集中的部位,对于一般人群,不建议丢弃。不足之处在于其胆固醇含量也较高,消化系统疾病如胆囊炎疾患人群应据病情小心食用。一般人群而言,每日吃 1 个鸡蛋不会增加心血管疾病的发病风险。畜肉类脂肪含量较多,应当选择脂肪含量相对较低的瘦肉为佳。同时,要注意烟熏和腌制肉类可增加部分肿瘤的发生风险,少吃为宜。

推荐成年人平均每日摄入动物性食物总量 120～200 g,相当于每周摄入鱼类 2 次或 300～500 g、畜禽肉 300～500 g,蛋类300～350 g。

准则五:少盐少油,控糖限酒

食盐的主要成分是氯化钠,广泛存在于体内各组织器官内,具有调节体内水分、增加神经肌肉兴奋性、维持酸碱平衡和血压正常的功能。另一方面,高血压流行病学调查证实,人群中的血压水平与食盐的摄入量密切相关。50 岁以上人群和有家族性高血压人群的血压对食盐摄入量的变化更加敏感。高盐饮食可改变血压昼高夜低的规律,变成昼高夜也高,发生心脑血管意外的危险性大大增加。同时,过多的盐摄入也与脑卒中、胃癌相关。《素问·宣明五气》谓:"咸走血,血病无多食咸。"《素问·五脏生成》谓:"是故多食咸,则脉凝泣而变色。"因此,须降低食盐摄入,培养清淡口味,逐渐做到量化用盐,推荐每日食盐摄入量不超过 5 g。我国居民对于烹调油也摄入较多,高脂肪、高胆固醇膳食的摄入会增加高脂血症、脂肪肝、动脉粥样硬化、冠心病、脑卒中、胰腺炎、胆囊炎等疾病的发生风险;而过多反式脂肪酸的摄入还会增加心血管疾病的发生风险,应减少烹调油与动物脂肪用量。建议每日烹调油的摄入量为 25～30 g,反式脂肪酸每日摄入量不超过 2 g。

添加糖是纯能量物质,主要来自加工食物,并非居民日常膳食所必须。儿童、青少年通过含糖饮料往往摄入较多添加糖,长期过多饮用不但会增加超重或肥胖风险,也会引发多种慢性病,因此,建议尽量少喝或不喝含糖饮料。中医理论认为,进食过量甘味食物,可能导致气机郁滞,阻碍脾胃消化功能,进而损伤脾胃阳气。虽然传统中医在传统膏方或一些心血管相关疾病的治疗中会运用少量清酒、黄酒起活血作用,但酒的主要化学成分是乙醇(酒精),过量饮酒可引起肝脏损伤,并增加胎儿酒精综合征、痛风、心血管疾病和某些癌症等发生风险。因此,儿童、青少年、孕妇、乳母及慢性病患者不应饮酒。成年人若饮酒,应限量,1 日引用的酒精量不超过 15 g。相当于啤酒 450 mL、葡萄酒 150 mL,38°白酒 50 g,高度白酒 50 g。

准则六:规律进餐,足量饮水

人们的一日三餐是最主要的饮食行为,《中国居民膳食指南》要求居民合理安排一日三餐的时间和食量。由于饮食一般在胃中的排空时间为 4～5 h,所以要求两餐间隔 4～6 h,早餐安排在 6:30—8:30,午餐 11:30—13:30,晚餐 18:00—20:00,较为符合人体的生理要求。用餐时间不宜过短或过长。过短不利于消化液的分泌及消化液与食物的充分混合,过长则容易引起过量进食。因此,适宜的用餐时间为:早餐 15～20 min,午餐、晚餐 20～30 min。我们的身体结构决定了细嚼慢咽的饮食方式更加有益于消化、吸收,狼吞虎咽会导致消化系统不适与入睡困难。同时,规律进餐还体现于食物量的三餐分配。早餐提供的能量应占全天总能量的 25%～30%,午餐占 30%～40%,晚餐占 30％～35％为宜。

部分居民对早餐不够重视，建议按时作息，留出准备早餐的时间，把早餐作为 1 日健康生活方式的开始，形成规律的生活习惯。早餐食物品种应多样，包含谷薯类、蔬菜水果、动物性食物、奶豆坚果 4 类食物。午餐在一日三餐中起着承上启下的作用，既要补充上午消耗的能量和营养，还要为下午的活动提供能量和营养，因此，建议午餐吃饱，不仅要保证食物的种类，还要保证食物的营养质量。如以米和面作为主食，选择 2～3 种蔬菜，1～2 种动物性食物，1 种豆制品，1 份水果。晚餐不宜过于丰盛、油腻，否则会延长食物的消化时间，影响睡眠，应保证至少在睡前2 h 进食。

水是构成人体成分的重要物质，并发挥着多种生理作用。水的需要量受年龄、环境温度、身体活动等因素的影响。建议每日主动、足量饮水，低身体活动水平的成年人每日饮 7～8 杯水，相当于男性每日喝水 1 700 mL，女性每日喝水 1 500 mL。推荐饮用白水或茶水，不喝或少喝含糖饮料。研究发现，饮茶可降低心血管疾病、糖尿病及胃癌的发生风险。选择适宜不同人群体质的茶品，对于健康生活是有益的。

准则七：会烹会选，会看标签

烹饪是合理膳食的重要组成部分，每人或每个家庭都应该做好针对生命不同阶段的健康饮食规划。学习烹饪和掌握新工具，了解各类食物的营养特点，优选当地、当季新鲜的、营养素密度高的食物，传承当地美味佳肴，做好一日三餐，家家实践平衡膳食，既能够最大化地保留食物营养价值、控制食品安全风险，又可尽享食物天然风味。

同时，加工食品在膳食中所占比例日渐增大。学会读懂预包装食品标签、营养标签，了解原料组成、能量和核心营养成分含量水平,通过食品营养标签的比较,选择购买较健康的包装食品,慎选高盐、高油、高糖食品。研究认为,一定比例的肿瘤发生与反营养物质,如致癌化学物质的过多摄入相关;人工化学制品如柠檬黄可能影响儿童体内锌的含量,进而引起过敏反应和敏感儿童的多动症;转基因食品可能涉及抗生素抵抗、不可预见的过敏反应等,对人类健康的长期影响尚未明了。辨识食品标签以及尽量自主烹饪饮食,对于健康生活是有所裨益的。

准则八:公筷分餐,杜绝浪费

加强饮食卫生安全是通过饮食获得充足营养,以增强体质、防止食物中毒和其他食源性疾病事件发生所采取的必要措施,与现代文明发展同步相随。饮食首先应注意选择当地的、新鲜卫生的食物,避免食物在运输过程中水分丢失、腐败性微生物生长繁殖进而导致降解、分解营养物质的可能,最大限度保障食物营养和原汁原味。不食用野生动物。烹饪注意生熟食物分开制备。

根据世界卫生组织(WHO)统计,疾病的各类传播途径中,唾液是最主要的途径之一,可传播甲型病毒性肝炎、流感、肠道病毒、幽门螺杆菌等。采用分而食之的"分餐"方式,就餐时一人一小份,可有效降低经口、唾液传播传染性疾病的发生和交叉感染的风险。实际上,家人吃饭共用碗筷,也存在着细菌、病毒传播的饮食安全风险。因此,提倡在家也要分清"你我",做到多人同桌共食,夹菜盛汤用公筷公勺,或采用分餐等卫生措施。

勤俭节约是中华民族的传统美德,人人都应该尊重、珍惜食物,在家在外按需备餐,不铺张浪费,从每个家庭做起,传承健康生活方式,树立饮食文明新风尚。

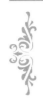

第二章
中医食养食疗理论的形成与发展

第一节　远古至商周时期

　　"民以食为天"，人类为了生存、繁衍后代，必须摄取食物以维持人体新陈代谢的需要。远古时期，人类对食物的摄取尚处于"饥不择食"的阶段。为了生存，人类四处觅食，《淮南子·修务训》记载："古者，民茹草饮水，采树木之实。"说明远古时期的原始人群依靠共同狩猎，共同采集食物来维持生命。这种最原始的摄取食物的方式，必然导致一种结果，即"食蠃蟓之肉，时多疹病、毒伤之害"，也就是因"饥不择食"，不注意饮食安全，由食物的毒性导致疼痛伤病之害。积累了千百万次的感性认识后，人类开始对食物的安全性进行了选择。《淮南子·修务训》又曰："于是神农乃始教民播种五谷，相土地，宜燥湿肥墽高下，尝百草之滋味，水泉之甘苦，令民知所辟就。"西汉陆贾在《四库备要·子部·新语卷上》曰："至于神农，以为行虫走兽难以养民，乃求可食之物，尝百草之实，察酸苦之味，教民食五谷。"长期积累的选择安全食物的经验，使得人类开始学会对可导致中毒吐泻的食物进行"避就"，选择"五谷"作为饮食养生中最主要的食物品种。这为我国数千年来以谷豆类为基础的饮食习惯与膳食结构奠定了基础,也为《黄帝内经》所论"五谷为养"的膳食结构提供了理论依据。

历史上膳食结构第一次变迁是旧石器时代对"钻木取火"的利用,"钻木取火"可使食物由生变熟。熟食的运用,大大提高了食物的安全性,同时使人们原本认为"难以养民"的飞禽走兽通过烤炙可满足卫生要求,大大减轻由于生食而致的胃肠道疾病的发生。《礼纬·含文嘉》曰:"燧人始钻木取火,炮生为熟,令人无腹疾。"食物卫生安全性的提高,食谱范围的扩大,使人类从自然界摄取的营养得以丰富,提高了人体免疫力,进而提升对疾患病痛的抗御能力,但食物来源仍集中于少数的动植物。

从原始社会进入奴隶社会的过程中,社会生产力随之发展,农作物的品种也有所增加,甲骨文记载了"禾""麦""黍""稻"等农作物,说明上述农作物在商代已作为人类摄取营养的主要食物。在农作物自给有余的情况下,更是推动了谷物酿酒的形成与发展。在商代遗址发掘的青铜器中,有不少酒器,证明商代已有较大规模的酿造业了。酿酒不但体现人类农业的发展到了自给有余的阶段,也体现食疗的发展。从繁体字"醫"的偏旁部首"酉"字旁来看,亦说明酒与医药之间的关系。

随着农业的发达和火的应用,人类通过烧煮食物逐渐脱离了"茹毛饮血"时期,使食物更具美味,更具营养。相传商汤时的宰相伊尹精于烹饪。《吕氏春秋·本味》篇引用伊尹和商汤的谈话,提及了许多烹调和食物的知识。他认为可依靠食物酸、甜、苦、辣、咸五味和水、木、火三才进行烹调。其中,火的控制调节对于食物的味道起着重要作用,通过适当的火候和火力调节,可以消除食物的腥味、臊味和膻味,使得食物更加美味可口。通过巧妙地组合五味,在满足食物丰富口感的情况下,还可以调节食物的性质,使其营养愈加丰富,以满足人体的不同需求。这些最原始的记载,为我国烹饪学及传统食养学的构建与发展提供了丰富的素材。

周代是传统食养理论发展的重要时期,当时的统治阶级非常重视饮食保健。在其管理层中专门设置了食医以专司其事。《周礼·天官冢宰》曰:"食医,掌和王之六食、六饮、六膳、百馐、百酱、八珍之齐。凡食齐视春时,羹齐视夏时,酱齐视秋时,饮齐视冬时。凡和,春多酸,夏多苦,秋多辛,冬多咸,调以滑甘。"《周礼》中的记载,说明了当时宫廷中设有专为贵族服务的食医、疾医、疡医和兽医四类医生。其中食医专门负责调和贵人的饮食口味,注意营养配置,并预防疾病发生,这是最早关于传统营养师的记载,并蕴含着传统食养学理论思想。东汉儒家学者郑玄对"凡食齐视春时,羹齐视夏时,酱齐视秋时,饮齐视冬时"注疏认为:食、羹、酱、饮各自有其不同四性,"饭宜温,羹宜热,酱宜凉,饮宜寒"。为顺应四时不同的气候,主张春宜食剂,夏宜羹剂,秋宜酱剂,冬宜饮剂。食物本身自有五味,顺应四季则应当春季多宜酸,夏季多宜苦,秋季多宜辛,冬季多宜咸,再于四时以滑甘调味,方能适合气候特点以达到调和身体健康之目的。这些传统食养学的理论来自中国古代哲学思想——阴阳五行的指导,也是最早的传统食养学理论,食物的营养应顺应四时不同季节,并且可选择不同的制剂。

商周时期的青铜器及酿造业的发展,除了将谷类食物酿造成为酒外,还生产出醋、酱、饴、豆豉、酱油等谷豆类食物制品。《淮南子》中记载了豆腐这一豆类制品的生产和食用,这表明当时的人们已经从简单的直接食用动植物食品,发展到了可以通过化学处理来制作各种食品制品的阶段。通过发酵等处理,食品的种类得以扩大,人类能够摄取更多的营养成分,同时也为了解食物成分及其化学反应提供了依据。《论语》一书中,也谈及营养卫生以及平衡饮食的概念:"食不厌精,脍不厌细。食饐而餲,鱼馁而肉败,不食。色恶,不食。臭恶,不食。失饪,不食。不时,不食。割不正,不食。不得其酱,不食。肉虽多,不使胜食气。惟酒无量,不及乱。沽酒市脯,不食。不撤姜食。不多食。"此段记载体现了在当时的烹饪条件下,人们对食物的要求应该是精细的,并且通过精细的烹饪可充分吸收食物的营养成分。同时人们也意识到,如果食物经过一段时间后变得臭气熏天、腐败变质,或者呈现出不正常的色泽和持久的异味,就被认为是不适合食用的。现代营养学也证实,食物的变味是食物中蛋白质等营养物质变质的结果,如不恰当地食用,不但无法获得营养,而且可具致病性。此外,在烹饪食物时,应将食物煮熟,并加入姜类调料。在饮食行为中,也要注意饮酒不可过量。这些记载是最早的食品安全、食品营养以及饮食行为的指导性意见,为我国人民逐渐形成合理的饮食方案提供了有益的指导。《淮南子·诠言训》言:"凡治身养性,节寝处,适饮食,和喜怒,便动静,使在己者得,而邪气因而不生。"说明避免疾病的产生与适宜的居住环境、合理的饮食、平和的情绪以及适量的运动有关。其中饮食健康是中医养生的重要环节。

从远古到商周,逐渐完成从生食到熟食的转变,并逐步开始注意食物卫生安全以及食品的营养,也认识到饮食养生是预防疾病的重要措施之一。

第二节 春秋战国至汉时期

春秋战国至汉代是我国封建集权制形成发展的初期阶段,不但在文化思想领域出现"百家争鸣"的局面,在医学领域也步入中医学理论体系确立的时代。在此期间,中医学发展迅速,涌现出许多重要的经典著作。其中,《黄帝内经》《难经》《伤寒杂病论》与《神农本草经》被视为中医学的代表作品,标志着中医理论、治疗法则以及中草药的发展达到了一定的规模。由于食物品种的扩大和中医理论的影响,中医传统食养食疗理论应运而生,并长期指导着中国人民的饮食习惯,也对整个亚洲人民的饮食结构有所影响。中医传统食养食疗理论的确立为中华民族繁荣昌盛做出了巨大贡献,可以从以下几个方面体现。

一、食物品种的丰富

春秋战国至汉代的中央集权制和当时农、牧、工业的发展,促进了各地各国间的交往。随着各地区各国家之间的贸易往来增加,食物的品种也随之增加。公元 122 年前后(西汉时期),张骞出使西域,不仅开拓了我国通往西域的"丝绸之路",而且带回了石榴、胡桃、胡瓜、苜蓿、蒜葫、胡荽、西瓜、无花果等多种植物种子,为丰富我国可食食物品种,扩展食谱提供了物质准备。成书于东汉的《神农本草经》共载药 365 味,其中上、中品药物有245 味,占据总数的 2/3,这些药物多主养性命。《神农本草经》曰:"上药一百二十种为君,主养命以应天,无毒。多服久服不伤人。欲轻身益气,不老延年者,本上经。中药一百二十种为臣,主养性以应人,无毒有毒,斟酌其宜,欲遏病补羸者,本中经。"书中所载的"无毒"是指无强烈的毒副反应,故"多服、久服不伤人"。在《神农本草经》中,中、上品药物中有许多具有营养作用的动植物,它们被认为主"轻身""益气""延年""养性"。其中,上品包括酸枣、橘柚、葡萄、瓜子、大枣、海蛤等。目前明确归类为食品的有 22 种,其中,中品包括干姜、海藻、酸浆赤小豆、黍米、粟米、龙眼、蟹等 19 种食品。

湖南马王堆三号汉墓出土的帛医书《五十二病方》记载的中药中,有1/4归类为食品。这种药食不分的记载,印证中医"药食同源"的理论,也说明在古代,人们无法准确区分药物与食物在成分上的区别。《神农本草经》将药物分为上、中、下三品。上品药物被认为是无毒的,可以多服久服而不伤害人体;中品药物可能有毒,需要谨慎使用;下品药物则"多毒,不可久服"。依据现代营养学理论可知,被称为上、中品药食物通常含有较高的营养素,而下品者则指的是植物化学成分较高,对人体作用较强的药物。

二、中医食养食疗理论的建立

中医学最早的理论学专著——《黄帝内经》,不但标志中医理论的确立,而且记载了中医传统食养食疗理论,其中包括中医传统食养食疗中的饮食宜忌、饮食的五味入脏、饮食消化以及饮食平衡的理论。

(一)最早的膳食结构指南

《素问·脏气法时论》曰:"五谷为养、五果为助、五畜为益、五菜为充,气味合而服之,以补精益气。"提出了以谷类食物为主,适当配合动物、植物类食物,使谷类食物得以最大效益化,以达到"补精益气"之效。在《黄帝内经》这一理论指导下,中国人民长期以来遵循这一膳食的搭配原则,不仅对我国居民的饮食结构产生长期影响,还对整个亚洲人的饮食方式有重要影响。近代营养学家将此理论称之为"我国最早的膳食结构指南"。

(二)食物的饮食宜忌

随着对食物选择经验的积累,春秋战国以后的书籍已有了不少对饮食宜忌的记载。《吕氏春秋·季春纪》记载:"凡食,无强厚味,无以烈味重酒,是以谓之疾首。食能以时,身必无灾。

凡食之道，无饥无饱，是之谓五藏之葆。口必甘味，和精端容，将之以神气，百节虞欢，咸进受气。饮必小咽，端直无戾。"此段原文论述了饮食口味的禁忌，不宜膏粱厚味，浓烈饮酒；饮食方法的禁忌，不可过饱过饥；饮食时间相宜，保持合适时间间隔；饮食方法的相宜，良好的心情，细嚼慢咽，姿势端正。做到以上几点，才能保护好五脏，让体内每个组织和细胞都感受到充满活力的营养物质。《黄帝内经·灵枢》专设《五味》篇，文中主要论述了五味与五脏的关系，以及五脏对五味的宜忌选择，因此可以得出五味对人体具有重要作用的结论。篇中首先认为，根据五行理论，食物有酸、苦、甘、辛、咸五种性味，摄入后，各有其选择性的归属。《灵枢·五味》曰："五味各走其所喜，谷味酸，先走肝，谷味苦，先走心；谷味甘，先走脾；谷味辛，先走肺；谷味咸，先走肾"，这里的"谷味"指广义五谷类食物，又曰："五谷，糠米甘，麻酸，大豆咸，麦苦，黄黍辛。"说明谷类食物亦有辛、甘、酸、苦、咸五种性味，同样也有选择性的五脏归属，同时提出了五脏病各有五味所宜的原则，《灵枢·五味》言："脾病者，宜食糠米饭、牛肉、枣、葵；心病者，宜食麦、羊肉、杏、薤；肾病者，宜食大豆黄卷、猪肉、栗、藿；肝病者，宜食麻、犬肉、李、韭；肺病者，宜良黄黍、鸡肉、桃、葱。"认为五谷、五菜、五畜、五果各有五性，可"各随气之所宜也"。这种五脏的五味所宜，用现代营养学理论解释，不尽完全合理，仍有待探讨。

（三）食物的性味入脏

《内经》认为食物与药物一样具有性味之不同，其四性为寒、热、温、凉，五味为辛、甘、酸、苦、咸。根据阴阳属性不同，四性中寒、凉为阴，温、热为阳。五味中辛、甘为阳，酸、苦、咸为阴。《素问·至真要大论》曰："辛甘发散为阳，酸苦涌泄为阴，咸味涌泄为阴，淡味渗泄为阳。"同时认为不同性味的食物可入不同脏腑，对不同脏腑又有着不同的亲和力。《素问·至真要大论》提出："夫五味入胃，各归所喜，故酸先入肝，苦先入心，甘先入脾，辛先入肺，咸先入肾。"说明中医传统理论中的五味并非单一指口味、口感，而是代表了食物、药物的一部分功能，以及食物中主要成分的倾向性。如《黄帝内经》中认为甘味入脾，而现代研究也证实甘味主要具有补益、和解、缓急的作用。脾在中医理论看来主要负责运化的功能，而现代研究也发现脾主运化与促进消化酶、消化腺体及胃肠蠕动作用有关。营养学中碳水化合物含量高的食物，属甘味的居多，因此，"甘入脾"可理解为甘味食物依赖于脾的运化，或有助于脾的运化。

根据取象比类原理，《黄帝内经》提出了五行配五脏，五味入五脏的理论。《素问·脏气法时论》认为："肝苦急，急食甘以缓之……心苦缓，急食酸以收之……脾苦湿，急食苦以燥之……肺苦气上逆，急食苦以泄之……肾苦燥，急食辛以润之。"对于具体的食物选择，又曰："肝色青，宜食甘，粳米、牛肉、枣、葵皆甘。心色赤，宜食酸，小豆、犬肉、李、韭皆酸。肺色白，宜食苦，麦、羊肉、杏、薤皆苦。脾色黄，宜食咸，大豆、豕肉、栗、藿皆咸。肾色黑，宜食辛，黄黍、鸡肉、桃、葱皆辛。"五脏之间根据五行生克制化关联，相互协同又彼此制约，也体现在性味之间的相互作用、影响。临床如肝木过旺，脾土不足，均可出现肝木乘土之象，故脾病以甘补之，土旺而肝不可乘之；肺气上逆，多见肺热而致，故以苦寒泄之。据此探知，具体食物的五味归属，不单以其口感、口味来确定，而是结合了食物的功效和临床常见病证来综合判断得出，并非一味机械照搬。因此，关于具体食物的五味归属，还需要进一步探究。

总之，五味入五脏的理论是研究以某种成分为主的食物对某一脏具有特殊亲和作用的一门学说。"黄帝内经"时期根据五行相配的原理,进行了归类演绎,其中的合理性与指导性有待于进一步的研究与论证。

(四)食物的消化吸收

《黄帝内经》时期,医家们已经认识到食物是通过人体各脏器的协同作用来进行消化和吸收的。在这个过程中,食物被脏器消化吸收并转化为营养物质,这些物质在《黄帝内经》中被称为"水谷精微"。《素问·经脉别论》曰:"饮入于胃,游溢精气,上输于脾,脾气散精,上归于肺,通调水道,下输膀胱。"将饮食物的消化吸收过程作了初步的勾画。《灵枢·五味》曰:"谷始入于胃,其精微者,先出于胃之两焦,以溉五脏。别出两行,营卫之道。"《黄帝内经》中所论的"精微物质"即现代营养学中所称的"营养素"。传统食养学认为精微的营养素经口腔入胃后,胃通过初步的消化吸收,使其具有"五脏六腑皆受气""以溉五脏"的功能。这与现代营养学认为营养素是人体赖以生存的基本物质的观点相吻合。同时,《素问·五常政大论》提到:"谷肉果菜,食养尽之,无使过之,伤其正也。"此"谷肉果菜"是泛指五谷、五畜、五果、五菜,即指各类饮食物。传统食养学通常将营养用"食养"称之,说明各类饮食物具有营养作用,但需注意其摄入量不要过量,以免"伤其正也",这也意味着古代医家已注意到饮食营养需注意其摄入量的控制。现代营养学也提出了对于各类营养素的建议摄入量。根据 WHO 建议,成年男性(女性)每日需摄入65(55)g蛋白质,碳水化合物应占总能量的 55%~65% 等,这些指导意义更为具体和科学,能够更好地帮助人们了解机体所需营养,维持机体的正常功能和健康状态。

《伤寒杂病论》中,张仲景在《灵枢》五脏病的"五味之禁"理论,即"肝病禁辛,心病禁咸,脾病禁酸,肺病禁苦,肾病禁甘"基础上,根据五行相克的原理,提出四时五气中的禽畜类五脏禁忌,他认为:"春不食肝者,为肝气旺,脾气败,若食肝,则又补肝,脾气败尤甚,不可救……余脏准此。"这些宜忌内容虽然在中医理论中有一定的科学性,但仍需现代医学进一步研究和证实。

从春秋战国到汉代,除了《黄帝内经》《神农本草经》《伤寒杂病论》记载了有关饮食营养方面的论述外,《汉书·艺文志》《七录》等史书中也记载了不少饮食营养和饮食治疗方面的专著,如《神农黄帝食禁》《黄帝饮食忌》《食方》《食经》《太官食经》《太官食法》等。三国时期,曹操亲自撰写了《四时御食制》,但现已失传。这些古代文献的记载表明,在这一时期,人们对饮食营养及食疗药膳方面已相当重视。这些记载的理论奠定了传统食养学的基础,亦为后来的研究和发展提供了参考。

第三节　晋　唐　时　期

晋唐时期对食物养生的研究,除了继承《黄帝内经》的传统理论对中医食养理论的影响外,这一时期中医食养食疗理论发展得益于食物、药物的实践运用的总结。人们通过实践,发现了一些食物具有治疗作用,为了将其宝贵经验总结并传于后世,还出现了有关食疗学方面的专著。

一、食物治疗方法的记载

中医的饮食养生,不仅注重食物的营养作用,还强调食物具有治疗作用,这是中国饮食文化特有的一面,尤其是在晋唐时期以后,随着饮食治疗经验的积累,已有不少的文献记载。这些食疗方法的记载,从内容上归纳、包涵了对营养缺乏性疾病的治疗。例如,东晋医学家葛洪在其《肘后备急方》中记载了用海藻治疗瘿病。现代营养学认为海藻类食物含碘丰富，而瘿病多属现代医学中的甲状腺肿，属缺碘的营养性疾病。用含碘高的食物来治疗缺碘性疾病，这是中医食养食疗经验性的记载。《肘后备急方》还记载了用猪胰治疗消渴病。猪胰内富含胰岛素的合成成分，食用后可提高人体胰岛素的合成能力。而中医所指的消渴病主要是指现代医学中的糖尿病。早在东晋时期，就有了用猪胰来治疗胰岛素缺乏的糖尿病的文献记载。这为后来人工合成胰岛素提供了临床实践的依据，为人类做出了巨大贡献。葛洪的《肘后备急方》中还记载了脚气病的症状表现特征："得之无渐，或微觉疼痹，或两胫小满，或行起忽屈弱，或少腹不仁，或时冷时热，皆其候也。"主张用豉、动物乳、大豆等食物进行治疗。唐代王焘的《外台秘要》记载可用谷皮煮粥防治脚气病，现代营养学认为谷糠和豆乳等食物中富含维生素 B_1，这些食物可用来治疗维生素 B_1 缺乏引起的脚气病。早在唐代，《备急千金要方》中就有了用动物肝脏尤其是羊肝治疗雀盲的记载。雀盲又被称为"夜盲症"，是一种因维生素 A 缺乏所造成的营养性疾病。现代营养学证明，动物肝脏富含维生素 A，对夜盲症有食疗价值。这些记载提示，早在唐代的医家就认识到富含维生素 A 的食物可用以治疗维生素 A 缺乏的夜盲症。以上的文献记载足以证明中医饮食养生理论对现代营养学和治疗学的贡献，而这些记载均是通过反复实践而获得的宝贵经验。

除了营养性疾病，晋唐时期已有了不少用于治疗其他疾病的食疗方，如《外台秘要》用杏仁煎治疗咳嗽，中医学研究表明，杏仁具有止咳化痰的作用，广泛用于治疗上呼吸道感染、支气管炎、肺炎等疾病。另外，治疗赤痢用芩连丸，黄连具有燥湿清热止痢的作用，是中医治疗肠道感染性疾病的要药。这些记载为后世的中医治疗学都提供了重要的依据。

二、食疗专著的问世

魏晋以后,中国的饮食调养经验逐渐积累,并通过不断的实践形成了理论,留有专著加以记录。尤其在晋唐时期,传统食养食疗理论得到了进一步的发展,主要体现在饮食营养对人类生存的重要性的认识以及对饮食行为的规范。

唐代以后,随着生产力的发展和物质的丰富,人们对食物的研究逐渐不再局限于食物的养生作用,食物中有效成分的治疗作用受到了医家的充分重视。在这一背景下,食物治疗方面的专著开始出现,并成为研究的重点,主要有《备急千金要方·食治》和《食疗本草》。首先,孙思邈在其《备急千金要方·食治》中提出:"是故食能排邪而安脏腑,悦神爽志以资血气,若能用食平疴,释情遣疾者,可谓良工。"认为食物不但具有安脏腑、悦神爽志以资血气的养生作用,而且具有"排邪""平疴""遣疾"的治疗作用。在食疗方面主张"鱼肉果实取益人者,而食之""不知食宜者,不足以存生也""安身之本,必资于食",综合其意为养生必知安生之本的食养之道,要知其饮食之宜。鱼肉果实之食物,具有补益作用,但食之不慎则可损人,具体提出了① "食不可过",即饮食不可贪多,指出:"凡常饮食,每令节俭。若贪味多餐,临盘大饱,食讫觉腹中膨胀短气,或至暴疾。""益人"强调了饮食整体性和平衡性的重要。② 根据五味入五脏的原理,指出五味过食伤五脏。具体举例说明了"多食酸,令人癃""多食咸,令人渴""多食辛,令人愠心""多食苦,令人变呕""多食甘,令人恶心""多食酸,则皮槁而毛夭""多食苦,则筋缩而爪枯"。

唐代著名妇产科医家咎殷不但创作了第一部妇产科专著——《经效产宝》,而且还著有食疗学专著《食医心鉴》。此书记载了治疗内、妇、儿各科疾病的食疗方 21 首,食疗方的剂型包括饼方、粥方、茶方、酒方、羹方、汤方、丸方,其中以粥方最为多见,共 16 首。书中不少食疗方均为有效方,如论心腹冷痛食治诸方中,选用了桃仁粥、高良姜粥、吴茱萸粥,可见咎氏所论心腹痛包括了现代医学中的心血管疾病以及消化系统的胃肠道疾病。在治疗上,咎殷多采用活血化瘀、温中散寒之法,多用粥方,充分利用了粥方易消化吸收以养胃的特点。另外,对脚气病的治疗,咎殷常使用猪肝。现代营养学提出,猪肝富含维生素 A、B 族维生素和铁等营养素,对于治疗脚气病有一定效果。用富含某一营养素的食物来治疗某一营养素缺乏症,这是中医饮食治疗经验长期积累的结果,在唐代的这些专著中,已很好将这些内容作了记载。

唐代的巨著《外台秘要》共 40 卷,分 1104 门,收载医方 6900 余首。书中对每一种病下设方药,均提及食禁,如治疗新久咳嗽的咳唾脓血方中提出忌生葱、生蒜或海藻等。现代药理分析也支持了这些禁忌的合理性。辛散之品如葱、蒜对血管有扩张作用,不利于止血;而海藻之类海腥发物,多含组胺或异性蛋白,可能引发过敏性哮喘,不利于恢复。

我国第一部食疗学专著——《食疗本草》,共分为 3 卷,由孙思邈的学生孟诜撰写,后来由张鼎进行补充,总结了唐代以前的食物养生知识。全书记载了 227 种食物的治疗作用。其中,上卷以果品类食物为主,中卷以动物类食物为主,下卷以谷豆类食物为主。原书已经失传,现存版本是通过整理敦煌石室的残卷和后世医家的引用资料编纂而成的。这本书不仅对食物的性味、功能进行了详细论述,而且记载了食物的加工、烹饪方法。例如,在对枸杞的记载中提到:"枸杞,无毒,叶及子并坚筋能老,除风,补益筋骨,能益人,去虚劳;根,主去骨热,消渴;叶和羊肉作羹,尤善益人。代茶法煮汁饮之,益阳事。"另外,书中还有关于胡桃的记载："除去风,润脂肉,令人能食。不得多食之,汁日月,渐渐服食。通经络气,润血脉,黑人鬚发、毛落再生也。"说明早在古代,医家就认识到胡桃具有润血脉、黑发的作用,但同时也提醒不可过量食用。中医食养食疗理论认为,胡桃具有充饥、益智、健脾等多种营养食疗功效,但过量摄入不利于健康,因其内含不饱和脂肪酸,过量摄入会增加脂肪比例,超过建议摄入能量的 30%,则不利于健康。

食疗学专著的问世,标志着中医食养食疗理论的发展已进入了具有明确且较为系统的文字记载阶段。这表明在中医理论的指导下,中医食养食疗理论已有了长期的实践积累。

第四节　宋元明清时期

中国传统食养食疗理论至宋代以后有了较大的发展,食养学逐渐成为一门独立的学科,这一发展的标志是第一部食养学专著的问世,同时临床各科的营养学也得到了完善,食品营养学内容也得到了扩展,疾病营养学的研究也开始派生出来。这些进展使得食疗理论更加系统和完善,为人们的健康提供了更科学的指导。

一、第一部食养学专著的问世——《饮膳正要》

元代饮膳太医忽思慧于天历三年(1331 年)撰写了《饮膳正要》一书,书中涵盖了传统食养学的主要内容。

(一)强调饮食养生的重要性

忽思慧认为养生保养与饮食、行动、情志密切相关,其中饮食在养生中占有重要的地位。《饮膳正要·养生避忌》中指出:

"食饮有节,起居有常,不妄作劳,故能而寿。"在饮食养生中,"守中"被认为是重要的法则。《饮膳正要·养生避忌》中指出:"饮食不知忌避,亦不慎节,多嗜欲,厚滋味,不能守中,不知持满,故半百衰者多矣。"又曰:"善摄生者,薄滋味""夫安乐之道,在乎保养,保养之道,莫若守中,守中则无过与不及之病。"忽思慧所谓的"守中"强调饮食不可偏胜,不偏者为中,守中者即为保持中立,守住平衡,"守中"的重要方法乃"薄滋味",过多偏好"厚滋味",则无法"守中",这一观点与现代营养学强调平衡饮食的原则有异曲同工之妙。古代的食养学家强调膳食平衡,为千百年来我国人民的健康提供了宝贵的指导意见。只有遵循"守中"的原则,才能做到养生,故而忽思慧在《饮膳正要》中又说:"故养生者,既无过耗之弊,又能保守真元。"

（二）强调饮食行为的规范

孙思邈强调饮食不可过,提倡务必"简少",忽思慧也提出了类似的主张,他指出:"善养生者,先饥而食,食勿令饱;先渴而饮,饮勿令过,食欲数而少,不欲顿而多。"其意为:在选择饮食时,不要拖延到过分饥饿、口渴再食饮,而是在未十分饥饿口渴的情况下适量进食和饮水,这样可以避免过量饮食;此外,忽思慧还主张少食多餐,即增加进食次数但减少每次进食的量,不主张一餐摄入过多。现代营养学也提倡"少食多餐"的饮食规律。其"先饥而食""先渴而饮"的饮食方法,也被现代营养学认为具有合理性,如"先饥而食"可避免饥不择食,狼吞虎咽,摄入过多;其次,忽思慧还提出"饱食不得便卧"和"不可多食"的良好饮食行为习惯。饱食后躺下休息,一则易导致食物在胃中停滞而消化不良,二则食后不运动易致能量的过多积聚而致肥胖。这些饮食行为的规范都为健康提供了保障。现代饮食养生中也主张不可饱食,不可夜餐多食,这对避免营养过剩和肥胖有积极的指导意义。

（三）记载了食物 203 种

忽思慧根据食物品种，将其分为谷品、兽品、禽品、鱼品、菜品、果品以及调料 7 类，分别论述了它们的性味和功效。由于历史条件所限，忽思慧无法知道每一种食物的主要成分，但其据品种而归类的方法，已可确定食物的基本成分，与现代食品营养学的分类方法基本相似。现代营养学认为，米谷类食物富含碳水化合物，肉类富含蛋白质，蔬菜类食物主要含有水分、纤维素以及维生素。两种分类方法均为了便于识别食物中共性成分的存在特征。

总之，我国现存最早的食养学专著奠定的传统食养学的特点，强调了饮食在养生中的重要性，关注饮食行为，并重视饮食的性味及功能。由于历史条件的限制，传统食养学尚无法深入了解食物成分对人体的作用。

二、对特殊人群的食养予以关注

在晋唐时期，传统食养学主要注重总体营养的基础，没有对不同年龄阶段的营养需求进行深入了解。而宋金元以后的医家开始意识到不同年龄段的人群有着不同的生理特点和营养需求，因此，开始提出了针对性的饮食建议。这一转变在营养学的发展中起到了重要的推动作用。

（一）对围产期妇人

《饮膳正要》专设了"乳母食忌"和"妊娠食忌"。此外，《济生集》卷二中关于产后饮食的讨论，针对"产妇之虚"的状况，提出了"以多食为有益"、"薄味渐进"、不可"骤以厚味"等观点，并提倡"七日后，只用黄雌鸡烂熬取汤，吹去浮油澄清汁饮之，最助乳力"，即为保证妇人产后乳汁的通畅和产后体力的恢复，主张用去油腻的清汁鸡汤,既保证了产后各类营养的合理性,又防止乳腺管阻塞和乳汁脂肪过量而致新生儿消化不良的问题。《济生集》卷二中还提到"一月内不可食猪油",以防止脂肪的摄入过多。

《竹林女科证治》对妊娠期的饮食做了提示:"故孕妇调摄饮食,宜淡泊不宜肥浓,宜清虚不宜重浊。"建议多服莲子、芡实、熟藕、山药、鲫鱼、鸭、鲈鱼、鳗鱼、银鱼、海参、淡菜、笋、腐皮等食物;另主张"蔬饭薄粥,少佐肉食"来维持孕妇的饮食。现代营养学分析表明,上述食品皆属高蛋白质、高钙、高维生素,且脂肪含量较低,这种饮食模式对预防巨大儿、产后肥胖都有重要的意义。

（二）对老年人

《养老奉亲书》是宋仁宗时陈直撰写的一部关于老年保健的专著,在饮食养生方面提供了一些重要的指导。《养老奉亲书·序》曰:"缘老人之性,皆厌于药而喜于食,以食治疾,胜于用药;况是老人之疾,慎于吐痢,尤宜用食以治之。"又提示食治仍为老年防病治病的重要方法,且更容易被老年人接受。"凡老人有患,宜先食治,食治未愈,然后命药,此养老人之大法也"。除了老年之性厌药而喜食外,老年人生理衰退的特点,也决定了他们更适宜选用性质平和的食物作为防治疾病的方法。《养老奉亲书·下籍》曰:"殊不知上寿之人,血气已衰,精神减耗,危若风烛,百病易攻。至于视听不至聪明,手足举动不随;其身体劳倦,头目昏眩,风气不顺,宿疾时发;或秘或泄,或冷或热,此皆老人之常态也。"对于若见宿疾发动,主张"随其疾状,用中和汤药顺",然后"调停饮食,根据食医之法,随食性变馔治之,此最为良也"。对于老年生理功能衰退者,可通过调整饮食来辅助治疗,或用饮食纠正身体之偏,关键在于饮食调理贵在不伤其脏腑。由于历史条件所限,书中并没有对各类食物的营养价值进行详细论述,但已经提到了以下几个方面的饮食注意事项。

1. 主张辨质施食　《养老奉亲书·形证脉候第二》中认为老年人一般情况由于真气耗竭,五脏衰弱,表现以虚衰之象为主,主张在其斟量汤剂之中,加温补之品,但若见"年逾七十、面色红润,形气康强,饮食不退,尚多秘热者",不可认为其"真阳血海气壮",而需考虑"此皆虚阳气所助也"。指出老年人可见阴虚而虚阳上亢之象,不可误认为阳盛,而频用转泻之药下利,苦泻之药强能主破,用性平和缓之药,然后结合自然饮食进行调理;对那些"无虚阳之气,一向惫乏之人",主张"全在斟量汤剂,常加温补调停,馔粥以为养治,此养老之先也"。

2. 顺应四时食养　《养老奉亲书·下籍》用十节的篇幅强调老年人需顺应天地四时而食养之,并论:"为人子者,深宜察其寒温,审其馔药,依四时摄养之方,顺五行休旺之气,恭恪奉亲。"春时阳气升发,高年之人易出现精神昏倦,体热头昏,膈壅涎嗽,四肢劳倦之疾。其饮食之味,宜减酸益甘以养肝气,主张用"凉膈化痰之药消解,或只选食治方中性稍凉、利饮食,调停与进"。在饮食方面,"酒不可过饮""黏冷肥僻之物,多伤脾胃,难得消化,大不益老人",方可时以避之。

夏时"阴气内伏,暑毒外蒸",老人气弱,饮食需注意不宜燥热,不宜生冷肥僻。《养老奉亲书》言:"任性食冷,故人多暴泻之患""以阴弱之腹,当冷肥之物,则多成滑泄""若须要食瓜果之类,量虚实少为进之"。其饮食之味,"宜减苦、增辛,以养肺气"。

秋时,"草木黄落",其饮食之味,"宜减辛,增酸,以养肝气"。陈氏特别提出"其新登五谷,不宜与食",认为新登五谷可"动人宿疾",但这个说法还需要进一步论证。

冬时，"冰坚如石"，老年人易感寒而"为嗽、吐逆、麻痹、昏眩之疾"，冬月易致虚阳上攻。其饮食之味除了应注意"减咸而增苦，以养心气"外，还需避免"食炙爆燥热之物"，否则容易导致"壅、噎、痰嗽、眼目之疾"。此外，主张在冬月"晨朝宜饮少醇酒，然后进粥"。

3. 饮食行为之调整　陈直在《养老奉亲书·饮食调治第一》中对老年人的饮食行为作了一些提示。首先，认为老年人的饮食应注意冷热软硬，曰："老人之食，大抵宜其温热熟软，忌其黏硬生冷。"这与老年脾胃寒，消化功能减退有关。其二，提出："尊年之人，不可顿饱，但频频与食。"主张少食多餐，认为"若顿令饱食，则多伤满，缘衰老人肠胃虚薄"。其三，主张适量进补和少食醇酒，所谓适量进补，陈氏认为老年人宜益气治补为主。其将养老益气方列为上籍之首。具体用方体现平补温和之特点。该书记载了一些具体食疗方，如益气牛乳方、枸杞煎方、羊肝羹方等。从这些组方的药食原料进行营养学分析，可发现牛乳含有丰富的各类营养素，而且易于消化吸收；羊肝和枸杞则富含各类老年人所必需的营养素，特别是维生素 A、铁、锌、硒等。陈直还特别提出老年人可适量服饮醇酒，这里的醇酒多指乙醇含量低而各类营养素含量较高的米酒，并主张在冬日"每日晨朝，宜以醇酒"，男性送服下元药一服，女性送服平补血海药一服。《养老奉亲书》的论述表明，在当时传统食养学中，针对这一人群的特殊生理状况的营养需求，进行了特殊的研究并提出了特殊饮食要求。

三、食品营养学内容的扩展

（一）用性味功能阐述其食物成分

传统中医食疗专著以四性五味来认识食物并归纳其营养作

用。寒凉性的食物在现代营养学中被分析出含有较高的膳食纤维（如纤维素、半纤维素、果胶等）和镁等成分；而温热性的食物在现代营养学中被分析出具有较强的供能作用和扩张血管等成分。除了用四性和五味概括食品的营养成分外，传统食养学还通过部分食物的功效来表示其主要成分。如谷类食物具有益气调中、长肌肉等作用。现代营养学认为谷类食物的主要成分为碳水化合物，碳水化合物的供能构成抗体、酶、激素等主要成分，与中医气的推动、防御、温煦作用有关；肉、禽、鱼、蛋类食物富含蛋白质，中医认为其有补肝肾、益精血、强筋骨、利湿消肿等作用，与蛋白质在体内构成重要的化合物、构建和修复组织有关；蔬菜类食物多含有丰富的膳食纤维和水分，中医认为其有清热、通利肠胃、利湿等作用，这与膳食纤维的持水性、增加饱腹感、改善肠道菌群、促进排便功能有关。总之，中医传统食养学通过寒凉、温热、平性和健脾益气、补肝肾、利湿、清热等性味功效来归纳、总结食物总体成分倾向。

（二）食品的分类明确

《本草纲目》中，食物被分为谷部、菜部、果部、鳞部、介部、禽部和兽部。《饮食须知》亦将饮食分为谷类、菜类、果类、鱼类、禽类、兽类、味类，这种分类方法与现代食品营养学的分类相似。现代营养学认为，谷类主要提供碳水化合物、蛋白质、膳食纤维及 B 族维生素；菜类和果类食物主要提供膳食纤维、矿物质、维生素和胡萝卜素；而鱼、禽、兽类食物主要提供蛋白质、脂肪、矿物质、维生素 A 和 B 族维生素。这样的分类方法表明，传统食养学已经认识到某些食物在营养学上具有相似性，除了其形态和生活习性外，在营养学方面也有一定共性。这样的归类方法，为后世食品营养学的深入研究提供了依据。

除了对食物进行分类研究外，传统食养学还强调了不同的烹饪和制作方法与食物相配的重要性,这些方法可以改变食物的成分。如《饮食须知》记载了大豆不同的烹饪制作方法能够带来不同的效果:"煮食则凉,炒食则热,作腐则寒,作豉则冷,造酱及生黄卷则平。"不同的制作方法会导致原始食物成分产生变化,故其性味也会不同。可见,传统食养学已认识到不同的化学反应可致食物成分发生改变。

其次,食物之间的相配和禁忌也是传统食养学的重要内容之一,在这一时期已有了明确的记载,更多有关内容详见"中医食养食疗理论的特点"章节中"食物之宜忌"部分。

四、疾病营养学的雏形

宋元明清时期的医学已形成了各科别的分类,对于不同科别的疾病,医家认为饮食在辅助配合治疗中具有不同的要求。清代医家章穆专立《调疾饮食辨》,其中首先提出了关于盐在疾病治疗中的运用意见,他指出:"凡血证、水证、消渴、喘嗽之外,皆不必申食盐之禁。"反之,则对于血证、水证、消渴等疾病,盐应在饮食中被禁止使用。中医的血证包括出血性疾病以及血瘀性疾病;水证包括现代医学中的水肿性疾病以及水饮(渗出性胸腹腔积水);消渴与现代医学中的糖尿病、尿崩症等类似。现代研究证明,这类疾病对盐的禁忌是符合疾病治疗禁忌要求的。此外,章氏还提出了:"止水藏垢纳污,饮之主多病。"所谓"止水"即指非流动之水,可导致污染,蚊蝇滋生,饮后导致疟疾、疡、疮等病发生。

许克昌在其《外科证治全书》中对外科疮疡性疾病进行辨治的同时,还著有《饮食宜忌论》一书。他认为在治疗外科疾病的过程中,"药之所忌,关乎人之死生;饵之宜忌,涉乎病人轻重。饵者饮食之类也"。具体提出了外科中阳痈和阴疽以及疮疥者之饮食忌讳,如"椒、姜、面、蛋、煎、炒、爆、炙之属,俱能助壅动热,患阳痈者忌之;瓜果、梨、柿,生冷性寒之属,俱能损胃伤脾,患阴疽者忌之;鸡、鹅、虾、蟹、海味腥膻之属,俱能动风发痒,患疮疥者忌之"。这类可致疮疡痒疥加重的食物,中医食养食疗理论中通常称之为"发物"。

清代温病学家王士雄在对温病学作出重大贡献的同时,另外著有《随息居饮食谱》和《归砚录》,在饮食养生、饮食疗病方面进行了探究,并对章穆《调疾饮食辨》提出的相关观点进行了补充和完善。章氏认为:"凡米新者,香甘汁浓,养人为胜。"而王氏认为陈仓之粟仍有疗病之功,并提出:"茶能清神醒睡,止渴除烦,有解风热,凉肝胆,吐风痰,利头目,去油垢,肃肺胃之功。"对茶的这一功效评价,与现代研究茶叶之功效极相似。对于姜茶治痢之说,王氏也提出了自己的看法,认为"食之断不宜多,断不可久"。

宋元明清时期的医家一致认为,饮食所伤作为疾病产生的原因之一,伤食不但可以直接导致相应症状的出现,而且还可转变为其他疾病。《医碥·伤饮食》曰:"饮者,或寒或热或过饱,皆能伤人。"具体饮食所伤所产生的疾病症状,《医碥》中更有详细描述:"饮者水也,在人身属无形之气分。多饮则气逆,饮冷则伤肺,为喘咳,为肿,为泻""食者物也,在人身属有形之血分。伤食则胸腹痞满,恶心咽酸,噫败卵臭,头痛发热恶寒"。对于饮食所伤的病机,《济生方·宿食门》中做了阐述:"善摄生者,谨于和调,使一饮一食,入于胃中,随消随化,则无滞留之患。若禀受怯弱,饥饱失时,或过餐五味、鱼腥、乳酪,强食生冷果菜,停蓄胃脘,遂成宿滞。轻则吞酸呕恶,胸满噫噫,或泻或利,久则积聚,结为癥瘕,面黄羸瘦,此皆宿食不消而主病焉。"这说明饮食不当不但可引发胃肠道疾病,发展日久还会影响其他脏腑的健康。

由此可见,清代及其以前,中医传统食养食疗理论已开始关注饮食不当和不卫生对健康的危害,同时也认识到饮食与疾病的发生、发展、轻重、预后都有着密切的关系。

第三章
中医食养食疗理论的特点

　　中医食养食疗理论是在中医理论指导下结合现代营养学内容形成的新型科学，它蕴含着中医传统理论的丰富内涵，是在中医以五脏为中心的整体观、中医辨证论治、中药四性五味、升降浮沉的思想影响下形成的，具备鲜明的中医学特点，其内容包括"治未病"的中医养生思想、饮食精微以资后天之本、饮食调护五脏、食物亦具有四性五味、辨质食治、饮食宜因人因时因地、饮食有所宜忌等方面，本章分八节予以介绍。

第一节　体现"治未病"的
中医养生思想

　　中医传统食养食疗理论是中医庞大养生学的分支部分，充分体现了中医养生学中重视人民生命而集诸多中医名家学术理论精华以呵护人民健康的思想，以及预防为主的"治未病"的核心思想。在中医理论的指导下，中国的饮食养生很早就形成了一套独特的指导正确膳食的理论。该理论首先认为饮食是维持健康养生的必要手段，《备急千金要方》言："安身之本，必资于食。"《饮膳正要》言："夫上古圣人治未病不治已病，故重食轻货，盖有所取也。"《古今医统大全·通用诸方·饮食类》中提出:"饮食为养生之要务。"其次认为饮食是保证人体精充、气足、神旺之本,高濂在《遵生八笺》中说:"饮食,活人之本也""由饮食以资气,生气以益精,生精以养气,气足以生神,神足以全身",饮食可资气、益精、全神、养身。精、气、神理论是中医理论的核心内容,传统中医学认为,精、气、神乃生命之本,精充、气足、神旺则病无所至。在此理论指导下,中华民族积累了正确选择食物、合理配用膳食、用食物进行养生防病的丰富经验。其中"以食代药""药补不如食补"都是中医食养食疗理论中的重要观点。此外,还认为食物除了具养生防病作用外,还体现在疾病中配合药物发挥辅助治疗作用。《本草求真》言:"食物入口,等于药之治病同为一理。"说明食物与药物同样具有疗病作用。对老年人而言,由于年老各脏器日衰、不胜药力,而食物性平,对各脏腑作用均衡平和,尤适老年人。唐代医家孙思邈在《备急千金要方·食治》言:"安身之本必资于食……食能排邪而安脏腑,悦神爽志,以资气血,若能用食平疴,释情遣疾者,可谓良工。"《养老奉亲书》言:"缘老人之性,皆厌于药而喜于食,以食治疾,胜于用药。"可见,食物的治疗作用早在古代已被认识,食物在养生防疾的基础上还具有疗病作用,只是食物治疗疾病的范围多限于疾病的初期病较轻阶段,或于疾病后期发挥调理与辅助治疗作用,一般归为预防医学范畴,体现了中医"治未病"的思想。关于营养饮食的宣传教育普及工作的重要性,清代王孟英认为,医者不仅需懂得饮食营养、养生之法,而且有将饮食养生之道向广大民众宣教的职责,使广大民众都能学习、认知颐养之道,提倡预防为主的思想,提高民众的防病养生意识。王孟英在其《随息居饮食谱》曰:"人以食为养,而饮食失宜,或以害身命。卫国、卫生,理无二致,故圣人疾与战并慎,而养与教并重也。"又曰"善颐生者,必能善教民也""若饱食无教,则近于禽兽"。

《寿世保元·卷二》阐述了具体的饮食养生方法,如"是谓贤哲防于未病,凡以饮食,无论四时,常令温暖",指出饮食以温暖为宜。现代医学认为,饮食寒凉可致胃肠血管痉挛,而出现胃脘疼痛、泄泻诸症,故提出了"饮食常温"的观点,然后又提出了饮食"不欲苦饱""饱则筋脉横解,肠澼为痔",饮食不可食后便卧。《寿世保元·卷二》曰:"养生之道,不欲食后便卧及终日稳坐",认为食后便卧、终日稳坐"皆能凝结气血,久即损寿",或因致营卫不通,气血凝滞,而令人患肺气、头风、中痞之疾,主张食后常以手摩腹数百遍,仰面呵气数百口,缓行数百步。

第二节　饮食精微乃后天之本

中医传统食养食疗理论受历史条件所限,尚未形成六大营养素构成食物基本元素的概念,而是从宏观视角提出能资养人体的基本物质来源于食物。《养老奉亲书》曰:"主身者神,养气者精,益精者气,资气者食,食者生民之天,活人之本。"意为主宰人体有精、气、神三者,神为生命之体现,精气为生命之物质,精与气互为资生。而精气的来源是食物,从字形来解释,"精"与"氣"中均为米,也说明精与气是食物成分的体现,食物是人类赖以生存之根基。对于能资养生命的食物,中医学将其所含物质多以"谷气""水谷精气""精气""气味"称之。《灵枢·小针解》曰:"水谷皆入于胃,其精气上注于肺,浊溜于肠胃。"对于饮食物,中医营养学泛指水谷,水谷中的精华部分、营养部分在中医古籍中均称为"精气"或称"谷气"。《类经·经络二十三》言:"谷食入胃,化而为气,是为谷气。"《素问·五脏别论》言:"五脏六腑之气味,均皆出于胃。"《灵枢·终始》曰:"太阳主胃,大富于谷气。"各类食物产生的不同精气如何营养周身呢?《素问·经脉别论》曰:"饮入于胃,游溢精气,上输于脾,脾气散精,上归于肺,通调水道,下输膀胱。"这段原文,一直是作为中医阐述水饮入胃及其输布代谢过程的经典论据。但从传统食养食疗理论的角度理解,饮可指汤液饮物,说明汤液饮之类的食物,也可"游溢精气",即可产生人体需要的营养物质。"脾气散精"说明脾在饮食物的消化吸收过程中起到运化和转输的作用,脾的运化转输可将食物转输气化成为水谷精气,"水精四布",此水精即指津液汤饮中的精微物质,《类经·藏象十二》曰:"水饮入胃,则其气化精微必先输运于脾,是谓中焦如沤也。"因此,从营养学角度理解水谷的转化运输,与脾有密切关系。水谷的运输与化生不但与脾有关,而且与肺、肝、心、肾有关,如《灵枢·小针解》言:"水谷皆入于胃,其精气上注于肺";《素问·经脉别论》言:"食气入胃,散精于肝";《素问集注》言:"诸髓之精,上聚于脑。"

水谷精气既可化生营卫气血津液,亦是维持生命活动的基本物质。《灵枢·平人绝谷》曰:"神者,水谷之精气也。"神是指人体生命活动的外在表现,具体表现在眼神、神色、神情、神态等,都是靠水谷精气来维持的。水谷精气充足,则精气、神气气旺,表现为目光炯炯、面色红润、神情自如、体态从容,反之,水谷精气不足,必导致全身神、精、气衰颓。《素问·痹论》言:"荣者,水谷之精气也。"此荣指营,即指营气,营气亦来源于水谷精气,主要功能是营养全身以及化生血液,水谷精气不足必致营血不足以及全身各脏的营养不足。水谷之精气还与人体的正气、人体抵抗能力有关。《素问·通评虚实论》言:"邪气盛则实,精气夺则虚。"李中梓注释曰:"精气即正气,乃谷气所化之精微。"而营卫气血又是人体进行各项精神活动以及维持生命的基本。

《灵枢·本脏》言："人之血气精神者,所以奉生而周于性命者也。"《灵枢·营卫生会》曰："人受气于谷,谷入于胃,以传与肺,五脏六腑皆以受气。"可见,通过饮食获取营养,填充人体的营卫气血以滋养人体精、气、神,乃生命中必需过程。

第三节　饮食调养五脏

中医理论中提出了以五脏为中心的整体观点,中医食养食疗理论从《黄帝内经》至清迄今,始终认为食物的养生与治疗作用亦以五脏为中心。历代医学关于食物养生治疗的理论均十分强调食物治五脏。

首先,在中药归经论中认为,食物的五味是与脏相互关联的,即五味入五脏理论。《素问·宣明五气》曰："五味所入,酸入肝,辛入肺,苦入心,咸入肾,甘入脾。"这说明,酸、苦、甘、辛、咸分别对五脏产生特定的亲和作用,而从中医食养食疗角度认为"五味各归所喜"。由此可见,五味入五脏是指中药的归经,药物治疗多以五脏病理状态为主;"五味各归所喜"是指五脏的生理状态。中医食养食疗理论认为所有食物性、味顺其五脏所喜则为补。张景岳认为："五脏嗜欲不同,各有所喜,故五味之走亦各有所先。"《素问·至真要大论》曰："夫五味入胃,各归所喜,故酸先入肝,苦先入心,甘先入脾,辛先入肺,咸先入肾。"这里谓"先"者,是指五味与五脏最具亲和力者。既有所先,必有所后。因此,五味入五脏,根据先后不同的食养适宜症,如甘先入脾,说明甘为脾所喜,凡健脾之品必用甘味,大部分谷类、糖类食品味属甘,具健脾和胃之功,但甘味食物不仅限于健脾。《素问·脏气法时论》言："肝苦急,急食甘以缓之……心苦缓,急食酸以收之……脾苦湿,急食苦以燥之……肺苦气上逆,急食苦以泄之……肾苦燥,急食辛以润之。"由于甘味食物首先为脾所喜,故入脾,而甘味具有缓急之功,可缓肝之急,又可为缓急之用。以五脏论之,肝之所喜为酸,故一般情况酸与肝的亲和力最强,但肝病而致急时,又可用甘味来缓之;肝以条达和畅为喜,若肝气郁结不畅,则急需食用性味辛散之品,辅以升发肝气,以酸苦涌泄之品清泄肝阳、滋养肝阴。

以上五味入五脏的理论,受五行机械套用的影响较大,有其不可取之处,但从中可知,根据五脏"各归所喜""各有所先""必有所后"的理论,这些五味入五脏的理论,至今仍有临床指导意义。一般根据五味所喜,甘入脾,健脾者多属甘味,但甘味有缓肝之急,现代临床认为多糖含量高的食物具有保护肝细胞的作用,而长期肝疏泄功能失调者,主张用辛味行气活血之品,疏肝活血;苦入心,泻心火者多属苦味,但苦具有燥湿功能,又可以苦燥脾之湿。在"黄帝内经"时期已认识到五味虽与特定的脏腑有亲和力,但根据其偏盛不同,又可以治疗不同的脏腑。现代食物学认为食物的甘味可有甘寒与甘温之不同;食物中的苦有苦寒与苦温之不同,因此,中医营养学认为中医理论的五味可根据其"各有所喜""五味之运的所先""五味之运的所后",依据其配伍,对不同脏腑进行食物养治。在中医营养学中经常出现"健脾""补肺""疏肝""益肾""养心"等与五脏密切相关的治疗功效与方法,说明中医营养学强调以五脏为中心的辨证治疗观。

其次,中医食养食疗理论中记载了不少以动物的内脏营养五脏、治疗人体相关脏腑的内容。唐代孙思邈早就提出"以脏治脏"和"以脏补脏"的学术观点,最值得一提的如,用羊肝治疗、预防雀盲。雀盲又称夜盲,乃指入暮或黑暗处视物罔见,俨似雀鸟家禽,至黄昏则不见物,现代医学认为其多与先天/后天维生素A缺乏等相关。中医食养食疗理论中用羊肝羹来治疗预防肝血不足而致的雀盲症。现代营养学也可提示:动物肝脏特别是羊肝富含维生素A,用富含维生素A的羊肝治疗维生素A缺乏而致的雀盲,无论从中医理论还是现代营养学的观点都是具有说服力的。中医食养理论还提出用猪心裹朱砂治疗心悸、怔忡等。现代医学认为猪心中富含营养心肌的辅酶Q_{10}成分。心悸这一症状除了器质性病变可出现外,一部分营养或非营养成分缺乏也可出现心悸;食用猪心,其含有的辅酶Q_{10}可改善心悸症状。

中医食养食疗书籍中记载用动物脑治疗风眩、头晕、偏正头痛。现代医学证明,动物脑中含有多种氨基酸和蛋白质、肽类等物质,其中谷氨酸、精氨酸、门冬氨酸及γ-氨基丁酸,这4种氨基酸均参与神经介质的活动,特别是γ-氨基丁酸对中枢神经有强烈的直接抑制作用,可起到治疗头风头痛之症。

猪胃黏膜加工制成的胃膜粉,现代医学研究认为其含有淀粉酶、胃蛋白酶,可治疗消化酶缺乏而致的消化不良,保护胃黏膜,治疗胃和十二指肠球部溃疡。

中医食养食疗书籍多记载用猪胰治疗消渴病,猪胰中富含合成胰岛素的成分,有助于促进人体胰岛素的合成作用,这为我国人工合成胰岛素作了先驱临床验证工作。

第四节　食物的四性五味

根据中医"药食同源"理论,食物与药物均有四性(寒、热、温、凉)、五味(辛、甘、苦、咸、酸)。但食物的性质区分方法与药物略有不同,食物相对药物而言较平和,一般只需分温热、寒凉以及介于两者之间的平性。温热食物对迟冷质、倦㿠质以及寒证、阳虚证适合;寒凉食物对燥红质、热证、阴虚火旺证适合。部分食物,特别是每日食用的谷类食物中偏平性者较多,主要发挥营养人体的作用,而对疾病治疗作用偏于和缓,也正因为此,平性食物大多可久服、长服而不致体质的偏颇。

对于具体食物的寒热性质,《寿世保元》卷二提出:"所谓热物者,如膏粱辛辣厚味之物是也,谷肉多有之;寒物者,水果瓜桃生冷之物是也,菜果多有之。"明确指出谷类、肉类食物属热性食物。据现代营养学中营养成分的分析,谷类的主要成分是碳水化合物,是我国居民摄入能量的主要来源,占总能量的 55%~65%。肉类食物可提供丰富的蛋白质及一定量脂肪,也是人体能量主要来源之一,同时是构成人体各类组织成分的主要物质基础。水果类食物的主要成分除含水分外,还含果糖、纤维素、膳食纤维中的果胶等,长期服用此类食物不易产生热象偏盛体质,有的甚至可出现泄泻等寒象,传统食养学中将此类食物归为寒物。

中医食养食疗学认为平衡饮食主要体现在食物性味的平淡,《达生编·饮食》指出:"饮食宜淡泊,不宜肥浓,宜轻清,不宜重浊,宜甘平,不宜辛热,青蔬白饭,亦能养人。"这里饮食淡泊是指低脂、低热量、低糖饮食;饮食肥浓是指高脂、高热量、高糖、高蛋白质饮食。饮食轻清是指食物中性味偏于轻扬、辛宣或甘平清淡者;饮食重浊是指食物五味属咸、酸、苦,气味浓烈之品。饮食甘平,是指饮食宜选择四性中属平性者而非过于寒凉或过于温热者;饮食辛热是指食物于四性中属温热,五味中属辛味者。长期服食温热食物可致内热、内火炽盛而致体质燥热;长期服食寒凉食物可致脾胃虚寒,损及脾阳。特别值得一提的是,传统食养学强调"饮食淡薄"不宜厚味的同时,认为"青蔬白饭,亦能养人"。现代食品营养学认为,类似青菜、谷类食物除了含有纤维、维生素、碳水化合物,也含有一定量的蛋白质,基本满足人体的营养要求。当前人们往往过于强调水果的营养价值而忽视蔬菜的营养价值。需强调的是,蔬菜含有水果类所不能替代的营养成分如矿物质、膳食纤维、植物化学物质等,每日均需保证足够量的蔬菜摄入,对于维持健康身体状态,降低高血压、高血糖、高脂血症等疾病的发病率十分重要。

中药中的五味是指辛、甘、酸、苦、咸。中医食疗学认为食物也具备上述五味。但食物五味的概念是抽象的,仅是描述某些食物性能作用的代表符号而已,具体而言,是中医用以归纳解释食物的药用机制、营养作用,以及指导临床用药配膳的依据之一,并非指对食物滋味的定性。如《素问·脏气法时论》曰:"肾色黑,宜食辛,黄黍、鸡肉、桃、葱皆辛",描述鸡属辛味。在中医看来,辛味食物具有发表、温通、行气、活血等作用,可以促进血液循环,刺激肠胃蠕动,提高消化能力,还有一定的驱寒、保暖、发汗等功效。而鸡肉味道鲜美、肉质细嫩,性温,有温中益气、补精填髓、益五脏、补虚损等作用,因此被认为是辛味食物,并非言鸡的食用口感是辛辣刺激的。同时,传统中医食疗学也有观点认为,因为鸡肉具有缓急、补益之性,可用来治疗虚证,所以认为鸡肉偏甘味,也有一定道理。

辛味:具行气、行血、发散作用。通常可用来治疗气血阻滞、外邪束表证。如辣椒、胡椒、葱、姜、薄荷等。现代药理研究认为,此类食物多含有辣椒碱,可引起皮肤黏膜的烧灼感,从而反射性地提高体温与血压。

甘味:具和中、缓急、补益作用。通常可用以治疗虚证、拘急疼痛、脾胃虚寒等。如蜂蜜、饴糖、甘草等。现代药理研究认为,此类食物对金属类毒物有一定的解毒作用。

酸味：具收敛、固涩、开胃作用。通常可用以治疗汗证、泄泻、遗精。如乌梅、山楂、石榴等。现代药理研究认为,此类食物可增加胃液酸度,抑制病原体的繁殖,有利于促进食欲、消化食物和防止消化道感染。

苦味：具宣泄、清热、燥湿作用。通常可用以治疗热证、心烦、湿证、咳喘等。如杏、苦瓜、莴苣、马兰等。现代药理研究认为,此类食物具有消炎、抗菌作用,其中钙、镁含量较高。

咸味：具软坚、散结作用。通常可用以治疗瘰疬、痰核、瘿瘤等。如海带、海蜇、海藻等。现代药理学研究认为,此类食物中的钾、钠氧化物、溴化物及碘化物含量较高。

第五节　饮食应辨体质

辨证论治是中医基础理论中的重要组成部分,也是中医学的特点,中医学的精髓,中医食养食疗理论作为中医学的一部分,也充分体现了这一特点,在中医治疗学中,药治的对象是有病之人,病人具有明显的病证特点,因此,中医治疗的主要方法是辨证论治,是针对病证治疗;审证求因,是针对病因治疗。中医食养食疗学属预防医学范畴,主要通过正确饮食,达到平衡饮食或饮食纠偏的目的,其适用对象主要是正常人群或稍有体质偏颇的人群。孟河派医家费伯雄之曾孙费子彬在《食养疗法》中指出："然饮食之物,品类万千,滋养之价不一。而人体生活情状,又有强弱、疾病、老幼、男女以及劳逸之别,盖以天时地利之影响,其所需之养料,亦不能不随人时而异。苟不知所宜忌,即难免过与不及之弊。"其意认为,食养饮食过程除了饮食之物品类不同,其营养成分各有不同,而作为食养对象,人体由于体质随着禀赋、疾病、老幼、男女以及地域的差异不同也各有不同。用不同性质的食物营养来调养不同体质,正遵循《内经》提出的"寒者热之""热者寒之""虚者补之""实者泻之"的原则。近年来随着体质学说的深入研究,学者用不同方法对体质作了分类。匡调元创立"体质食养学说",认为人群中的体质大致可分为正常质、燥红质、晦涩质、腻滞质、迟冷质、倦㿠质。

正常质:体壮力强,面色润泽,胃纳佳,适寒暑,口微干,二便调,脉有力,舌象正常。

晦涩质:可见肤色晦滞,口唇色暗,眼眶暗黑,肌肤甲错,脉沉涩缓,舌质暗紫。此类型体质可进一步发展为瘀血证。

腻滞质:可见体型肥胖,中脘痞满,舌甜黏,身重,胸满昏眩,脉濡或滑,舌苔腻。此类型体质与中医辨证中痰湿证类似。

燥红质:可见形弱消瘦,口燥咽干,内热便秘,尿黄短少,少眠心烦,脉细数,舌红少苔。此类型体质与中医辨证中阴虚内热、阳盛内热证类似。

迟冷质:可见形体白胖,面色不华,形寒怕冷,唇淡,四肢冷,夜尿清长,脉沉无力,舌质淡胖,边有齿痕。此类型体质与中医辨证中阳虚寒证类似。

倦㿠质:可见面色㿠白,气短乏力懒言,动辄汗出,月经淡少,脉细弱无力,舌质淡。此类型体质与中医辨证气血两虚证类似。

根据"寒者热之""热者寒之"的原则,对燥红质、热证、阴虚火旺证应选用寒凉饮食;迟冷质、寒证、阳虚证应选用温热饮食。根据"虚者补之""实者泻之"的原则,倦㿠质、气虚血虚证应选用补气补血的食物;晦涩质、瘀血证应选用活血辛散的食物;腻滞质、湿证应选用苦温燥湿的食物,但由于苦温类的食物较少,所以一般认为晦涩质、腻滞质的选食宜偏温燥。

第六节　饮食宜因人因时因地

中医传统食养食疗理论认为食物具有寒、凉、温、热、平性之区别，人体有体质不同的差异，饮食用膳也应根据个体差异，辨质择食。此外，认为人体除了有体质偏差之外，正常人群中各年龄阶段其生理需求不同，对饮食的要求也是不一样的，因此，择食需因人而异；一年四季气候变化不同，寒温有差异，择食需因时而异；东、西、南、北水土不同，地域不同，择食需因地而异。因人、因时、因地择食，也是中医食养食疗理论的特点。

一、因人而宜

中医传统食养食疗理论首先认识到妇人胎前产后、老年、儿时的营养具有其特点，故特设专篇论述，如从《济生集》设胎前饮食篇、产后饮食篇；《竹林女科证治》设"妊娠宜节饮食""妊娠饮食禁忌""临产宜饮食"诸篇。《古今医统大全》老老余篇专设"饮食篇"阐述老年人饮食问题。《格致余论·慈幼论》曰："乳子之母，尤宜谨节。饮食下咽，乳汁便通；情欲动中，乳脉便应；病气到乳，汁必凝滞；儿得此乳，疾病立止。"《济生集·卷一·胎前饮食》提出：妊前胎前宜服"猪肚、腐皮、鲫鱼、海参、笋、鸡、鸭"等，并对具体烹饪方法提出"诸味"总宜洁净，"多用清汤吹去浮油饮之""宜白煮，忌油煎"。从现代营养学分析，上述列出的食物多富含蛋白质以及维生素、矿物质成分，而脂肪含量较低，在烹饪过程中又强调了"宜白煮，忌油煎"，以减少脂肪的摄入。现代医学对产前孕妇也提出了不宜过多摄入脂肪，以免产生巨大儿，影响分娩。

《济生集·卷二·产后饮食论》对妇人产后饮食作了明确指导。首先,对产后进食作了规定,认为"新产之后,劳倦伤脾,一时不胜甘饫,若能薄味渐进,运化易速……如骤以厚味……停食致病往往有之",具体提出了"七日后,只用黄雌鸡烂熬取汤,吹去浮油澄清汁饮之""半月内不可食鲜猪肉""一月内不可食猪油",以免壅塞经络,令血气不通。总之,主张"清淡生精"的产后饮食调理之法,现代医学也主张产后宜选用高蛋白质、高维生素、高矿物质饮食,有利于产后体力恢复、乳汁通畅;而高脂肪饮食可致产后妇人过于肥胖以及乳腺堵塞,而发生乳腺炎以致影响哺乳。

二、因时而宜

根据《黄帝内经》中提及"春夏养阳,秋冬养阴"的原则,四季的饮食调养也应遵循这一原则。春夏季节阳气在外,易动而发泄受损,可食用甘寒之类的果蔬滋补阴津,以平衡过旺的阳气;秋冬季节阳气潜藏,而阴气外张,可选择血肉有情之品,填精补髓,温调内脏。具体根据五行生克,五气配五脏的原理。春季自然界阳气升发,春天以肝气当令,自然界阳气骤升,易引动人体蓄积之内火而致肝阳、肝火,引发肝病、风病,饮食养生应注意养肝补脾。唐代孙思邈在《备急千金要方》中提出春季"春七十二日省酸增甘,以养脾气",春季饮食需"省酸增甘",酸味入肝,为肝之本味,过食酸性食物,则可造成肝气过旺。根据五行相克的原理,肝旺则易克脾土,因此,春季饮食养生则宜"省酸增甘",以健脾为主,在肝旺的春季以实脾为主,这也体现了"见肝之病,知肝传脾"的"治未病"思想。同时,可适当增加清热之品以防肝风肝火。夏季自然界阳气亢盛,在天为热,在地为暑,暑易夹湿,湿热交蒸,暑易耗气伤津,饮食中除清暑益气养阴外,孙思邈在《备急千金要方》中提出："夏七十二日省苦增辛，以养肺气。"夏季心气最旺，若见心火旺之心烦、口舌生疮之症，治疗宜清心泻火，而饮食养生还需体现"治未病"思想，根据五行中"火克金"的原理，夏季之心火不但出现心火亢盛之症状，而且可累及肺金之阴，故饮食养生需"增辛"，即养肺阴和适当辛宣肺气。秋季自然界阳气减退，燥气较甚，燥易伤肺，治疗宜清燥救肺外，《备急千金要方·食治》中还提出了："秋七十二日省辛增酸，以养肝气。"饮食养生充分体现了"治未病"思想，饮食不可一味养肺润燥，或辛香宣肺，还需以酸味补肺，以防秋季肺金克木。冬季是自然界阴气最盛之季，天寒地冻，草木凋零，在治疗中以温补为宜，关于饮食养生，《备急千金要方》中提出："冬七十二日省咸增苦，以养心气"，认为除温补肾精肾气外，还应"增苦"，主张用适当的苦泻心火之法，以防肾水不足、心火独亢之症。

另外，《备急千金要方·食治》特别提出了"季月各十八日省甘增咸以养肾气"之说，说明中医的饮食养生提倡一年四季均需以咸养肾阴、补肾精。中医食养食疗理论中关于四季饮食养生的核心思想体现在需根据季节不同，调节饮食性味，并在季节尚未到来之前提前预防。四季饮食调养都不可不益肾。

三、因地而宜

中国地域广阔，地大物博，一方水土养育了一方人，各地由于风土人情、自然条件、乡土风俗不同，其饮食习惯、饮食结构亦有差异，导致其体质、禀赋有强弱之不同。

首先，中国传统食养食疗学家已认识到，由于地域的差异，水质、土壤有所不同，同一食物的营养成分应是有差异的。清代医学家章穆在《调疾饮食辩》中说："五谷虽曰中和，而稻、粱、黍、麦不一其种；南方、北方、水生、陆生，不一其地……则其性又安能画一也。"说明同属谷类食物,但稻、麦、粱等各种谷类食物其成分又不同。现代营养学研究认为,谷类食物中的蛋白质含量麦比稻米高,而膳食纤维成分的含量,杂粮类更高。同一食物,由于产地不同,生长的地域不同,其成分含量也不相同。故《中国食物营养成分表》的测定食物均要标明其产地,以示其可能与其他产地有所不同。

此外,由于各地的风俗习惯之不同,导致各地饮食习惯也有差异。《调疾饮食辩》又说:"南人食米,北人食面,均可滋生气血,长育子孙。"南方人以稻米为主食,北方人以麦面为主食,通过膳食的搭配达到平衡饮食后,同样可促进人的生长发育,滋养气血,使之健壮。

由于地域差异,饮食习惯和饮食结构的不同,导致人的禀赋也有差异,一般认为南人矮小单薄,北人高大体健。由于饮食习惯以及地域自然气候的差异,导致个体体质也有差异。气候炎热之地,多食炸、炙食物者,易致燥红体质;气候寒冷,多食生冷食物者,易致迟冷倦㿠体质;久居湿地,脾胃虚寒者,易致湿滞体质。根据"用热远热""用寒远寒"的原则,在气候寒凉地区和季节应少食性质属寒的食物;在气候炎热的地区和季节应少食性质属热的食物。

要注意食物产地、各地饮食习惯与人体体质的关联,这就是"因地制宜"选择食物的内涵。

第七节　食勿伤胃,食宜淡薄

脾胃为人的后天之本,中医食养食疗学家认为在饮食养生的同时需注意护养胃气。早在《黄帝内经》中就认为"胃者,水谷之海""脾胃、大肠、小肠、三焦、膀胱者,仓廪之官,营之居也,名曰器,能化糟粕,转味而入出者也""人受气于谷,谷入于胃,以传于肺,五脏六腑,皆以受气"。脾胃具有受纳腐熟、运化水谷、涵养脏腑的作用,故"胃者,平人之常气也"。一旦脾胃受伤,则"人无胃气曰逆,逆者死",故需时时顾养脾胃。《伤寒论》在治疗中为防药物伤及胃气,多在方剂中加和胃之品,如白虎汤为防寒凉伤胃,加粳米和之;桂枝汤服用后多用"啜热稀粥";十枣汤中用大枣,取其甘温养胃补中。《中藏经》中提出了"胃气壮,五脏六腑皆壮"的论述。《金匮翼》卷二中提出:"夫胃为水谷之海,所以化气味而为营卫。胃气和,饮食有节,气血盛而肤革充盈。"李东垣在《脾胃论》中说:"胃中元气盛,则能食而不伤。"中医营养学认为,脾胃为人体重要的器官,具有主纳、主运、主化的功能,使人体汲取营养,化生精气,濡养五脏六腑、四肢百骸,故又称为"生化之源",其功能运动形式为"胃降脾升"。《急救广生集》卷一中说:"脾胃二气互相表里,胃为水谷之海,主受水谷,脾则磨消,化为气血,以养周身。"因此,在整个辨证施膳过程中,都要时时注意胃气,以提高"胃纳脾运"、化生气血的效率,以最大限度地及时为机体提供必需营养。如在施膳过程中,不注意保护胃气,或者饮食不当伤及了胃气,尽管辨证准确,配伍合理,也会导致"胃纳脾运"不力,而难以完成食物精微(或称食物的营养素)吸收而达营养全面的目的。具体养胃而不伤脾胃的方法,《遵生八笺》提出了"善饮食,善胃气"的食物养生原则。中医食养食疗学家提出具体养胃气的方法如下。

一、规范饮食行为

饮食行为体现在一日三餐时间的安排和食物量的安排上。《急救广生集》提出:"大抵食宜早餐不宜迟,晚食宜充饥不宜过饱。"这些饮食行为的告诫，至今仍体现在我们的现代生活中。
人体经过一夜的自身新陈代谢作用，胃中食物已充分消化，故宜
及时食用早餐以补充能量，由于夜间能量消耗相对减少、胃肠蠕
动相对减慢，故早餐又不宜过饱，过饱可致消化不良或能量堆积
而产生相应疾病。《古今医统大全》卷九十八中对食量进行规
定，提出"饮食为养生要务，量精而不贵多，饥饱得中，不可太过
不及，忍饥则伤胃，过饱则伤脾"。认为饮食需"量精而不贵多"，
"量精"则指各类营养需均衡，而不在于食物量的多少，但同时食
量也不能过少，因为"忍饥则伤胃"。确实，在饮食行为中饥饱失
宜，过饥过饱均可伤胃。现代医学认为，胃内容物空时，胃酸则
可对胃壁进行腐蚀，而致溃疡的产生；"过饱则伤脾"，饮食过饱
可影响胃肠的消化蠕动，而致食滞、食积、消化不良。所以《古今
医统大全》又曰："脾胃伤，百病由生。"《金匮翼》卷二认为："不能
食者，胃中元气虚也。"其中"不能食"是脾胃伤、元气不足的主要
症状，而脾胃元气不足又是百病滋生的原因。关于具体一日三
餐的饮食分配，传统食养学家认为，分配合理则可滋养脾胃，保
护胃气；分配不合理，则脾胃损伤，百病乃生。《古今医统大全·
饮食类》提出："况脾胃为人身之基本，脾胃一伤，百病由生。所
以君子养生，先慎调脾胃。"《急救广生集·慎疾法语·饮食宜
忌》言："脾胃二气为表里，胃为水谷之海，主受水谷，脾则磨消，
化为气血，以养周身。是调食为要，大抵食宜早餐，不宜迟，晚食
宜充饥，不宜过饱。"提出了"早餐不宜迟""晚食宜充饥"的观念，
这种三餐饮食分配法，与现代健康饮食要求"早餐宜早宜饱""晚
餐宜少"的健康理念相吻合。现代营养学家提出了"营养早餐"
的理念，就是提倡按时摄入营养较全面的早餐；而"晚餐宜充饥"
的观念与现代营养学提出的"晚餐宜少"的健康理念也相吻合。
现代营养学家认为，晚餐后人体处于休息状态，消耗能量少，故

"晚餐宜少",这样可避免能量的过剩,脂肪积累而导致肥胖、高脂血症等疾病的发生。

二、食宜淡薄

传统食养食疗学家在唐宋以前已认为饮食不可厚味,《黄帝内经》已有"高粱厚味,足生大丁"的记载,是指食物过分厚腻而产生疮疡性疾病,类似于现代医学过食厚味而致糖尿病皮肤疾患的产生。《古今医统大全·饮食类》已记载了饮食与人的神志清浊有关,曰"所以君子养生,先慎调脾胃,饮食淡薄,神志反清,厚味多者,不惟神智昏浊,又且动火生痰",强调了饮食需淡薄,此淡薄即指清淡饮食(低脂,低热量,适量蛋白质,高维生素,高纤维),同时认识到厚味饮食(高脂,高热量,高蛋白质)不但可导致"神志昏浊",而且可"动火生痰",这些认识是通过长期的临床观察得出的结论。传统食养学家在临床观察中已认识到,长期厚味饮食可影响人体神志与脑力。现代医学认为,高脂肪、高热量饮食可致动脉硬化,若脑动脉硬化则可导致脑动脉硬化性痴呆或脑血管意外,均可产生"神志昏浊"的症状。所谓"动火生痰"是中医学中的一种病理现象。中医认为,脾胃内伤,运化失司,则脾虚酿痰生湿,湿盛内蕴而成热,火热内盛则内动。痰湿内盛则可见胸闷、脘痞、昏蒙、沉重、苔腻诸症;痰湿蕴热,火热内动,可见忽然痉厥、神昏、舌謇、高热等症状。《寿世传真·修养宜饮食调理》言:"饮食不节,恣食厚味……血沸气腾,济以燥毒,清化为浊,脉道阻涩,不能自行,疾已潜滋矣。"此段原文明确提出了饮食厚味而致神志昏浊。动火生痰是由于厚味而致血沸气腾,加以燥毒,清化为浊,最终导致脉道阻涩,不能自行。厚味而致脉道阻涩,与现代医学中脂肪而致动脉粥样硬化甚至闭塞的说法是如此的同工异曲。传统食养学家虽没有现代生理、病理观察仪器和观察技术,但通过推论,以及由外测内的方法,而得出长期厚味饮食,可致脉道阻涩。现代医学认为,这类症状均属神经系统、心血管系统及消化系统病证,可见厚味食物是导致此类疾病的根源。

对妇人产后,传统食养食疗学提出了"薄味渐进"的饮食方法,如《济生集》卷二认为:"在产后肠胃空虚,未尝不藉此补助,以生气血。但新产之后,劳倦伤脾,一时不胜甘饫,若能薄味渐进,运化易速。"认为产后妇人在饮食调理应注意"薄味渐进",所谓"薄味",是相对"厚味"而言,一般认为薄味是指低脂、低热量之品;"渐进"是相对"骤近"而言,是指饮食量不可一次摄入过多。现代医学认为产后"薄味"饮食不但有利于产后体力、胃肠功能的恢复,还有利于防止乳腺不通所致的乳腺炎、乳汁减少的发生。

传统食养食疗学家虽未论及各类食物的建议摄入量,但已从大致上规定了厚味食物在日常饮食中的比例,提出"饮食淡薄"不可过于厚味的观点,并告诫曰"茹淡者安,啖厚者危"。这些观点和论述长期以来一直影响着中华民族的饮食习惯。中华民族的繁荣昌盛与传统食养学家的正确饮食指导是分不开的。

第八节　食物之宜忌

长期以来,中医食养食疗学家认为根据不同年龄阶段,结合当时的气候、物象等外界环境特征,针对人体自身的体质状况,配合以适宜的膳食,就个体来言,如此饮食就是相宜的饮食,对人体的健康、防病治病是有利的;反之,其食入的膳食对人体会产生不良的影响,与体质不相对应,这样的膳食,中医营养学认为就是不宜。同时,一些食物相互搭配食用有所禁忌,也需予以关注。有关中医食养食疗理论中饮食宜忌相关内容,在此作一些探讨。

一、食物的相宜

饮食的相宜包括:饮食与自然气候相适宜;饮食与人体体质状况相适宜;饮食对疾病的影响相宜以及食物与食物配伍的合理性。早在汉代张仲景《金匮要略》就提出:"所食之味,有与病相宜,有与身为害,若得宜则益体,害则成疾。"唐代孙思邈在《备急千金要方》中提出:"不知食宜者,不足以存生也。"所谓"宜",是指所食用的食物对人体的健康有促进助长的作用。具体食物的相宜体现在:除了择食与体质、气候、环境相宜外,主要体现在食物与食物相配得当,能够加强其促进、助长作用,中医理论将此称之为食物间的"相须""相使"。食物的"相须"是指性味、功能相类似的食物配合运用,可以增强相互效应。食物的"相使"是指性味功效相类似的食物相配,以提高其功效,如中医营养学常用赤小豆与鲤鱼相配,除了具有一般的营养作用外,还辅以利水、消肿的作用。而要使食物的食养食疗效应得以最大化发生,中医还需运用食物的"归经"理论。

食物的归经是指某一食物对人体某一些特定脏腑或经络具有特别选择性作用。而对其他脏腑和经络作用较小。如食物中具有发汗、散寒、和胃作用的葱、姜,一般都归肺、胃经;谷类食物可治疗泄泻,改善乏力等症状,一般归脾经;食物中具有改善腰酸、脱发等症状者,一般归肾经。从现代营养学角度来认识,中医的归经理论是讨论食物对脏腑器官的专属治疗性,而食物的相须、相使是讨论食物与食物相互作用的一门学说。现代营养学认为,各类食物中的营养素具有相辅的作用,其中包括氨基酸的比例适宜才能被体内充分利用,如某一种食物缺乏某种氨基酸,通过混食的方法来达到互补,可提高蛋白质的生理效价。中国饮食传统中,经常谷豆混食,荤素混食,即是通过谷类、豆类中氨基酸的互补,动物蛋白质与植物蛋白质中的氨基酸互补来提高蛋白质的生理效价。中医营养学将此类食物的相辅作用称为相须作用。现代营养学认为,维生素 D 与钙、磷具有相辅作用,维生素 D 具有促进钙吸收的作用,有利于骨骼的生长,脂类可促进脂溶性维生素的吸收,维生素 C 可提高铁吸收的效率,动物蛋白质有促进铁吸收的作用。中医营养学推荐可同时食用性味相接近的食物,一般认为食物性味相似,多有相辅作用,其中的营养素之间多以互补、协同为主。

饮食相宜的另一层内涵是指,当食物中的某种营养素含量过高时,可能产生与人体体质不相符的情况,甚则可能产生对人体不利的影响,若能注意食物的相配,使其不利影响减轻,这种相宜方式,中医称之为“反佐”,通过“反佐”使食物的安全系数更高,营养价值提升。如中医一般认为蟹的性质属寒性,现代营养学认为蟹属甲壳动物,其含甲壳素较高,甲壳素属膳食纤维的一种,若过多食用可能产生泄泻、胃痛等病证,中医营养学常用反佐的方式以减其性,配以生姜、紫苏等辛温之品。

二、食物的相忌

所谓的“忌”是指某一食物食入后对人体产生不良的影响,在饮食中需加以禁忌。食物对人体产生不良影响的因素包括:摄入的食物与人体的体质不相符合;食入的食物与自然的季节气候不相符合;食物与食物配合不当等。由于这些不符合而需对一些食物加以禁忌。中医食养食疗理论中称为“忌口”或“食忌”,甚至“食禁”。

（一）与"发物"有关的因素

在讨论食物的相忌时，常常涉及中医食养食疗理论中的一个概念——"发物"。何谓"发物"，概括历代医家的论述，即指摄入某些食物可导致人体产生较强烈的局部和全身反应，或导致旧疾复发，新病加重。结合现代医学的知识认为，"发物"产生"发"的内涵可能与下列因素有关。

1. 食物的致敏性　部分食物中含有致敏性的异性蛋白（如组胺）和生物活性物质，食入人体可作为过敏原而引起变态反应，最常见的现象是一些人群食用虾蟹、鱼类食物，可引发哮喘发作、湿疹、荨麻疹等全身或局部症状。中医营养学认为，这些症状是"发物"所导致的，因此认为含有致敏原导致人体出现过敏现象的食物可称为"发物"。这种致敏性食物一方面是食物本身含有致敏性，如青皮红肉的鱼类中含组胺成分较高，食入后可产生致敏现象，也可以是误食被污染的食物后产生的致敏作用。

2. 食物的促应激性　凡食入某一食物后，人体内分泌、神经、血管、脏腑处于应激、亢奋状态，表现为机体的亢奋性增加，出现心悸、失眠、激动，或疾病病情进展加速等情况，这种食物一般可被称为"发物"。中医营养学总结历代医家论述，通常将猪头肉、公鸡、羊肉、老鹅称为"发物"，结合现代医学研究，这些食物导致人体产生亢奋性应激状态，可能与这些食物中各类激素含量过高有关。猪头肉与其头部的淋巴分布有关；羊肉与其本身食物产热过高有关；公鸡、老鹅不排除其大量动物激素对人体产生的应激作用，这些激素包括：甲状腺素、肾上腺素、性激素等，现代研究证明，含有激素的食物不易通过煮沸而消除其活性，即使通过煮沸，其合成激素的基本物质依然存在。近年来，随动物类食物规模性的饲养，各种激素作用饲料的添加造成动物类食物中的生长激素、甲状腺素、性激素等污染,或食物中合成人体激素的成分含量过高,不排除其对人体应激反应的促动。应激反应过强可促进细胞加速分裂。在肿瘤的康复治疗过程中,此类"发物"也属相忌范畴。

3. 食物的促炎症性　中医食养食疗学中被称为"发物"的第三层含义是食用某一些食物可导致局部的疮、疖、痈、肿加重,甚至导致局部出血、齿龈肿痛。一般认为如辣椒、葱、姜、韭菜、蒜等食物具有"发"的特性,从中医性味功能以及现代成分分析,中医认为这类食物的性味多属辛温,多含有辛辣素、挥发油、胡椒碱等成分,对局部血管有扩张作用,促进炎症趋势加重。

综上所述,对过敏体质、炎症感染的患者而言,凡可能导致人体出现过敏反应、炎症反应或应激反应加重的食物,均属中医"发物"范畴,都应慎重权衡,谨慎择食。除了"发物"外,食物相忌还包括食物与季节气候的不适应,食物与体质的不适应,食物与疾病的不适应,食物与食物相配的不适应。

(二)食物与季节气候不适应需相忌

《黄帝内经》中"用热远热""用寒远寒"的治疗原则在中医食养食疗学中同样适用。用寒远寒,即是指在寒冷的季节和环境中尽量避免食用寒凉性质的食物,在炎热的季节和环境下尽量避免食用温热性质的食物,民间常有冬天避免食用生冷水果,夏天避免食用火锅、羊肉之说,即遵循这一原则。

中医学有"春生、夏长、秋收、冬藏""天人合一"的学说,人是自然界的产物,也须符合这一规律,顺应自然。春夏为阳气升发之季,不可服食辛辣之物,辅助升阳化火,致使内热、内火的产生;夏季气候炎热,暑湿尤重,不可过食辛温,贪吃生冷,而致脾胃功能失调,内湿中生,湿热化火;秋季燥热过甚,可致口干咽燥,干咳少痰,仍不可过食甘温、辛温、温燥之品,而致温热伤阴,使燥热更甚;冬季为封藏之季,过食寒凉之品,则克伐阳气,可致封藏不固,温养失司,因此冬季禁食过寒,温补之法多在冬季进行,一可御寒,二可养精,多用血肉有情之品。

（三）食物与体质不适应需相忌

《黄帝内经》中"寒者热之""热者寒之"的治疗原则,在中医食养食疗学中依然适用。寒者热之,是指寒象体质者,如表现为畏寒、肢冷、小便清长、大便溏薄等,宜服食温热性质的食物,而忌服生冷寒凉之品,如海制品、生冷瓜果等;热者寒之是指热象体质者,如高热、烦渴、大汗、烦躁、大便干结、小便短赤者,宜服食寒冷性质的食物,而忌服辛温燥热之品,如羊肉、狗肉、大蒜、生姜、辣椒等。

除了笼统地将体质分为寒性和热性外,近代研究将体质分为晦涩质、腻滞质、燥红质、迟冷质、倦㿠质,一般认为晦涩质、腻滞质、迟冷质均忌生冷、寒凉食物,而应选用活血化痰利湿、温阳散寒的食物;燥红质均忌温热、燥辛食物,而应选用寒凉补阴生津、清热凉血的食物。

（四）食物与疾病不适应需相忌

1. 忌"发物" 具体见前段。

2. 忌过剩物质积聚 对某些营养过剩、代谢异常的疾病来说,过多摄入某些食物,可导致体内某一代谢产物生成过多,积聚而加重疾病,这些食物可称为过剩物质。常见的代谢性疾病如高脂血症、肥胖症等系因脂类代谢失常而致体内三酰甘油、胆固醇过多积聚,因此,食物中应避免脂肪的过多摄入;糖尿病因胰岛素绝对或相对分泌不足和(或)胰岛素利用障碍,引起体内的胰岛素不足,导致糖代谢紊乱而致体内血糖过高的疾病,食物中应避免糖分过多摄入;痛风病患者因嘌呤代谢异常而致体内嘌呤过多,食物中应避免摄入嘌呤含量过高的食物;肾功能衰竭患者体内肾小球滤过作用降低,蛋白质的代谢产物(如尿素氮、肌酐、尿酸氮等)在体内蓄积,出现氮质血症;肝功能衰竭导致肝脏对蛋白质分解能力下降,蛋白质分解产生的氨清除不足、生成增多,而致氨潴留,影响神经传递、细胞能量代谢及胞膜酶活性,从而出现以代谢紊乱为基础的中枢神经系统功能失调,发生肝性脑病,因此,在肝肾功能衰竭时,需忌蛋白质的大量摄入,以免加重疾病。

3. 其他的相忌　中医食养食疗学中也记载了不少为预防疾病而需注意的饮食禁忌。

（五）食物与食物配伍不当需相忌

中医古代文献记载了很多有关食物配伍的相忌。关于食物配伍的相忌,现代营养学认为,配膳中的食物若存在相互拮抗、抵触作用,轻者削弱了某些成分,人体反应轻微,甚至无任何反应;中者产生不利于人体营养吸收的反应;重者食物相配产生了化合反应,出现中毒现象,危及生命。现代营养学认为,铜与锌含量较高的食物混食,铜的释放会大量减少;锌与高纤维食物同时进食,会降低人体对锌的吸收能力;过多食用含纤维素高的食物会影响钙的吸收;酒精能够干扰多种维生素的吸收;饮用含有单宁酸的咖啡、茶、红酒等,会降低人体对铁的吸收。这些研究证明,中医营养学中的食物配伍相忌理论是有其科学依据的。具体如菠菜与豆腐不能同食的原因是豆腐中含有硫酸钙、氯化镁等无机盐,与菠菜中的草酸结合生成体内不能吸收的草酸钙。蟹与柿不可同食,是指蟹中的甲壳素属纤维素,可致泄泻,柿中的鞣酸与蛋白质可凝固为鞣酸蛋白,不易消化而滞留肠胃,发生腹痛等症。

对于食物禁忌的严重程度,中医古籍中有"食之杀人""食入令人癫""食之必成霍乱""食之中毒"的记载,在此作一解释,以免产生误导,"食之杀人"往往是著书为警示食者的夸大用词,而非真正意义上的使人致死。

"食之必成霍乱"，此霍乱，非指霍乱弧菌引起的霍乱病，而是"挥霍撩乱"，上吐下泻之症，提示饮食不慎可致上吐下泻。

"食之中毒"在中医古籍常提示，某一食物、药物可导致肿毒、热毒、寒毒等病证的发生，此"毒"非指有机磷中毒、蘑菇菌毒，而是指中医理论中的"热毒""寒毒"。此"毒"可理解为病势剧烈，有局部红肿热痛等症状反应。而传统医籍记载，一些药食同源之品，如绿豆、甘草可解毒，即减轻一些热毒反应。

对于食物导致的人体反应，《饮膳正要》中进行了分类说明："诸物品类，有根性本毒者，有无毒而食物成毒者，有杂合相畏、相恶、相反成毒者，人不戒慎而食之，致伤脏腑，乱肠胃之气，或轻或重，各随其毒而为害。"就这段论述作分析，"有根性本毒者"，就是食物本身性质对人体不利，可以理解为食物的本身存在着对人体不利的成分或固有毒性，如马铃薯存在龙葵素；芥菜、油菜、萝卜存在芥子苷；河豚鱼存在河豚毒素。食用这些"有根性本毒者"食物时应严加避免或先去除其毒性部分再食用。"有无毒而食物成毒者"是指食物本身不具备危害性，由于保存、贮藏、加工、包装、烹饪过程中的中间环节造成食物污染、变质而对人体产生危害性。如加工肉类制品中加硝酸盐和亚硝酸盐而使其肉类具有急、慢性毒性，表现为致癌性、致畸作用；食物在加工包装过程中的铅污染导致血红蛋白合成障碍、肾功能衰竭；食物添加剂的运用，可能导致急慢性中毒等。

对于"无毒而食物成毒者"，最好的方法是合理加工，避免污染，防止变质，注意冷藏等，以减少外来因素对食物致毒危害性。

"有杂合、相畏、相恶、相反而成毒者"，是指食物在配膳过程中产生的不良影响。杂合，一般是指食物在配膳过程中或进入人体后，各种成分之间起到制约、拮抗作用。如菠菜与豆腐杂合而成毒者,是因为豆腐中含有硫酸钙、氯化镁等无机盐与菠菜中的草酸结合成为人体不能吸收的草酸钙、草酸镁;脂肪与钙结合会形成钙皂而排出体外,进而影响钙的吸收;酒精可干扰多种维生素的吸收。相畏、相杀是指一种食物的毒性反应或副作用,能被另外一种食物减轻和消除,如生姜可解鱼蟹毒;相恶是指一种食物可使另一种食物的功效丧失;相反是指两种食物合用,可增加其毒性反应和副作用。这些食物的配伍属不宜或禁忌范畴。中医古籍中记载很多种食物的配伍不宜和禁忌,有些用现代医学的理论分析具有合理性,有些还未被现代医学证明。食物间相忌相禁是长期以来民众的生活积累,具有一定的科学性,通过现代科学研究,可逐步揭示其相关性。

第四章

食物的成分

第一节 食物的营养素

中医食养食疗理论将食物营养成分以"精""气""血""津液"等来概括。结合医学营养学对食物成分的论述,有利于确切探究食物对人体的食养作用。本章节介绍食物的营养素内容。营养素是指能在体内消化吸收和代谢,用以供给能量,构成和修补身体组织及调节生理功能的物质,用以满足各项体力活动和生长发育的需要。食物的基本六大营养素包括蛋白质、脂肪、碳水化合物、维生素、矿物质和水。

一、蛋白质

蛋白质是生物体内含量最丰富的生物大分子,是生命的物质基础,对人体的生长发育和身体组织的修复是必需的,同时也构成人体的激素、酶、抗体和神经递质等,没有蛋白质就没有生命。正常成人体内蛋白质含量为 $16\%\sim19\%$,大约占整个人体重量的 1/5。

(一) 蛋白质的组成、分类及互补作用

人体蛋白质是由氨基酸以肽键连接在一起,并形成一定空间结构的高分子有机化合物。蛋白质种类繁多,结构各异,其组成元素基本相似,以碳、氢、氧、氮、硫为主要元素,有些蛋白质还含有少量磷、铁、碘、锰、铜、钴、钼、锌等。

氨基酸是组成蛋白质的基本单位。蛋白质受酸、碱或蛋白酶的作用可水解为游离氨基酸。存在于自然界中的氨基酸有300余种,但组成人体蛋白质的氨基酸只有20种。根据营养功能分为两类:一类为必需氨基酸,是指机体不能合成或合成速度不能满足机体需要,而必须从食物获取的氨基酸。人体的必需氨基酸有9种,分别是苯丙氨酸、甲硫氨酸、赖氨酸、色氨酸、苏氨酸、亮氨酸、缬氨酸、异亮氨酸,以及婴儿体内的必需氨基酸——组氨酸;另一类为非必需氨基酸,即人体能自身合成,不需通过食物供给的氨基酸,但其功能仍然是非常重要的。

根据必需氨基酸的种类和数量,可将蛋白质分为完全蛋白质、不完全蛋白质和半完全蛋白质。完全蛋白质又称优质蛋白质,所含必需氨基酸种类齐全,氨基酸模式与人体蛋白质氨基酸模式接近,营养价值较高,不仅可维持成人的健康,也可促进儿童生长、发育,如奶、蛋、肉、鱼蛋白以及大豆蛋白等;不完全蛋白质是含必需氨基酸种类不全、既不能维持生命又不能促进生长发育的食物蛋白质,如玉米胶蛋白,猪皮和蹄筋中的胶质蛋白等;半完全蛋白质含有种类齐全的必需氨基酸,但是氨基酸模式与人体蛋白质氨基酸模式差异较大,其中一种或几种必需氨基酸相对含量较低,导致其他的必需氨基酸在体内不能被充分利用而浪费,造成蛋白质营养价值降低,虽可维持生命,但不能促进生长发育,如小麦中的麦胶蛋白。

多种食物蛋白混合食用,它们之间相互补充其必需氨基酸不足以提高整个膳食蛋白质营养价值的作用称蛋白质互补作用。比如,将大豆和米同时食用,大豆蛋白可弥补米蛋白中赖氨酸的不足,米也可在一定程度上补充大豆蛋白中甲硫氨酸的不足。只要一日的膳食供给了足够的能量和蛋白质,并且包含了多种来源的蛋白质,那么这种膳食就能满足人体对蛋白质的需要。

(二) 蛋白质的消化吸收和代谢

由于唾液中不含水解蛋白质的酶,故食物蛋白质的消化从胃开始,主要在小肠。在胃蛋白酶的作用下,蛋白质被分解为多肽及少量氨基酸;进入小肠,在胰蛋白酶、糜蛋白酶、弹性蛋白酶和羧肽酶等内肽酶和外肽酶的共同作用下,蛋白质被彻底分解成小分子肽和游离氨基酸,进而被吸收入血,随血液循环运送到全身。人体内的氨基酸不仅来源于食物蛋白质分解的外源性氨基酸,也来源于组织蛋白质分解而成的内源性氨基酸,混合后分布于机体各处,形成氨基酸代谢库或氨基酸池,供机体所需。

(三) 蛋白质的生理功能

蛋白质在体内具有极其重要的功能,参与体内各种重要的生理生化反应,对维持生命和健康发挥重要的生理功能,是其他任何营养素都不可替代的。

1. 构建机体和修复组织 蛋白质是构成机体组织、器官的重要成分,人体各组织、器官,从毛发、皮肤、肌肉、血液,到内脏器官和大脑以至骨髓,无一不含蛋白质。人体内各种组织细胞的蛋白质始终在不断更新。蛋白质是更新组织中的重要成分,起到构建机体和修复组织的重要作用。

2. 构成体内重要的化合物 蛋白质在体内是构成多种具有重要生理活性物质的成分,具有维持生理功能和调节物质代谢的重要作用。具有生物催化功能的酶,如消化酶、抗氧化酶、乙酰胆碱酯酶等;调节生理过程并维持内环境稳定的激素,如甲状腺素、胰岛素、垂体激素、肾上腺素等;能抵御外来病原微生物及其他有害物质侵入机体的抗体、补体等；体内代谢物和营养素载体，如血液中的脂蛋白、运铁蛋白、视黄醇结合蛋白等，以上物质均是蛋白质。

3. 供给能量　供给能量是蛋白质的次要功能。当碳水化合物和脂肪严重不足，或蛋白质摄入超过机体蛋白质更新的需要量时，蛋白质才能被代谢分解，释放能量。1 g 蛋白质在体内产生约 4 kcal 能量，人体每日所需能量 10%～15% 由蛋白质提供。

（四）人体蛋白质营养状况评价

人体蛋白质营养状况可通过实验室检查如血清白蛋白（Alb）、血清前白蛋白（PA）、转铁蛋白、视黄醇结合蛋白、血红蛋白浓度（Hb）、氮平衡、免疫功能指标等加以测评，也可通过症状、体征作以评估。

蛋白质营养缺乏根据临床表现可分为两型：一为消瘦型，症见明显消瘦、体重减轻、肌肉萎缩、皮肤干燥、毛发细黄而无光泽，常有腹泻、脱水、全身抵抗力低下，易发生感染。该型营养不良多见于母乳不足、喂养不当、饥饿、疾病及先天性营养不良的婴幼儿；一为水肿型，症见精神萎靡、反应冷淡、哭声低弱无力、食欲减退、体重不增或减轻、下肢呈凹陷性水肿、皮肤干燥、色素沉着、毛发稀少无光泽、肝脾肿大等。这是蛋白质严重缺乏的极度营养不良症，多见于断乳期的婴幼儿。

（五）蛋白质的食物来源和膳食参考摄入量

谷类食物作为我国人民的主食，依然是膳食蛋白质的主要来源。从营养学角度而言，单纯摄入谷类蛋白质并不合理，应注意蛋白质互补作用，适当提供动物性蛋白质，如蛋类、奶类、鱼肉、鸡肉、虾、牛肉等均是优质蛋白质的良好来源。其中，鸡蛋、牛奶蛋白质中氨基酸组成及比例较为平衡，与人体氨基酸配比接近，常作为参考蛋白质。豆类含丰富的蛋白质，尤其大豆含量高达 35％～40％，氨基酸组成也较为合理，是植物蛋白质的优质来源。根据 2023 年中国营养学会制定的中国居民膳食蛋白质参考摄入量，结合成年人体重代表值，我国成年男性和女性蛋白质的每日推荐摄入量（RNI）分别为 65 g 和 55 g。

（六）中医学对蛋白质的认识

不同蛋白质的功能不同，对应的中医辨证类型有别。如血红蛋白减少，可出现面色黄白、神疲乏力、脱发、失眠多梦等"血虚"表现；免疫球蛋白减少，则可出现免疫力低下、神疲乏力、易感冒汗出等"气虚"表现；消化酶减少，可出现食物代谢吸收利用功能降低，症见纳呆、泄泻、腹胀等"脾虚"表现；白蛋白减少，可出现水液代谢的异常，症见水肿、尿少等"脾虚生湿""阳虚水泛"表现；各类激素的平衡失调可出现各种人体病理现象，中医将此类症状称为"阴阳失调"或"脏腑功能失调"。

总之，中医理论认为，蛋白质的作用体现于各脏腑功能之中。对蛋白质缺乏而致的各类症状，中医辨证多属"气虚""血虚""气血两虚""肾虚水泛""脾虚生湿"等，以健脾燥湿、补肾利水、益气补血等法治疗。中医古籍对富含蛋白质的食物多有"健脾""补肾""治虚劳""养胃"等记载，提示其食养食疗作用。

二、脂类

脂类是人体需要的重要营养素之一，它与蛋白质、碳水化合物被称为三大产能营养素。

（一）脂类的组成和分类

脂类包括脂肪和类脂。膳食脂肪主要指由 1 分子甘油和 3 分子脂肪酸结合而成的三酰甘油（TG）。类脂指类似脂肪或油的有机化合物总称，包括磷脂、固醇及其酯。食物中的脂类

95％是三酰甘油,5％是其他脂类。

脂肪酸是脂肪的水解产物。按脂肪酸的饱和度分为饱和脂肪酸(SFA)和单不饱和脂肪酸(MUFA)、多不饱和脂肪酸(PUFA);按脂肪酸的功能和来源,分为必需脂肪酸和非必需脂肪酸。必需脂肪酸包括亚油酸和 α-亚麻酸。

食物脂肪根据来源不同可分为动物性脂肪(如猪油、奶油、鱼油等)、植物性脂肪(如花生油、沙拉油、椰子油、大豆油等)和人造脂肪。人体的脂肪根据以毛细血管的含量多少可分为褐色脂肪和白色脂肪。褐色脂肪主要分布在人体的运动器官,白色脂肪分布在其他部位。褐色脂肪的主要功能是产热,肥胖者往往由于其体内所含的褐色脂肪量少或功能障碍,致产热这一有效的调节方式失灵,使大部分能量转化为脂肪积聚起来。

分析脂肪的基本类型,饱和脂肪不是人体所必需,大量摄入于身体并无益处,其主要来源是肉类和乳制品;不饱和脂肪中,单不饱和脂肪主要来源于橄榄油,多不饱和脂肪主要来源于坚果、植物油和鱼类等。

（二）脂类的消化吸收与代谢

由于口腔中没有消化脂类的酶,胃液酸性强,含脂肪酶甚少,故食物中的脂类在胃内几乎不被消化,其主要消化部位在小肠。消化脂类的酶主要来自胰液,而肝脏分泌的胆汁经胆道入肠腔,其中的胆汁酸盐也可将脂类乳化分散成细小的微团,水解为游离脂肪酸及甘油或游离胆固醇、溶血磷脂等小分子物质,或通过门静脉入肝,或在肠黏膜细胞的内质网再合成三酰甘油;或在肠黏膜酯化转变为胆固醇酯、磷脂,分别与载脂蛋白组成乳糜微粒经淋巴进入血液循环,进行脂肪能量的运输。

当机体摄入能量大于消耗能量时,多余的摄入量均可以转化成机体自身的脂肪储存在脂肪组织中,以供禁食、饥饿时的能量需要。三酰甘油是脂类能量储存的形式。肝脏、脂肪组织和小肠均可进行脂肪合成,以肝脏合成脂肪的能力最强。但肝脏没有贮存脂肪的能力,在肝脏生成的三酰甘油必须与载脂蛋白以及磷脂、胆固醇结合,生成极低密度脂蛋白(VLDL)而分泌入血液,运输至肝外组织。如果合成的三酰甘油由于营养不良、中毒、缺乏必需脂肪酸、胆碱或蛋白质而不能形成 VLDL,那么三酰甘油就会在肝脏积累,形成脂肪肝,危害健康。脂肪细胞可以贮存大量的脂肪。当机体其他组织有能量需求时,储存在脂肪细胞中的脂肪再次被脂肪酶水解为游离脂肪酸及甘油,并释放入血以供其他组织氧化利用,即为脂肪动员。

(三)脂类的生理功能

1. 储能供能　脂类由于其特殊的分子组成,氧化燃烧所释放出的能量高于蛋白质和碳水化合物,1 g 脂肪可提供给机体 9 kcal 能量,是食物中能量密度最高的营养素。当饥饿时,人体首先消耗糖原和体脂以提供能量,这样可以减少蛋白质作为能量的消耗,起到节约蛋白质的作用。当有氧运动时,体脂消耗所释放的能量更多,可起到减脂效果。

2. 构成机体组织　皮下脂肪和包裹在脏器周围的脂肪有隔热保温、支撑保护、减轻缓冲外力损伤的作用。类脂中的磷脂是构成生物膜如细胞膜、内质网膜、线粒体膜、核膜、神经髓鞘膜不可缺少的成分,膜结构和功能的改变,可导致细胞膜通透性改变、线粒体肿胀,引起湿疹、鳞屑样皮炎,膜的脆性增加可导致红细胞破裂和溶血。同时,磷脂也作为脑和神经组织的结构脂,参与脑和神经组织的构成。磷脂与蛋白质结合而成的脂蛋白则直接参与血液成分的构成。胆固醇是体内合成维生素 D、胆汁酸、肾上腺皮质激素和性激素的原料。

3. 提供必需脂肪酸　必需脂肪酸是指人体不可缺少而自

身又不能合成,必须由食物供给的多不饱和脂肪酸,如亚油酸（n-6）、α-亚麻酸（n-3）。必需脂肪酸的生理功能包括：参与磷脂的合成,对膜结构及促进脑和神经系统发育至关重要;对胆固醇代谢有重要影响,若缺乏必需脂肪酸,胆固醇则会与一些饱和脂肪酸结合,在血管内沉积,而无法正常运输;与动物的精子形成有关;是前列腺素在体内合成的前体;调节免疫及凝血过程。

4.促进脂溶性维生素的消化、吸收和转运　脂溶性维生素多伴随脂类而存在,如黄油、鱼肝油、麦胚油、豆油等含有维生素A、D、E等。此外,脂类可刺激胆汁分泌,并作为脂溶性维生素的载体,促进脂溶性维生素被消化吸收。肠梗阻患者,不仅脂类消化吸收发生障碍,也常伴有脂溶性维生素的吸收障碍,容易引起维生素缺乏病。

（四）反式脂肪酸

植物油在精炼和反复煎炸过程中会产生一定量的反式脂肪酸（TFA）。动物脂肪中也含有一定比例的反式异构体。世界卫生组织推荐成人及儿童反式脂肪酸的摄入量应低于总能量摄入的1%。研究数据表明,TFA可能提高血脂及总胆固醇水平,而其致炎作用可能增加动脉粥样硬化、冠心病、心肌梗死、心脏猝死以及糖尿病的发生,导致内脏脂肪增加引起向心性肥胖等,应避免摄入。

（五）人体脂类营养状况评价

人体脂类营养状况可采用体格测量、血脂测定、红细胞膜磷脂脂肪酸构成、膳食脂肪及主要脂肪酸摄入量计算等方法进行评价。

脂类长期摄入缺乏可导致必需脂肪酸的缺乏,影响大脑的正常发育,导致发育不良、各类脂溶性维生素缺乏症、生殖功能丧失等。脂类摄入过量,尤其饱和脂肪酸摄入过多,是导致血胆固醇、三酰甘油、低密度脂蛋白升高的主要原因,可导致肥胖、心血管疾病、糖尿病等,也与肿瘤发生具有相关性。

(六) 脂类的食物来源和膳食参考摄入量

动物性和植物性食物都不同程度含有脂肪。谷类的脂肪含量比较少(0.3%～3.2%),但玉米和小米可达4%,且大部分集中在谷胚中。米糠油和玉米胚油是近年来开辟的食用油新资源,因为富含不饱和脂肪酸(80%左右)与多种维生素,吸收率高(达90%以上),同时具有降低人体血清胆固醇的作用。常用的蔬菜类脂肪含量则很少,绝大部分都在1%以下。一些油料植物种子、硬果及黄豆中的脂肪含量却很丰富,如豆油、花生油、菜籽油、芝麻油等。动物性食物中含脂肪最多的是肥肉,高达90%,其次是肠系膜、内脏及其周围脂肪组织和骨髓。鱼类中的脂肪含量差别较大,大黄鱼只有0.8%,而鲥鱼高达17%。各种乳类的脂肪含量随动物的种类、栖居地的气候以及营养情况而定。根据中国营养学会的建议摄入量,健康成年人的脂类食物摄入量一般应控制在总能量摄入范围的20%～30%。

【现代研究】 N-6系列多不饱和脂肪酸的亚油酸可以降低血液胆固醇水平,花生四烯酸是合成前列腺素的主要物质,关系着人体重要的生理功能。N-3系列中的二十碳五烯酸(EPA)有明显的预防动脉粥样硬化和减少心脑血管疾病发生的作用,而DHA与婴幼儿的智力发育有关。

瘦素是一种由脂肪组织分泌的激素,含量与动物脂肪组织大小成正比,通过与其受体结合发挥一系列功能,包括对食欲、神经调节的中枢性作用和对胰岛素等激素、脂肪合成酶和氧化酶等调节的周围性作用。

地中海地区一些国家地区的居民以富含单不饱和脂肪酸的

橄榄油为主要食用油脂,其冠心病发病率和血胆固醇水平皆远低于欧美国家。单不饱和脂肪酸具有降低血胆固醇、三酰甘油和低密度脂蛋白胆固醇的作用,与多不饱和脂肪酸相近,但不具有多饱和脂肪酸的潜在不良作用。

（七）中医学对脂类的认识

中医学认为,富含脂类的食物大多具有"滋阴润燥""滋养肝肾""润燥滑肠""润肺"等功效。张志聪《黄帝内经素问集注·五脏生成》曰:"脾主运化水谷之精,以生养肌肉,故主肉。"黄元御《四圣心源》曰:"肌肉者,脾土之所生也,脾气盛则肌肉丰满而充实。"可见,所谓脾主肌肉,指脾既与骨骼肌充养相关,也与皮下脂肪之丰厚相关。脾脏健运,则"肌肉丰满而充实",包含皮下脂肪丰满。对脂肪食入过多所致的高脂血症、肥胖病,多称之为"痰饮",以健脾燥湿、化痰降脂为治法;四肢瘦削无力,缺乏皮下脂肪,则辨证为"脾虚",以健脾益气为治法。

三、碳水化合物

碳水化合物也称糖类,是由碳、氢、氧组成的一类宏量营养素,是人类膳食能量的主要来源。

（一）碳水化合物分类

根据碳水化合物的分子结构,可以将其分为以下几类。

1. 糖　糖的聚合度为 $1\sim2$,包括单糖、双糖。糖醇是糖的水解产物。

单糖是结构最简单的,通常条件下不能再被直接水解为分子更小的糖,包括葡萄糖、半乳糖、果糖等。其中,葡萄糖是最常见的糖,也是自然界最丰富的有机物,在血液、脑脊液、淋巴液、水果、蜂蜜及多种植物液中都以游离形式存在,是构成多种寡糖和多糖的基本组成单位。半乳糖,又称脑糖,几乎全部以结合形式存在,它和葡萄糖结合成的乳糖仅存在于哺乳动物的乳汁中。果糖,又称左旋糖,是天然碳水化合物中甜味最高的糖,通常与蔗糖共存于水果汁及蜂蜜中。

双糖是由两个相同或不相同的单糖分子上的羟基脱水生成的糖苷。自然界最常见的双糖是蔗糖及乳糖,此外还有麦芽糖、海藻糖等。蔗糖,俗称白糖、砂糖,由一分子葡萄糖和一分子果糖聚合而成,几乎普遍存在于植物界的叶、花、根、茎、种子及果实中,是人类使用最久的甜味剂;乳糖,由一分子葡萄糖和一分子半乳糖构成,是乳中主要的糖类,存在于乳制品中;麦芽糖,由两分子葡萄糖构成,大量存在于发芽的谷粒中,是淀粉和糖原的结构成分;海藻糖,由两分子葡萄糖聚合而成,存在于海藻、蘑菇、酵母、真菌及细菌中。

糖醇是单糖或双糖的重要衍生物,常见有山梨醇、甘露醇、木糖醇等。山梨醇存在于许多植物果实中,它在肠道吸收过程比葡萄糖慢得多,因此对血糖的影响比葡萄糖小,常作为甜味剂用于糖尿病患者的食品中。甘露醇可从海草中抽提,也可通过氢化甘露糖获得,作用与山梨醇相似,可作为无糖食品的甜味剂,也可用于临床作为渗透性利尿剂。

2. 寡糖　寡糖,又称低聚糖。其聚合度为 3~9,如异麦芽低聚糖、低聚果糖、棉籽糖、水苏糖、大豆低聚糖等。由于寡糖大多具有促进人体内双歧杆菌显著增殖的作用或水溶性膳食纤维的功能及防龋齿作用,在医疗保健、功能性食品及食品添加剂中得到广泛应用。但由于低聚糖中的化学键不能被人体消化酶所分解,故通常不易消化,大量摄入易造成胀气与肠道不适。

3. 多糖　多糖是由 ≥10 个单糖分子脱水缩合以直链或支链形式连接而成的高分子聚合物,一般不溶于水。根据营养学新的分类方法,多糖可分为淀粉和非淀粉多糖,另外还有存在于动物组织的糖原。

淀粉由葡萄糖聚合而成。食物中绝大部分碳水化合物以淀粉的形式存在,在体内最终水解为葡萄糖。淀粉按照葡萄糖分子结合方式的不同,又分为葡萄糖分子联结组成的直链淀粉和具有许多侧链的支链淀粉。粮谷豆类所含淀粉中,以支链淀粉为主。支链淀粉含量与食物的品质相关,含支链淀粉越多,糯性越大。另有抗性淀粉,一般指 α-淀粉酶作用于淀粉后不易被降解的,即不易被健康人小肠消化吸收的部分。

非淀粉多糖是指淀粉以外的多糖,80％～90％由植物细胞壁成分组成,包括纤维素、半纤维素类、果胶等。人体消化道缺乏能水解纤维素的 β-1,4-糖苷键的酶,故不能被人体消化吸收,但它可刺激和促进胃肠道的蠕动,有利于其他食物的消化吸收及粪便排泄。果胶在一些植物的软组织中含量丰富,如在苹果中约含 15％,溶于水,一般作为果酱、果冻及糖果的凝冻剂或稳定剂。

糖原是人体消化吸收葡萄糖或其他营养物质转变而来的葡萄糖进入肝脏和肌肉形成的,分别为肝糖原和肌糖原。肝糖原分解释放大量葡萄糖以维持血糖浓度和供应其他组织能量所需;肌糖原则通过糖酵解作用分解为乳酸,随血流入肝脏,间接转变为葡萄糖。

（二）碳水化合物的生理功能

1. 供能储能　碳水化合物的主要功能是供给能量,是人类获取能量最经济和最主要的来源,1 g 葡萄糖在体内氧化可释放能量 4 kcal。糖原是碳水化合物在体内的储存形式,在肝脏和肌肉中含量最多。一旦机体需要,肝脏中的糖原即分解为葡萄糖以提供能量。碳水化合物在体内释放能量以供能的速度较快,是神经系统和心肌的主要能源,也是肌肉活动时最有效的燃料。

2. 构成机体组织成分　碳水化合物也是组织细胞的重要组成成分,如核糖和脱氧核糖是细胞中核酸的成分;糖与脂类形成的糖脂是组成神经组织与细胞膜的重要成分;糖与蛋白质结合的糖蛋白,是某些具有重要生理功能的物质如抗体、酶、激素以及肝素的组成部分,具有多种复杂的功能。

3. 抗生酮作用　脂肪在体内分解代谢需要葡萄糖的参与。脂肪酸被分解所产生的乙酰基需与草酰乙酸结合进入三羧酸循环,才能被彻底氧化分解而产生能量。而草酰乙酸是由葡萄糖代谢产生,若碳水化合物摄入过少,脂肪代谢不完全而产生过多的酮体积聚在体内,可引起酮血症和酮尿症。膳食中充足的碳水化合物可防止上述现象的发生,被称为碳水化合物的抗生酮作用。

4. 节约蛋白质作用　机体的一切生命活动都以能量为基础,当碳水化合物供应不足时,将由蛋白质、脂肪产能来满足能量的需要;若摄入足量的碳水化合物时,则能减少膳食蛋白质消耗。若采取长时间节食减肥,不仅造成体内酮体大量蓄积,还导致机体蛋白质的大量分解,对机体造成一定危害。

5. 解毒作用　经糖醛酸途径生成的葡萄糖醛酸,是体内一种重要的结合解毒剂,在肝脏中能与许多有害物质如细菌毒素、乙醇、砷等结合,以消除或减轻这些物质的毒性或生物活性,从而起到解毒作用。

6. 增强肠道功能　非淀粉多糖类如果胶、抗性淀粉、功能性低聚糖等抗消化的碳水化合物,虽不能在小肠消化吸收,但刺激肠道蠕动,增加了结肠内的发酵,发酵产生的短链脂肪酸有助于正常消化和增加排便量;同时,促进肠道有益菌群如乳酸杆菌、双歧杆菌的增殖,增强人体消化系统功能。

7. 改善感官品质 食糖是食品烹调加工不可缺少的原料，可以加工出色、香、味、形各异的多种食品。例如：糖和氨基化合物(氨基酸、肽和蛋白质)可以发生美拉德反应，反应的结果使食品具有特殊的色泽和香味，如面包表面的金黄色和香气。

(三)血糖生成指数

血糖生成指数(GI)是指分别摄入含 50 g 碳水化合物的食物与 50 g 葡萄糖后 2 h，测得血浆葡萄糖糖耐量曲线下面积之比值，以反映某种食物升高血糖的效应。一般认为，GI 值＜55 为低，GI 值 55～70 为中等，GI 值＞70 为高。高 GI 食物进入胃肠后消化吸收快，吸收率高，快速引起血糖应答，如精制的谷类食物和土豆；低 GI 食物在消化道停留时间长，吸收率低，葡萄糖释放缓慢，引起的血糖峰值低，下降速度亦慢，如无淀粉的水果和蔬菜。GI 越小的食物，升高血糖的程度越小，故可利用 GI 指导糖尿病患者的膳食。

(四)碳水化合物的食物来源和膳食参考摄入量

碳水化合物主要来自粮谷类和薯类。谷类一般含碳水化合物 60％～80％，薯类含量为 15％～29％，豆类为 40％～60％。根据中国营养学会的建议摄入量，碳水化合物应占健康成年人能量构成的 50％～65％。建议添加糖的推荐摄入水平维持不超过每日 50 g，最好低于每日 25 g。

(五)中医学对糖的认识

中医学认为碳水化合物含量高的谷类食物具有"补中气，健脾胃""养胃和脾""燥湿""健脾和胃"等功效。对于碳水化合物供能不足，导致脑供氧不足而出现的眩晕、记忆力下降，或肌肉供能不足而出现的四肢乏力、抵抗力下降，多辨证为"气血两虚"，治以补气养血为主。

【附】能量 能量是维持生命活动的必要条件。人体在生命活动过程中需不断摄取食物以获得必需的能量,主要来自碳水化合物、脂肪和蛋白质三大产能营养素。三大营养素经消化吸收,在细胞内经合成代谢构成机体组成成分或更新衰老组织;经分解代谢转化成小分子产物,释放出所蕴藏的化学能,成为生命活动过程中各种能量的来源以维持机体代谢、神经传导、呼吸、循环及肌肉收缩等功能,释放的热量用以维持体温。

国际上通用的能量单位是焦耳(joule,J)。1 焦耳即用 1 牛顿的力使 1 kg 的物体移动 1 m 的距离所消耗的能量。营养学上常用千焦(kJ)来表示能量单位。焦耳与卡之间的换算关系为:1 kcal=4.184 kJ(实际一般用 kJ 与 kcal 换算)。每克碳水化合物、蛋白质、脂肪在体内氧化产生的能量值称为能量系数,分别为 4 kcal、4 kcal 和 9 kcal。

食物中能量的高低取决于它的产热营养素构成,计算时分别按其不同营养素构成比例而求出总能量。例如巧克力、蛋糕、猪肉、羊肉等,产能营养素的含量较高,为高能量食品;而蔬菜、水果中产能营养素的含量较低,为低能量食品,这可指导人们对食物的选择。目前,国际上采用"食物营养素度量法",以营养素组成为依据对食物营养进行分级评价,注重食物的营养素密度,优先选择营养素富集的食物和饮料,是一种既满足营养素需求又不超出能量需要的科学评价方法。

成年人的能量需要量(estimated energy requirement,EER),即维持机体正常生理功能所需要的能量,采用要因加算法进行计算,公式为 EER=基础代谢率(BMR)×身体活动水平(PAL)。18~49 岁年龄组采用中国体重正常人群数值推算 BMR,公式为:BMR(kcal/d)=14.52W−155.88S+565.79[W:体重(kg);S:性别(男=0,女=1)]。PAL 按照劳动强度不同,划定为低强度身体活动水平、中等强度身体活动水平及高强度身体活动水平,调整系数分别为 1.40、1.70 和 2.00。我国成人中等 PAL 人群能量需要量男性为每日 2 550 kcal,女性为每日 2 100 kcal。婴幼儿和青少年、孕妇与乳母各自根据生理特点的不同,能量需要也不尽相同。

四、矿物质

生物和人类都是地球环境演化到一定阶段的产物。人体与环境之间不断进行着物质和能量交换。除人体原生质的主要成分碳、氢、氧、氮以及地壳的主要成分硅以外,其他元素在人体与地壳趋向一致,两者的丰度曲线颇为吻合。人体的各种元素中,除碳、氢、氧、氮构成蛋白质、脂类、碳水化合物等有机化合物及水外(约占全重的 95%),其余各种元素统称为矿物质或无机盐。目前发现有 20 余种矿物质是构成人体组织、保持正常生理功能所必需的。

（一）概念与分类

在组成人体的 20 余种元素中,根据它们在体内的含量和人体每日对它们的需要量不同分为两大类,含量大于体重 0.01%,每人每日膳食需要量在 100 mg 以上者为常量元素或宏量元素,如钙、磷、镁、钾、钠、氯、硫 7 种,含量低于此量者为微量元素,如铁、碘、硒、锌、铬、铜、氟、锰、钼等。

（二）生理功能

矿物质与其他营养物质不同,不能在体内合成,也不能在代谢中消失,必须通过膳食补充。从胎儿到成人,体内的无机盐（灰分）含量随年龄的增加而增加,然而,它们之间比例变动不大。除了生长发育期少年儿童、孕妇及乳母对无机元素的吸收大于排出外,一般都是保持平衡的。

矿物质在体内的生理功能主要有：① 构成人体组织的重

要成分。如骨骼和牙齿等硬组织,大部分由钙、磷和镁组成,而软组织含钾较多。② 在细胞内外液中与蛋白质一起调节细胞膜的通透性、控制水分、维持正常的渗透压和酸碱平衡(酸性元素氯、硫及磷,碱性元素钠、钾及镁),维持神经肌肉兴奋性。③ 构成酶的成分或激活酶的活性,参与物质代谢。

（三）生理作用剂量带

一般来说,矿物质在体内的生理作用剂量带与毒副作用剂量带距离较小。当矿物质的摄入量在推荐摄入量(RNI)或适宜摄入量(AI)和可耐受最高摄入量(UL)之间,它们就在生理作用剂量带内,对 $97\%\sim98\%$ 的人都是安全的；当过量摄入并超过可耐受最高摄入量(UL)时,则产生毒性作用的可能性就随之增加,可能导致不同的毒性反应以至中毒。因此,矿物质摄入量应该很慎重。

（四）主要矿物质介绍

本部分选择与我国居民日常膳食密切相关,且易出现摄入不足而影响健康的矿物质予以介绍。

1. 钙　1808 年,英国化学家 Humphry Davy 电解石灰石与氧化汞的混合物,蒸去汞获得金属钙。钙是生物圈中分布最广泛的元素之一,也是构成人体的重要组分,按含量排列,仅次于碳、氧、氢、氮,排列第 5 位,是人体内含量最多的无机元素,占人体重量的 $1.5\%\sim2.0\%$。正常成人体内含有 $1\,000\sim1\,200$ g的钙。

（1）生理功能

1）构成机体骨骼和牙齿的主要成分。骨骼和牙齿是人体中含钙量多的组织。骨骼钙与混溶钙池钙维持着动态平衡。即骨中的钙不断从破骨细胞中释出进入混溶钙池,而混溶钙池的钙又不断地沉积于成骨细胞。钙的这种更新速率随年龄的增长而减慢。幼儿骨骼每 1~2 年更新 1 次,年轻成人更新 1 次则需 10~12 年。男性 18 岁以后骨的长度开始稳定,女性则更早一些。

2) 维持神经的兴奋性。钙离子参与骨骼肌、心肌的收缩,平滑肌及神经兴奋性的维持。当浓度低于 45~55 mg/L 时,神经肌肉兴奋性增强,可引起手足抽搐,而浓度过高时,则可损害肌肉收缩功能,引起心力衰竭和呼吸衰竭。

3) 其他功能。混溶钙池的钙是维持多种正常生理状态所必需的。细胞内的钙离子,是细胞对刺激发生反应的媒介。钙离子参与血液凝固过程,对细胞功能的维持、酶的激活以及激素的分泌等,都有着决定性的影响,如 ATP 酶、琥珀酸脱氢酶、脂肪酶、蛋白分解酶等都需要钙激活。

(2) 吸收与代谢:人体摄入的钙,主要在小肠近端吸收。当机体对钙的需要量高或摄入量较低时,肠道对钙的主动吸收机制最活跃,需要维生素 D 的活性代谢产物 $1,25-(OH)_2D_3$ 的参与;当摄入钙量较高时,则大部分通过被动的离子扩散方式吸收。影响钙吸收利用的因素除了年龄,还与生理状况有关。钙的吸收率随着年龄增长而下降,生长发育旺盛的儿童骨骼中钙代谢极为活跃,母乳喂养婴儿的钙吸收率可达 $60\%\sim70\%$,成年人则只有 25% 左右,一般 40 岁以后,钙吸收率逐渐下降。促进钙吸收的因素有:维生素 D 可促进钙的吸收;凡能降低肠道 pH 值或增加钙溶解度的物质,均可促进钙吸收,如乳糖发酵导致 pH 降低,或乳糖与钙结合成低分子可溶物质,可促进钙吸收,某些氨基酸如赖氨酸、色氨酸、精氨酸等,可与钙形成可溶性钙盐,有利于钙吸收。通常当蛋白质摄入量从缺乏到适宜水平时,钙的吸收增加,但是当蛋白质摄入量超过适宜水平时,则没有进一步的影响。此外,低磷膳食可升高钙的吸收率,母乳钙吸收率高于牛奶可能与其磷含量低有关。体育锻炼可促进钙吸收。

不利于钙吸收的因素：凡在肠道中能与钙形成不可溶性复合物的物质，均可干扰钙的吸收。如谷类中常见的植酸，会在肠道中与钙形成植酸钙而不能吸收；某些蔬菜如菠菜、苋菜、竹笋中的草酸也会与钙形成草酸钙而不能吸收；又如一些食物中的碱性磷酸盐可与钙形成不溶解的钙盐而影响吸收；膳食纤维中的糖醛酸残基可与钙螯合而影响其吸收，脂肪酸与钙结合可形成脂肪酸钙而影响钙吸收。此外，一些碱性药物如抗酸药、四环素、肝素等均可使胃肠道 pH 升高，使钙吸收降低。

（3）钙缺乏：我国居民钙摄入量普遍偏低，钙缺乏症是较常见的营养性疾病。儿童时期生长发育旺盛，对钙需要量较多，如长期摄钙不足，并伴随蛋白质和维生素 D 缺乏，可引起生长迟缓、新骨结构异常、骨骼钙化不良、骨骼变形、发生佝偻病。该病多见于 2 岁以下婴幼儿，特别是早产儿和孪生儿。故应注意对孕妇、乳母以及婴幼儿补充足量的钙与维生素 D，并要求钙、磷比例适宜，0～6 月龄婴儿钙：磷以 2：1 为宜。

人在 35 岁左右，单位体积内的骨质达到顶峰，称为峰值骨密度。此后，骨质逐渐丢失，骨密度降低到一定程度时，不能保持骨骼结构的完整，甚至压缩变形，以及在很小外力下即可发生骨折，即为骨质疏松症。妇女绝经以后，由于雌激素分泌减少，骨质丢失速度加快，采用补钙外加雌激素治疗，可减少骨质丢失。

此外，有研究提示，缺钙可能与高血压、结肠癌、男性不育和精子质量降低有关。

（4）钙的食物来源和膳食参考摄入量：奶和奶制品是钙的最佳来源，其钙含量丰富，吸收率也高。发酵的酸奶更有利于钙的吸收。可以连壳吃的小鱼小虾及一些硬果类含钙也较多。豆类、绿色蔬菜类均是钙的较好来源。在选用蔬菜时,应注意其中草酸含量,可先经沸水漂烫以使部分草酸溶于水后再炒;面粉经过发酵,可减少植酸含量。此外还应采用合理烹调处理方法,避免食物中钙的损失。根据中国营养学会对成年人钙的 DRIs 的制定,正常成年人每日钙的 RNI 为 800 mg,UL 确定为每日 2 000 mg。

（5）中医学对钙的认识:中医认为,富含钙的食物大都具有补肾、强身、平肝、潜阳等功效。肾主骨,主生长发育。骨骼易碎、骨质软化等多与肾主骨的功能减退相关;人的生长发育迟缓,缺钙相关的男性精子质量降低或生殖功能下降,往往因由肾精不足;钙缺乏而致的肌肉抽搐,属肝肾不足、虚风内动。针对以上病证,中医多以补肾壮骨、补肾填精、平肝潜阳等法治疗。

2. 磷　磷也是人体含量较多的元素之一,稍次于钙排列为第 6 位,约占人体重的 1%。成人体内可含有 $600\sim900$ g 的磷,人体内的磷 85% 存在于骨骼,其余部分存在于骨骼肌的膜与组织结构、皮肤、神经组织和器官中,不但构成人体成分,而且参与生命活动中非常重要的代谢过程。

血磷是指血清中无机磷酸盐所含的磷,正常人仅有 $0.97\sim1.6$ mmol$(30\sim50$ mg$)$/L,对血磷浓度的基本调节在于肾小管的再吸收与肾小球滤过率二者的关系。血中钙、磷浓度之间具有一定相关性。正常人 100 mL 血清中钙、磷浓度以毫克数表示时,其乘积为 $35\sim40$,即 $[Ca]\times[P]=35\sim40$,如小于 30 时,即反映骨质钙化停滞,可能发生软骨病。

（1）生理功能

1）磷是构成骨骼和牙齿的重要原料:人体骨磷占总磷的 85%。

2)以磷酸根形式参与机体的能量代谢:当产能营养素在代谢中释放能量时,磷酸根与此结合成高能磷酸键的形式储存于三磷酸腺苷和磷酸肌酸的分子中,当人体需要能量时,高能有机磷酸释放出能量又游离出磷酸根,这对有效地利用、储存和运送转移能量起重要作用。

3)参与很多酶系的辅酶或辅基的组成:如硫胺素焦磷酸酯、黄素腺嘌呤二核苷酸及烟酰胺腺嘌呤二核苷酸等。

4)使某些物质磷酸化:如葡萄糖的代谢必须首先要转变成葡萄糖-6-磷酸后,才能继续进行。

5)调节体内酸碱平衡:磷以不同量或不同形式的磷酸盐从尿中排出,从而调节体液的酸碱度。

6)磷是形成核酸和脱氧核酸的重要原料,也是细胞膜的重要原料。

(2)吸收与代谢:人体只有在小肠段,尤其在小肠中段,通过载体运转主动吸收和扩散被动吸收两种机制能吸收磷。

(3)磷缺乏与过量:正常饮食一般不会造成磷摄入不足,禁食、久服氢氧化铝、氢氧化镁或碳酸铝等类结合剂,糖酵解及碱中毒、甲状腺功能亢进、维生素D缺乏、某些肾小管疾病(如范科尼综合征),酗酒及抗维生素D佝偻病(家族性低磷血症)等则可发生低磷血症。摄入磷过多时,可发生细胞外液磷浓度过高,而表现为高磷血症,可能造成一些相应的危害。

1)对骨骼的不良作用:细胞外液血磷升高,促进钙在骨质沉积,肠道钙吸收减少,血钙降低。高血磷和低血钙继发甲状旁腺功能的亢进,导致甲状腺旁腺激素的升高,使破骨细胞及成骨细胞增生活跃,形成骨病和纤维性骨炎,还可导致骨质疏松等,称为肾性骨病,又称为肾性骨性营养不良。

2)转移性钙化作用:高磷血症最明显的危害作用是引起

非骨组织的钙化。

3）对钙吸收的干扰：若钙的摄入偏低，如每日低于400 mg，而磷的摄入远多于钙时，会影响钙被吸收的效率。根据要求，膳食中的钙∶磷比值宜为(1～2)∶1。

4）毒性：磷的毒性研究主要为急性毒性，可引起肝组织坏死和脂肪肝，主要损害网状组织。

（4）磷的食物来源和膳食参考摄入量：磷与蛋白质并存，分布在多种蛋白质食物中，瘦肉、蛋、奶、动物的肝、肾含量都很高，海带、紫菜、芝麻酱、花生、干豆类、坚果、粗粮含磷也较丰富。

根据中国营养学会对成年人磷的膳食营养素参考摄入量（DRIs）的制定，正常成年人每日磷的 RNI 为 720 mg，UL 为每日 3 500 mg。

（5）中医学对磷的认识：磷在食物中与蛋白质共存，分布在多种蛋白质食物中，所以蛋白质高的食物同时磷的含量亦高。磷、蛋白质含量高的食物具有"健脾""益肾"的作用，而磷缺乏主要出现厌食、贫血、肌无力、骨痛、佝偻病和骨软化，这类症状与中医的"脾气虚""肾精不足"均有关。

3. 镁　镁是人体细胞内的主要阳离子，细胞外液的镁不超过 1%。体内 60%～65% 的镁存在于骨骼和牙齿中，27% 存在于肌肉中，肝、心、胰等占 6%～7%，2% 存在于体液中。人体血清镁的含量较为恒定，即使机体缺镁，血清镁也不降低。

镁是多种酶的激活剂，在能量和物质代谢中有重要作用。同时，镁作为细胞信号传导第二信使 cAMP 的激活剂，可促进多种激素和神经递质及其他细胞因子发挥作用，并与生长因子、心肌细胞阳离子通道等多种生理功能有关。早在古罗马时期的人们就认为镁能治疗多种疾病。现在发现越来越多的疾病与镁耗竭有关。

（1）生理功能

1）参与骨骼和牙齿构成。镁与钙、磷一起构成骨骼和牙齿的成分，镁与钙既有协同作用又有拮抗作用，当钙摄入不足时，适量的镁代替钙，但当镁摄入量过多时，反而会阻止骨骼的正常钙化作用。

2）参与体内重要的酶促反应。镁作为酶的激活剂参与人体 300 余种酶促反应。如作为磷酸转移酶及水解肽酶的激活剂，镁对葡萄糖酵解、脂肪、蛋白质、核酸的生物合成等起重要调节作用。作为氧化磷酸化的重要辅助因子，镁影响线粒体功能，与能量代谢密切相关。

3）对钾、钙离子通道的抑制作用。镁可封闭钾通道的外向性电流，阻止钾的外流。同时，镁作为钙的阻断剂，具有抑制钙通道的作用。胞质游离镁具有调节心肌细胞的作用，起着保护心血管的重要功能。

4）维持体液酸碱平衡和神经肌肉兴奋性，镁与钙、钾、钠一起和相应的负离子协同维持体内酸碱平衡和神经、肌肉的应激性。镁与钙相互制约，保持神经肌肉兴奋与抑制的平衡。若血清镁浓度降低到镁、钙失去平衡，则会出现神经肌肉兴奋性增强、易激动、心律不齐，幼儿会发生癫痫、惊厥、甚至出现震颤性谵妄等。

5）调节胃肠道功能。镁离子在肠腔中吸收缓慢，引起水分滞留而导泻。低浓度镁可减轻肠壁的压力和蠕动，有解痉作用。

（2）吸收与代谢：食物中的镁在整个肠道均可吸收，但主要是在空肠末端与回肠吸收，吸收率一般约为 30%。可通过被动扩散和主动转运两种机制吸收。健康人镁的吸收率受膳食中镁含量影响，摄入少时吸收率增加，摄入多时吸收率降低。膳食中促进镁吸收的成分主要有氨基酸、乳糖等。氨基酸可增加难溶性镁盐的溶解度,所以蛋白质可促进镁的吸收。抑制镁吸收的主要成分有过多的磷,以及草酸、植酸和膳食纤维等。镁与钙的吸收途径相同,二者在肠道竞争吸收,相互干扰。

(3) 镁缺乏与过量:镁缺乏时会引起肌肉痉挛和心动过速,食欲减退,倦怠和恶心呕吐,甚至精神错乱、幻觉、定向力障碍。酒精中毒、严重肾脏疾病、急性腹泻及恶性营养不良的患者容易发生镁缺乏。正常情况下,肠、肾及甲状旁腺等能调节镁代谢,一般不易发生镁中毒。特殊情况如肾功能不全者接受镁剂治疗时,糖尿病酮症早期脱水时,或偶尔大量注射或口服镁盐,可引起镁摄入过量。

(4) 镁的食物来源和膳食参考摄入量:镁的最重要络合物是叶绿素,绿叶蔬菜中含有丰富的镁,其次,糙粮、坚果含镁也较为丰富。含镁较丰富的食物有荞麦、大麦、燕麦、黄豆、黑米、苋菜、苜蓿、菠菜、油菜、甘薯等。根据中国营养学会建议摄入量,正常人群每日镁的 RNI 为 330 mg。

(5) 中医学对镁的认识:镁的主要功能是参与骨骼和牙齿的构成,参与蛋白质的合成,保护心血管。镁缺乏可出现神经肌肉兴奋性增强、肌肉痉挛、癫痫、惊厥、易激动、心动过速等症。中医学认为此类症状多属"动风",结合其生理功能,可认为镁具有补益肝肾、平息肝风的作用。另外,镁的摄入不足可出现食欲减退、倦怠、恶心呕吐、腹泻等症,中医辨证属"胃失和降",提示镁兼具"和胃降逆"之效。

4. 钾　钾于 1807 年由英国化学家戴维分离并命名。1928年,艾迪生临床试验发现钾可降低血压,1938 年,麦考鲁姆等证明钾是一种人体的必需营养素。人体内的钾主要存在于细胞内,约占总量的 98%,其他存在于细胞外液。70%的体钾储存于肌肉,10%存在于皮肤,其余分别存在于红细胞、骨、脑、肝等脏器组织之中。

（1）生理功能

1）参与碳水化合物和蛋白质的代谢。葡萄糖和氨基酸经过细胞膜进入细胞合成糖原和蛋白质时，必须有适量的钾离子参与。

2）维持细胞渗透压和酸碱平衡。钾主要存在于细胞内，维持细胞内渗透压。钾离子可通过细胞膜与细胞外的 $H^+ - Na^+$ 交换，起到调节酸碱平衡的作用。

3）维持神经肌肉的应激性和正常功能。当血钾降低时，应激性降低，发生松弛性瘫痪；当血钾过高时，可致细胞不能复极而丧失应激性，引发肌肉麻痹。

4）维持心肌的正常功能。心肌细胞内外的钾浓度对心肌的自律性、传导性和兴奋性有密切关系。

5）降低血压的作用。研究发现，血压与膳食钾、尿钾、总体钾或血清钾呈负相关，补钾对高血压及正常血压者有降压作用。

（2）钾缺乏与过量：人体的钾主要来自食物。钾总量减少可引起钾缺乏症，导致神经肌肉、消化、心血管、泌尿、中枢神经等系统发生功能性或病理性改变。主要表现为肌无力及瘫痪、心律失常、横纹肌肉裂解症及肾功能障碍等。当血钾浓度改变时，会影响心肌细胞的兴奋性，造成心律失常。血钾浓度高于 5.5 mmol/L 时，可出现毒性反应，称高钾血症，神经肌肉表现为极度疲乏软弱，四肢无力，下肢为重。心血管系统可见心率缓慢、心音减弱、心律失常，严重时心室纤颤，心脏停搏于舒张期。

（3）钾的食物来源和膳食参考摄入量：大部分食物都含有钾，其中豆类、蔬菜和水果是钾最好的来源。一般日常膳食中不会缺钾。根据中国营养学会建议摄入量，成年人膳食钾的 AI 为每日 2 000 mg。

（4）中医学对钾的认识：钾缺乏的主要表现为肌无力、瘫痪、心悸等。从中医学分析可归属为"痿证""心悸"等，系由心脾气虚、阴津失养所致，治疗多以大剂量健脾益气之品配合养心滋阴之品进行治疗。

5. 钠　钠是人体不可缺少的常量元素。1807 年，英国化学家 Davy 用电解苏打的方法首先分离得到钠，将其命名为 sodium。钠的化学性质非常活泼，在自然界中多以钠盐的形式存在。一般情况下，成人体内钠含量为 6 200～6 900 mg 或 95～106 mg/kg，占体重的 0.15%，体内钠主要存在于细胞外液，占总钠量的 44%～50%，骨骼中含量高达 40%～47%，细胞内液含量较低，仅 9%～10%。正常人血浆钠浓度为 135～140 mmol/L。食盐是人体获得钠的主要来源。

（1）生理功能

1）调节体内水分与渗透压。钠是细胞外液中的主要阳离子，约占细胞外液中阳离子含量的 90%。构成细胞外液渗透压，调节与维持体内水量的恒定。

2）维持酸碱平衡。人体钠离子的含量影响血浆中碳酸氢钠的消长，从而影响血液缓冲能力。钠在肾小管重吸收时，与 H^+ 交换，清除体内酸性代谢产物，保持体液的酸碱平衡。

3）增强神经肌肉兴奋性。钠、钾、钙、镁等离子的浓度平衡对于维护神经肌肉的应激性都是必需的，体内充足的钠可增强神经肌肉的兴奋性。

4）与能量代谢有关。钠与 ATP 的生成和利用、肌肉运动、心血管功能、能量代谢都有关系，钠不足均可影响其作用。

5）维持血压正常。人群调查与干预研究证实，膳食钠摄入与血压有关。每摄入 2 300 mg 钠，可致血压升高 2 mmHg，中等程度减少膳食钠的摄入量，可使血压高于正常者（舒张压

80.25～89.33 mmHg）血压下降。

（2）吸收与代谢：钠在小肠上部吸收，几乎可全部被吸收。每日从肠道中吸收的氯化钠总量在 4400 mg 左右。被吸收的钠，部分通过血液输送到胃液、肠液、胆汁以及汗液中。人体肾脏可应付较宽范围的钠摄入，以及摄入量的突然改变。体内钙的稳态平衡是通过肾素-血管紧张素-醛固酮系统、血管升压素、心钠素、肠血管活性肽等调节体内基础钠水平，即通过控制肾小球滤过率、肾小管重吸收、远曲小管交换作用以及激素分泌来调节钠的排泄量，以保持钠平衡。

（3）钠缺乏：一般情况下人体不易缺乏钠，但在某些情况下，如禁食、少食、膳食钠限制过严、摄入量非常低时；高温、重体力劳动、过量出汗、胃肠疾病、反复呕吐、腹泻（泻剂应用）等使钠过量排出或丢失时；利尿剂的使用抑制肾小管重吸收钠而使钠丢失等造成体内钠含量降低，而又未能补充丢失的钠时，均可引起钠的缺乏。血浆钠＜135 mmol/L 时，即为低钠血症。当失钠达 0.75～1.2 g/kg 体重时，可出现恶心、呕吐、视力模糊、心率加速、脉搏细弱、血压下降、肌肉痉挛、疼痛反射消失，以至于淡漠、昏迷、休克、急性肾功能衰竭而死亡。

（4）钠过量与毒性：正常情况下钠不在体内蓄积，但某些情况下，如由于肾功能受损时易发生钠在体内蓄积，可导致毒性作用。血浆钠＞150 mmol/L 时称为高钠血症。血钠过高可出现口渴、面部潮红、软弱无力、烦躁不安、精神恍惚、谵妄、昏迷、血压下降，严重者可致死亡。

急性过量摄入食盐（每日达 35～40 g）可引起急性中毒，出现水肿、血压上升、血浆胆固醇升高，脂肪清除率降低、胃黏膜上皮细胞破裂等。此外，长期摄入较高量的食盐，有可能增加胃癌发生的危险性，可能是由于盐导致胃黏膜保护层损伤，引起炎性再生反应,当盐损伤胃黏膜上皮后,幽门螺杆菌又起着促进癌变的作用。

（5）钠的食物来源和膳食参考摄入量：各种食物中普遍存在钠,人体内钠的主要来源是饮食中的食盐（氯化钠）、酱油、味精、盐渍或腌制肉、酱咸菜类等。饮食中含钠量高的地区水源也会含有较高的钠。根据中国营养学会建议摄入量,正常成年人群（18～49岁）每日钠的 AI 为 1 500 mg,50 岁之后应适当减少钠的摄入量。

（6）中医学对钠的认识：钠具有维持体内水分、酸碱平衡,维持血压及肌肉的兴奋性的作用,中医认为食盐具有清热凉血之功效。钠盐的缺乏,可出现疲乏、倦怠、眩晕、视力模糊、惊厥等证。中医认为出现这类症状与气血不足、血虚或血热动风有关。

6. 铁　铁是人体重要的必需微量元素之一,也是比较容易缺乏的元素。18 世纪,人们已证明铁是血液的主要成分。1928年证明了贫血由铁缺乏造成,并发现奶粉中强化铁可预防或减轻贫血。目前,缺铁性贫血仍是世界范围内普遍存在的公共卫生问题,同时,铁过载的危害也日趋为人们所重视。正常人体内的铁含量为 30～40 mg/kg,其中约 2/3 是功能性铁,即血红蛋白、肌红蛋白铁、血红素酶类和运输铁等。其余以铁蛋白和含铁血黄素的形式存在于肝脏、网状内皮细胞和骨髓。

（1）生理功能

1）参与体内氧的运送和组织呼吸过程。最主要的铁化合物是血红蛋白。血红蛋白能与氧发生可逆性结合,参与体内氧的交换及呼吸过程;肌红蛋白在肌肉组织中转运和储存氧;细胞色素是一系列含血红素的化合物,通过其在线粒体中的电子传导作用,对呼吸和能量代谢起非常重要的作用。

2）维持正常的造血功能。铁在骨髓造血组织中与卟啉结合形成高铁血红素,再与珠蛋白结合生产血红蛋白。缺铁时,新生红细胞中血红蛋白缺乏，甚至影响 DNA 的合成。

3）与含铁化学基团相关的功能。含有 Fe－S 基团的铁硫蛋白参与一系列基本生化反应，包括调节酶活性、线粒体呼吸作用、核糖体生物合成、核苷酸代谢等。

4）参与其他重要功能。铁参与维持正常的免疫功能。缺铁可导致机体感染性增加、巨噬细胞游走、吞噬细胞和淋巴细胞功能受损等。而铁过量又可促进细菌生长，不利于抵御感染。铁还可促进 β-胡萝卜素转化为维生素 A，也可参与嘌呤和胶原的合成、抗体的产生、脂类从血液中转运以及药物在肝脏的解毒等。

（2）吸收与代谢：膳食中铁分为血红素铁和非血红素铁。小肠黏膜上皮细胞对血红素铁的吸收率远高于非血红素铁。血红素铁主要来自动物性食物，其生物利用度高，有效吸收率为 $15\% \sim 35\%$；非血红素铁主要存在于植物性食物和乳制品中，吸收率低，为 $1\% \sim 5\%$。

（3）铁缺乏：缺铁的影响如下。

1）贫血：贫血患者常有心慌、气短、头晕、眼花、精力不集中、学习工作能力下降。严重贫血可增加婴幼儿、孕妇及乳母的死亡率。

2）行为和智力方面：大量证据表明铁缺乏可引起心理活动和智力发育的损害以及行为改变。铁缺乏（尚未出现贫血时的铁缺乏）还可损害儿童的认知能力，而且在以后补充铁后也难以恢复。长期铁缺乏明显影响身体耐力。

3）其他：动物实验表明，铁缺乏可使肌肉中氧化代谢受损。人及动物实验皆证实缺铁能使抗感染能力和抗寒能力降低，许多流行病学研究表明妊娠早期贫血与早产、低出生体重儿及胎儿死亡有关。膳食铁摄入过低与心血管疾病和慢性肾病有关。

4）铁过量：流行病学研究膳食铁摄入过量可增加糖尿病、心血管疾病、代谢综合征等疾病的风险。

5）铁的食物来源和膳食参考摄入量：含铁丰富的食物有动物血（鸭血、鸡血、猪血、羊血）、肝脏（鸡肝、猪肝、鹅肝）、鸡胗、牛肾、大豆、黑木耳、芝麻酱等；含铁良好的食物有瘦肉（羊肉、猪肉、牛肉）、蛋黄、猪肾、羊肾等；含铁一般性的食物有鱼、谷物、菠菜、扁豆、豌豆、芥菜叶等；含铁微量的食物有奶制品、蔬菜和水果等。其中，蔬菜、牛奶及奶制品中含铁量不高且生物利用度低。非血红素铁主要存在于谷类、豆类、水果、蔬菜、蛋类中，不易被人体吸收。根据中国营养学会建议摄入量，成年男性每日铁的 RNI 为 12 mg，育龄女性每日 RNI 为 18 mg。

6）中医学对铁的认识：古代医籍记载生铁落具有"安神养血润肌肤"的作用，绿矾具有"补血"作用，这些药物主要是铁。中医对铁的认识体现在对含铁量高的食物的认识，食物中含铁量高的食物有动物血、动物肝脏、木耳、桑椹、红蘑、白蘑等，对这些食物的功效均有"益血""补肝""养血""止眩晕""生血"等记载，人体缺铁这一微量元素，多可产生缺铁性贫血，其主要表现为心悸、气短、眩晕、精力不集中、舌质淡、爪甲白，中医对这一组症状辨证也认为是"血虚"，因此，可以认为中医早就认识微量元素"铁"，其功能与"补血养血"具有相关联性。

7. 碘　碘在自然界分布广泛，岩石、土壤、水、动植物和空气中含有微量碘，以海水含碘量最高。碘是最早被确认为人类和动物所必需的营养素之一。公元前 5 世古希腊名医希波克拉底曾试以海藻治疗甲状腺肿；公元 4 世纪晋代葛洪《肘后备急方》有用海带与昆布浸酒治疗瘿病的记载。1830 年有学者提出地方性甲状腺肿可能是由于缺碘引起的，1917—1918 年运用补碘的方法有效地降低了地方性甲状腺肿流行区的发病率。但至今碘缺乏仍是世界上四大营养缺乏病之一,世界上有十多亿人口(我国有 2 亿多)仍受到不同程度碘缺乏的威胁。人体中的碘有 80%~90%来自食物,10%~20%来自饮水,不足 5%来自空气。消化道、皮肤、呼吸道、黏膜均可吸收碘。

(1) 生理功能:碘通过甲状腺激素发挥其生理功能。甲状腺利用碘和酪氨酸合成甲状腺激素,包括三碘甲腺原氨酸(T3)和四碘甲腺原氨酸(T4)。甲状腺激素的主要活性形式为 T3,其生理功能如下。

1) 增强能量代谢。促进物质的分解代谢,增加氧耗量,产生能量,影响基础代谢率。维持基本生命活动,保持体温。

2) 促进体格发育。促进发育期儿童的身高、体重、骨骼、肌肉的增长和性发育,这项功能仅在发育期中起作用。

3) 促进脑发育:在脑发育的临界期内(从妊娠开始至出生后 2 岁),神经系统的发育包括神经元的增殖、迁移、分化和髓鞘化,特别是树突、树突棘、突触及神经联系的建立都需要甲状腺激素的参与,它的缺乏会导致不同程度的脑发育落后,这种脑发育障碍在临界期以后再补充碘或甲状腺激素也不可逆转。

(2) 碘缺乏:机体因缺碘所导致的一系列障碍统称为碘缺乏病。环境缺碘是碘缺乏病的主要原因,通过食物链的作用可导致生活在该地区人群的碘缺乏。

(3) 碘过量:根据我国高碘性甲状腺肿的发病来看,当人群(儿童)尿碘水平达 800 μg/L,则可造成高碘性甲状腺肿的流行,碘摄入的安全范围应当是每日 150~800 μg。这个范围对绝大多数人是非常安全的,若摄入过多的碘,也会引起高碘性甲状腺肿。

(4) 碘的食物来源和膳食参考摄入量:机体所需的碘可

从饮水、食物和食盐中取得,特别是海带、紫菜等含有丰富的碘,但饮水、食物往往与地理环境有关,一般内陆山区的土壤和空气中含碘量较少,故饮水、食物中含碘量也较少,易发生缺碘。根据中国营养学会建议摄入量,我国成年人每日碘的RNI 为 120 μg。

（5）中医学对碘的认识:中医对碘的认知可追溯到两千多年前的春秋战国时期,在古文献《庄子》中就有缺碘性"瘿病"的记载。唐朝《外台秘要》中治瘿的药物达 37 种,这些药物经现代营养学测定,部分属含碘高的食物和药物,如海带被称为"含碘冠军",中医称之"昆布",其功效为软坚化痰,可治瘿瘤（即缺碘所致的地方性甲状腺肿）。含碘量高的紫菜及其他海藻类食物都具有上述功能,可见,以海产品治疗缺碘性地方性甲状腺肿是中医临床学家长期医疗实践的有效性总结。

8. 硒　硒是地壳中含量极微,分布不均的稀有元素。1817年,人们发现硒元素;1957 年发现硒能防止大白鼠膳食性缺硒引起的肝坏死,并提出硒是动物不可缺少的一种微量元素。我国克山病防治工作者在 20 世纪 60 年代观察到硒与克山病有关,后在大规模的克山病防治中得到进一步的验证,于 1973 年提出克山病与硒营养状况的关系,并说明硒也是人体的一种必需微量元素。成人体内含硒 14～21 mg,分布于人体除脂肪以外的所有组织中,以指甲为最高,其次是肝、胰、肾、心、脾、牙釉质等。硒几乎遍布所有组织器官中,肝和肾中浓度最高,而肌肉中总量最多,约占人体总量的一半。肌肉、肾脏和红细胞是硒的组织储存库。硒主要在十二指肠、空肠和回肠中被吸收,一般来说,硒化合物极易被人体吸收。

（1）生理功能

1）抗氧化作用。由于硒是若干抗氧化酶（如谷胱甘肽过氧化物酶、硫氧还蛋白还原酶）的必需组分，通过消除脂质过氧化物，阻断活性氧和自由基的致病作用，而起到防病作用。因此，机体硒水平的高低直接影响了机体抗氧化能力，以及对相关疾病的抵抗能力。

2）免疫作用。硒几乎存在于所有免疫细胞中，补充硒可以明显提高机体免疫力而起到防病效果。

3）调节代谢作用。硒通过碘甲腺原氨酸脱碘酶调节甲状腺激素来影响机体全身代谢。

4）抑癌作用。硒通过体内代谢产物（特别是甲基硒化物）抑制癌细胞生长。

5）解毒与排毒作用。硒蛋白与体内的汞、铅等许多重金属结合，形成金属硒蛋白复合物而发挥解毒排毒作用。

6）保障男性生殖健康。硒参与了精子发生、成熟、运动等生理活动过程，与男性生殖密切相关，是维持雄性生殖能力的重要元素。精浆 GPX4 是良好的精子质量标志物，适量补硒可以改善不育男性精液质量。

（2）硒缺乏：目前还没有人或动物单纯硒缺乏疾病报道，但有许多与硒缺乏相关疾病如克山病和大骨节病的报告。在硒水平适宜地区，尚未出现克山病和大骨节病病例发生，这些疾病主要出现在我国从东北到西南的一条很宽的低硒地带内。

（3）硒的食物来源和膳食参考摄入量：食物中硒含量变化很大，内脏和海产品中含量为 $1.5\ \mu g/g$ 鲜重；肌肉为 $0.1\sim0.4\ \mu g/g$ 鲜重，谷物低于 $0.8\ \mu g/g$ 鲜重；奶制品低于 $0.3\ \mu g/g$ 鲜重，水果蔬菜低于 $0.1\ \mu g/g$ 鲜重。肾、肝、蟹、蛤蜊、牡蛎、海参等海产品都是硒的良好来源。根据中国营养学会建议摄入量，成人硒每日 RNI 为 $60\ \mu g$。

（4）中医学对硒的认识：硒在蟹、蛤蜊、牡蛎、海参等海制品中含量高。中医认为蟹有"活血止痛""清热散血""通经络""解漆毒""续筋骨"的作用。现代中药学对丹参、川芎等活血化瘀类药物测定,均富含硒,而非活血化瘀类药物则含硒量很少。缺硒而致的克山病及大骨节病,除了用补硒的方法,中医治疗必用活血化瘀方法改善其多发性心肌坏死和骨关节干骺端修复。由此可见,微量元素硒与中医的活血化瘀具有关联性。

　　9. 锌　10—11世纪,中国首先大规模生产锌。明末宋应星著《天工开物》载有世界上最早的炼锌技术。1869年,锌被证明为黑曲霉菌生长的必需元素;1934年,又证明锌为动物所必需。1961年,Prasad等针对伊朗地区儿童的食欲减退、生长发育迟缓、性发育不良及营养性锌缺乏开展的流行病学分析结果,首次揭示了锌对人体营养的重要作用。锌含量在人体微量元素中居第二位。体内锌主要以酶的形式存在,分布于人体所有组织、器官、体液及分泌物中。其中,以肝脏、骨骼肌、皮肤、毛发、指甲、眼睛、前列腺等器官组织锌含量高,血液中含量很少。约60%的锌存在于肌肉,30%存在于骨骼,后者不易被动用。

　　(1)生理功能

　　1)酶的组成成分。体内六大类酶系均有含锌酶,在呼吸过程及蛋白质、脂肪、碳水化合物、核酸等代谢过程中都起着重要作用。若锌缺乏,则会影响到蛋白质和核酸代谢,也影响到消化和吸收等有关酶系统的正常功能,其影响面甚广。

　　2)促进生长发育和组织再生。锌是DNA聚合酶的组成成分,锌缺乏则蛋白质合成和代谢发生障碍,生长发育明显受影响,甚至出现侏儒症。由于锌也参与胶原组织的合成代谢,缺锌会引起伤口组织愈合困难。锌参与促黄体激素、促卵泡激素、促性腺激素等与内分泌激素相关的代谢,对胎儿性器官和性功能发育具有重要调节作用。

3)促进食欲作用。锌与唾液蛋白结合成味觉素可促进食欲。锌缺乏会导致味觉迟钝,食欲减退,甚至出现异食癖现象。

4)有利于皮肤、骨骼和牙齿的正常成长。锌缺乏会引起皮肤上皮角化和食管的类角化,出现皮肤干燥、粗糙、创口愈合减慢,易感性增加。锌缺乏还会影响骨骼和牙齿正常钙化。

5)促进维生素 A 生理功能。锌参与维生素 A 还原酶和视黄醇结合蛋白的合成,有利于维生素 A 的正常代谢和生理功能的发挥。

6)参与免疫功能。由于锌在 DNA 合成中必不可少,它在免疫细胞复制过程中起着重要作用。缺锌会引起胸腺和脾脏萎缩、T 细胞功能受损、细胞免疫功能下降。锌缺乏,还有可能使有免疫力的细胞增殖减少,胸腺活性因子降低,DNA 合成减少,细胞表面受体发生改变,造成机体免疫机制削弱,抵抗力降低,容易感染细菌等。

7)有利于毛发的正常生长。人体在合成毛发蛋白质过程中,需要 10 余种含锌酶参与,锌缺乏时毛发色素变淡,且易脱发,指甲上会出现白斑等。

8)促进脑发育与维持认知功能。锌的水平与脑功能及情绪、学习能力和记忆力有关。锌缺乏可能影响人的认知功能,并与情绪障碍如抑郁症有关;缺锌还与阿尔茨海默病、帕金森病等神经退行性疾病的发生与发展密切相关。

(2)吸收代谢:锌的吸收主要在十二指肠和近侧小肠,肠道锌吸收分为四个阶段:即肠细胞摄取锌,通过黏膜细胞转运,转运至门静脉循环和内源锌分泌返回肠细胞。

(3)锌缺乏:锌缺乏时,个体可以出现味觉减退、食欲不振、甚至有异食癖现象;儿童生长发育迟缓,甚至停滞形成侏儒症,性成熟缓慢,性器官发育不良、第二性征发育不全,性幼稚症;抵抗力低下,易感染,伤口愈合缓慢,严重锌缺乏者,即使肝脏有一定量的维生素 A 储存,也会发生暗适应能力低下;皮肤干燥、粗糙、头发色素减少、指甲白斑症,急性锌缺乏,会出现皮肤损害和脱发;妊娠期缺锌,胎儿生长发育缓慢,甚至出现畸形等。

（4）锌过量：由于锌的正常摄入量与有害作用剂量之间的范围相对较宽,人体也有着自我平衡机制,一般不易发生锌中毒。偶发急性锌中毒事件见于职业中毒、口服或静脉注射大剂量的锌。

（5）锌的食物来源和膳食参考摄入量：食物中的锌含量差别很大,吸收利用率也不相同。一般来说贝壳类海产品、红色肉类、动物内脏类都是锌的极好来源;干果类、谷类胚芽和麦麸也富含锌;一般植物性食物含锌较低,干酪、虾、燕麦、花生酱、花生等为良好来源。加工过细可导致大量的锌丢失,如小麦加工成精面粉大约 80% 的锌被去掉;豆类制成罐头比新鲜大豆锌含量损失 60% 左右。根据中国营养学会建议摄入量,正常人群男性每日锌的 RNI 为 12 mg,女性每日 RNI 为 8.5 mg。

（6）中医学对锌的认识：锌缺乏而出现的发育滞缓、性成熟滞缓、皮肤干燥粗糙等症,中医辨证均属"肾精不足""气血两虚"。中医认为,肉和海产品等含锌量高的食物均有补肝肾、益气血之功。由此可见,锌在人体的作用与补肾填精、益气养血具有相关联性。研究表明,锌在人体的含量随着人年龄增长、肾气不足而逐渐下降,肾虚患者经检测主要是锌、锰缺乏。现代药理研究也证明,中医的补肾抗衰方以及益气健脾养血之人参、黄芪、当归、冬虫夏草中含锌量均高,研究表明这些方药对免疫系统和防御机制有重要作用。

五、维生素

维生素是维持机体正常生理功能及细胞内特异代谢反应所必需的一类微量有机化合物。维生素在人体中的含量极微少，但人体的代谢、生长发育各阶段对维生素的需求又必不可少。

(一) 维生素的命名

依据维生素发现的历史时间顺序，在其后加不同的大写字母，维生素被依次命名为维生素 A、维生素 B、维生素 C、维生素 D、维生素 E 等。之后，人们发现维生素 B 实则是由多种维生素组成的复合家族，故又以维生素 B_1、维生素 B_2、维生素 B_6、维生素 B_{12} 等依次命名之。随着人们对维生素的化学本质、生理功能或治疗作用逐步探知，将其又可命名为如核黄素、硫胺素、视黄醇、抗干眼病因子、抗坏血酸等。

(二) 维生素的共性特征

维生素的种类较多，化学结构与生理功能各有分别，但又有着共同特征。

（1）均以其本体或可被机体利用的前体（维生素原）的形式存在于天然食物中。

（2）不构成各种组织的原料，也不提供能量，且每日生理需要量微少（仅以毫克或微克计），但在调节物质代谢过程中却起着不可替代的作用。

（3）一般不能在体内合成，或合成量不足，必须由食物供给。

（4）维生素常以辅酶或辅基的形式参与酶的功能。

（5）不少维生素具有几种结构相近、生物活性相同的化合物，如维生素 A_1 与维生素 A_2，维生素 D_2 和维生素 D_3，吡哆醇、吡哆醛、吡哆胺等。

（三）维生素的分类

营养学中,根据维生素的溶解性将其分成脂溶性维生素和水溶性维生素两大类。

脂溶性维生素即是指不溶于水而溶于脂肪及有机溶剂的维生素。包括维生素 A、维生素 D、维生素 E、维生素 K 等。脂溶性维生素的化学组成仅为碳、氢、氧,在食物中常与脂类共存,在酸败的脂肪中则易被破坏;在体内消化、吸收、运输、排泄过程均与脂类密切相关,摄入后大部分储存在脂肪组织中,若摄入过多,容易引起中毒。如摄入过少,则可缓慢出现缺乏症状。

水溶性维生素是指可溶于水的一类有机化合物,包括 B 族维生素(维生素 B_1、维生素 B_2、维生素 PP、叶酸、维生素 B_6、维生素 B_{12}、泛酸、生物素等)和维生素 C。自然界中,水溶性维生素常共同存在,其化学组成除含有碳、氢、氧外,还含氮、硫、钴等元素,易溶于水而不溶于脂肪及有机溶剂中,对酸稳定,易被碱破坏。当水溶性维生素于机体饱和时,多摄入的维生素及其代谢产物通过水液代谢排出体外,而不在体内潴留。绝大多数水溶性维生素以辅酶或辅基的形式参与酶的功能,一般无毒性,极大量摄入时也可出现毒性,若摄入过少,则可较快地出现缺乏症状。

（四）维生素缺乏

在营养素缺乏中以维生素缺乏比较多见,维生素缺乏比维生素中毒更多见,故下面将重点讨论维生素缺乏的问题。

维生素缺乏的常见原因如下。

1. 摄入量不足　由于社会、宗教、经济、文化以及自然灾害等原因使食物供应严重不足,由于营养知识缺乏,选择食物不当,也可由于食物运输、加工、烹调、储藏不当使维生素遭受破坏和丢失。

2. 吸收利用降低　老人牙齿的咀嚼功能及胃肠道功能降低,对营养素(包括维生素)的吸收利用降低,肝、胆疾病患者由于胆汁分泌减少,会影响脂溶性维生素的吸收,慢性胃肠炎患者对维生素吸收利用也降低;膳食成分也会影响维生素的吸收利用,如膳食中脂肪过少,会减少脂溶性维生素的吸收,纤维素过多,会降低营养素的吸收。

3. 需要量相对增高　由于维生素的需要量增多,或丢失量增加,使体内维生素需要量相对增高。比如妊娠、授乳期妇女、生长发育期儿童、特殊生活及工作环境的人群、疾病恢复期患者,他们对维生素的需要量都相对增高。长期用营养素补充剂的人们对维生素的需要量也增加,一旦摄入量减少,很容易出现维生素缺乏的症状。

(五) 维生素间及维生素与其他营养素之间的相互关系

应当注意维生素与其他营养素之间的协同作用。单一营养素的运用效果,远不及摄入各种必需营养素且达到最佳平衡模式的效果。几乎没有证据证实哪一种维生素或矿物质能够提高儿童的智商,然而按照推荐摄入标准服用的所有维生素和矿物质的组合,则能将儿童智商分数提高 4~5 分。高脂肪膳食将大大提高核黄素的需要量,而高蛋白膳食则有利于核黄素的利用和保存。由于硫胺素、核黄素和烟酸与能量代谢有密切关系,所以它们的需要量都是随着能量需要量增高而增加。维生素 B_6、维生素 B_{12}、叶酸、铁、锌和锰的缺乏都会导致贫血。此外,也要注意维生素之间的关系。动物实验表明,维生素 E 能促进维生素 A 在肝内的储存。大鼠缺乏硫胺素时,其组织中的核黄素下降而尿中的排出量增高。因此,各种维生素之间,维生素与其他营养素之间保持平衡非常重要,如果某一种营养素的摄入量不适当,可能引起或加剧其他营养素的代谢紊乱,服用一种营养素可能会加剧另一种营养素的缺乏。如铁是锌的拮抗剂,这两种营养素缺乏都经常发生,但若服用超量的铁,则可能加剧锌缺乏的问题。

（六）主要维生素介绍

1. 维生素 A　维生素 A 类是指含有 β-白芷酮环的多烯基结构,具有视黄醇生物活性的一大类物质,属于脂溶性维生素。1913 年,关于食物中存在维生素 A 活性成分的学术性报告发表。学者们发现,在奶油、鸡蛋和鳕鱼肝油中存在一类供小动物生长发育所必需的油脂,命名为脂溶性物质 A,即后来我们所知的维生素 A。狭义的维生素 A 指视黄醇,广义而言应包括已形成的维生素 A 和维生素 A 原。视黄醇及其代谢产物、具有相似结构的合成类似物,包括视黄醇、视黄醛、视黄酸等,被称为类视黄醇物质或已形成的维生素 A。视黄醇是维生素 A 最重要的代表。植物中则不含已形成的维生素 A,在一些红、黄或橙色植物中,含有脂溶性色素,即类胡萝卜素,包括 α-胡萝卜素、β-胡萝卜素等,属于维生素 A 原。

（1）理化性质:维生素 A 和类胡萝卜素都对酸、碱和热稳定,一般烹调和罐头加工不易被破坏,但易被氧化和受紫外线破坏。当食物中含有磷脂、维生素 E、维生素 C 和其他抗氧化剂时,视黄醇和类胡萝卜素较为稳定,脂肪酸败可引起其严重破坏。

（2）吸收与代谢:动物中已形成的维生素 A 大多是以视黄醇与脂肪酸结合而成的视黄基酯的形式存在。视黄基酯和维生素 A 原经胃内的蛋白酶消化作用后从食物中释出,在小肠中胆汁、胰脂酶、肠脂酶的共同作用下,其中的酯键被水解,视黄醇、胡萝卜醇和类胡萝卜素烃一同以胶团的形式穿过小肠绒毛吸收上皮细胞的质膜。维生素 A 与类胡萝卜素的吸收存在差别。

维生素 A 的吸收需要能量和载体,其吸收率为 $60\%\sim90\%$,吸收速率比类胡萝卜素快 $7\sim30$ 倍;类胡萝卜素吸收时对胆盐的依赖程度比维生素 A 要强得多,在肠道是以扩散的方式被吸收,其吸收率一般为 $10\%\sim50\%$。

（3）生理功能

1）维持正常视觉。维生素 A 能促进视觉细胞内感光物质的合成与再生,以维持正常视觉。

2）维持上皮的正常生长与分化。维生素 A 是调节糖蛋白合成的辅酶之一,对上皮细胞的细胞膜起稳定作用,维持上皮形态完成与功能健全。

3）促进生长发育。视黄醇和视黄酸对于胚胎发育是必需的,视黄酸维持动物正常生长和健康的作用更大。维生素 A 缺乏影响雄性动物精子的生成,并使雌性动物雌激素分泌的周期变化消失,阴道、子宫、输卵管、胎盘上皮角化,以至不能受孕,导致畸胎发生、流产和死亡。缺乏维生素 A 的儿童生长停滞、发育迟缓、骨骼发育不良,缺乏维生素 A 的孕妇所生的新生儿体重较轻。

4）抑癌作用。维生素 A 或其衍生物有抑癌防癌作用,与它们能促进上皮细胞的正常分化有关,也与阻止肿瘤形成的抗启动基因的活性有关。维生素 A 缺乏可使上皮细胞的正常分化受阻,使机体对某些化学致癌物质的敏感性增加,所引起的黏膜上皮细胞损伤在形态学上与癌前期病变相似。类胡萝卜素的抑癌作用比维生素 A 更受人们重视,可能与其抗氧化作用有关。类胡萝卜素（包括叶黄素、番茄红素等）能捕捉自由基,提高抗氧化能力。

5）维持机体正常免疫功能。大量的研究结果表明,维生素 A 对机体免疫系统有重要的作用,维生素 A 缺乏可影响抗体生成、胸腺重量和上皮组织的分化,使机体免疫功能降低,引起呼吸道、消化道感染率增加。

6)改善铁吸收和铁运转。流行病学、人群试验和动物实验的研究结果表明,维生素 A 有改善铁吸收和促进铁运转的作用。可减少植酸和多酚类物质对铁吸收的不利作用。

(4)维生素 A 缺乏:维生素 A 缺乏及其导致的干眼病患病率相当高,在许多发展中国家的部分地区,甚至呈地方性流行。维生素 A 缺乏初期的病理改变是上皮组织干燥,进而出现鳞状化上皮、过度角化变性和腺体分泌减少。最早的症状是暗适应能力下降,即在黑夜或暗光下看不清物体,在弱光下视力减退,暗适应时间延长,严重者可致夜盲症;维生素 A 缺乏最明显的一个结果是干眼病,患者眼结膜和角膜上皮组织变性,泪腺分泌减少,可发生结膜皱纹、失去正常光泽、混浊、变厚、变硬,角膜基质水肿、表面粗糙混浊、软化、溃疡、糜烂、穿孔;患者常感眼睛干燥、怕光、流泪、发炎、疼痛,发展下去可致失明。

维生素 A 缺乏除了引起眼部症状外,还会引起机体不同组织上皮干燥、增生及角化,以至出现各种症状。比如,皮脂腺及汗腺角化,出现皮肤干燥,在毛囊周围角化过度,发生毛囊丘疹与毛发脱落,多见于上、下肢的伸侧面,以后向臀部、腹部、背部、颈部蔓延;呼吸、消化、泌尿、生殖上皮细胞角化变性,破坏其完整性,容易遭受细菌侵入,引起感染。特别是儿童、老人,容易引起呼吸道炎症。

(5)维生素 A 过量:摄入大剂量维生素 A 可引起急性、慢性及致畸毒性损害。成人一次或多次连续摄入其推荐摄入量的 100 倍,或儿童摄入量大于其 RNI 的 20 倍时,可发生急性毒性反应。早期症状为恶心、呕吐、头痛、眩晕、视觉模糊、肌肉失调、婴儿囟门突起。当剂量极大时,可发生嗜睡、厌食、少动,反复呕吐。慢性中毒比急性中毒常见,维生素 A 使用剂量为其推荐摄入量的 10 倍以上时可发生。常见症状是头痛、脱发、肝大、长骨末端外周部分疼痛、肌肉僵硬、皮肤瘙痒等。动物实验证明,维生素 A 摄入过量,可导致胚胎吸收、流产,出生缺陷。孕妇在妊娠早期每日大剂量摄入维生素 A,娩出畸形儿的相对危险度为较高。摄入普通食物一般不会引起维生素 A 过多,绝大多数系过多摄入维生素 A 浓缩制剂引起。

(6) 维生素 A 的食物来源和膳食参考摄入量:维生素 A 最好的食物来源是各种动物肝脏、鱼肝油、鱼卵、全奶、奶油、禽、蛋等;维生素 A 原的良好来源是深色蔬菜和水果,如冬寒菜、菠菜、苜蓿、空心菜、莴笋叶、芹菜叶、胡萝卜、豌豆苗、红心红薯、辣椒及水果中的芒果、杏子及柿子等。除膳食来源之外,维生素 A 补充剂也常使用,其使用剂量不应高于 RNl 的 1.5 倍,用量过大不仅没有必要,反而可能引起中毒。根据中国营养学会建议摄入量,正常人群男性每日 RNI 为 770 μgRAE,女性为 660 μgRAE。

(7) 中医学对维生素 A 的认识:晋唐以前已有关于夜盲或称雀盲的记载,其治疗多用富含维生素 A 的食物羊肝或猪肝等动物肝脏进行治疗。中医认为肝开窍于目,眼目的干涩,辨证多属肝肾阴亏,治疗多以养肝阴为主;维生素 A 缺乏致使皮肤出现毛囊角化,皮脂腺、汗腺萎缩,皮肤干燥脱屑如鳞状,中医辨证属血虚生风所致,治疗以养血祛风为主;维生素 A 缺乏而致舌味蕾上皮角化,肠道黏膜分泌减少,可致食欲减退、胃腹胀满,中医辨证多属脾胃虚弱,治疗以健脾养胃为主。可见维生素 A 的缺乏,中医总体属气阴亏虚,肝血失养。维生素 A 含量高的食物如动物肝脏、蛋黄、河蟹、胡萝卜等,多具有滋阴养血之效。

【现代研究】 类胡萝卜素是一类重要的天然色素的总称,

属于类萜化合物。主要存在于黄色、橙色、红色的水果、深色蔬菜、杏仁和瓜类中。类胡萝卜素是一类相当强有力的抗氧化物质，具有抗氧化、调节免疫、保护皮肤避免紫外线伤害与维持细胞信息传递稳定性等生理功能，从而可延缓衰老。叶黄素和玉米黄质是黄斑中的主要类胡萝卜素。研究证明，叶黄素和玉米黄质可预防老年性眼病。多摄入富含叶黄素和玉米黄质的绿叶蔬菜，有助于减少黄斑退行性改变和白内障形成的风险。多项临床试验显示，脂肪组织中的番茄红素有预防心肌梗死的作用。番茄红素也是一种类胡萝卜素，补充富含番茄红素的食物，可降低低密度胆固醇。血浆番茄红素浓度越高，其心血管病危险性越低。

2. 维生素 D 维生素 D 是指含环戊氢烯菲环结构，具有钙化醇生物活性的一大类物质，也是人类必需的一种脂溶性维生素。1921 年，Elmer McCollum 博士发现鳕鱼肝油中有一种非常有效的抗佝偻病物质。德国化学家 Adolf Windaus 研究胆固醇与维生素的相关性时发现了维生素 D，并因此获得 1928 年诺贝尔化学奖。以维生素 D_2（麦角钙化醇）及维生素 D_3（胆钙化醇）最为常见。维生素 D 在身体的一定部位产生，被运往靶器官发挥生理作用，可认为维生素 D 实质上是激素。在某些特定条件下，比如工作或居住在日照不足、空气污染（阻碍紫外光照射）的地区，维生素 D 才成为一种真正的维生素，必须由膳食供给，故又认为维生素 D 是条件性维生素。

（1）理化性质：维生素 D 是白色晶体，溶于脂肪和脂溶剂，其化学性质比较稳定，在中性和碱性溶液中耐热，不易被氧化，但在酸性溶液中则逐渐分解；故通常的烹调加工不会引起维生素 D 的损失；但脂肪酸败可引起维生素 D 的破坏。过量辐射线照射，可形成具有毒性的化合物。

(2) 吸收与代谢：人类可从皮肤和膳食两个途径获得维生素 D,一方面,含在皮肤内的 7 -脱氢胆固醇经阳光或紫外线照射转变成维生素 D_3;另一方面,膳食中的维生素 D_3 在胆汁的作用下,于小肠乳化形成胶团被吸收入血。维生素 D 主要储存于脂肪组织中,其次为肝脏。大脑、肺、脾、骨和皮肤也有少量存在。维生素 D 分解代谢主要在肝脏,主要排泄途径是胆汁,它在转化为极性较强的代谢产物并结合成葡萄糖苷酸后随同胆汁被排入肠中,在尿中仅排出 $2\%\sim4\%$。

(3) 生理功能：包括人体在内的脊椎动物中,维生素 D 的基本生理功能主要通过 $1,25-(OH)_2D_3$ 在小肠、肾、骨等靶器官实现,包括维持细胞内、外钙浓度,调节钙磷代谢等功能。

1) 维持机体钙、磷平衡。转运至小肠组织的 $1,25-(OH)_2D_3$,先进入黏膜上皮细胞,并在该处诱发一种特异的钙结合蛋白质合成,被视为参与钙运输的载体。$1,25-(OH)_2D_3$ 对肾脏也有直接作用,能促进肾小管对钙、磷的重吸收,减少丢失。佝偻病患儿的早期表现就是尿磷增高,血浆无机磷酸盐浓度下降,从而影响骨组织的钙化。

2) 对骨细胞呈现多种作用。在血钙降低时,它将储存在骨组织中的钙和磷动员出来进入血液,还能诱导肝细胞、单核细胞变为成熟的破骨细胞,破骨细胞一旦成熟,即失去了 $1,25-(OH)_2D_3$ 的核受体,因此不再呈现其生理作用。成骨细胞也有 $1,25-(OH)_2D_3$ 的核受体。

3) 调节基因转录作用。$1,25-(OH)_2D_3$ 通过调节基因转录和一种独立信息转导途径来启动生物学效应,已经证明有 30 个具有调节基因转录作用的维生素 D 核受体靶器官。包括肠、肾、骨、胰、垂体、乳房、胎盘、造血组织、皮肤及各种来源的癌细胞等。

4）通过维生素 D 内分泌系统调节血钙平衡。目前已确认存在维生素 D 内分泌系统。其主要的调节因子是 $1,25-(OH)_2D_3$、甲状旁腺激素及血清钙和磷的浓度。

5）参与维持机体免疫功能。$1,25-(OH)_2D_3$ 诱导巨噬细胞混合和分化,维生素 D 缺乏可能与类风湿关节炎、1 型糖尿病、哮喘、甲状腺疾病等免疫相关疾病的发生有关。

（4）维生素 D 缺乏:维生素 D 缺乏可导致肠道吸收钙和磷减少。肾小管对钙和磷的重吸收减少,影响骨钙化,造成骨骼和牙齿的矿化异常。缺乏维生素 D 的婴儿可能引发佝偻病;成人,尤其是孕母、乳母可因缺乏维生素 D_2 而出现骨软化症或手足痉挛症,老人和更年期妇女可以出现骨质疏松症。

（5）维生素 D 过量:摄入维生素 D 也可引起维生素 D 过多症。维生素 D_3 的中毒剂量虽然尚未确定,维生素 D 中毒量仅为 RNI 的 5 倍。表现为食欲不振、体重减轻、恶心、呕吐、腹泻、头痛、多尿、烦渴、发热,血清钙磷增高,以至发展成动脉、心肌、肺、肾、气管等软组织转移性钙化和肾结石。

（6）维生素 D 的食物来源和膳食参考摄入量:经常晒太阳是人体廉价获得充足有效的维生素 D_3 的最好途径,在阳光不足或空气污染严重的地区,也可采用紫外线灯作预防性照射。成年人只要经常接触阳光,在正常膳食条件下一般不会发生维生素 D 缺乏病。维生素 D 主要存在于海水鱼(如沙丁鱼)、肝、蛋黄等动物性食品及鱼肝油制剂中。我国不少地区使用维生素 A、维生素 D 强化牛奶,使维生素 D 缺乏症得到了有效控制。根据中国营养学会对成年人维生素 D 的 DRIs 的制定,成人维生素 D 的 RNI 为每日 10 μg,65 岁以上老年人维生素 D 的 RNI 为每日 15 μg。

（7）中医学对维生素 D 的认识:中医认为肾主骨,主生长发育。凡参与骨骼的生理活动元素都与肾有关。维生素 D 缺乏易导致骨钙的不足,表现为骨质疏松,易骨折。因此,肾主骨的功能除与钙、磷有关,也与体内维生素 D 的水平相关。

【现代研究】 近年来,流行病学研究发现维生素 D 水平与心血管疾病、2 型糖尿病、肺结核等多种疾病的发生风险呈负相关。血清 25-(OH)D$_3$ 水平是评价维生素 D 营养状况的最佳指标,是维生素 D 缺乏和维生素 D 缺乏性佝偻病早期诊断的主要依据。

3. 维生素 E 维生素 E 类是指含苯骈二氢吡喃结构、具有 α-生育酚生物活性的一类物质,亦属于脂溶性维生素。1922 年,加利福尼亚大学的两位科学家发现,酸败的猪油喂养小动物可造成不育症,若在膳食中添加莴苣与全麦则能使其恢复生殖能力,提示植物中含有动物生长发育所必需的成分。1936 年,维生素 E 从麦胚中分离获得,被命名为生育酚。目前已知有 4 种生育酚,其中 α-生育酚的生物活性最高,故通常以 α-生育酚作为维生素 E 的代表进行研究。

(1)理化性质:α-生育酚是黄色油状液体,溶于乙醇、脂肪和脂溶剂,对热及酸稳定,对碱不稳定,对氧十分敏感,油脂酸败会加速维生素 E 的破坏。食物中维生素 E 在一般烹调时损失不大,但油炸时维生素 E 活性明显降低。

(2)吸收与代谢:膳食中维生素 E 主要由 α-生育酚和 γ-生育酚组成,在正常情况下其中 20%～25% 可被吸收。但大部分被吸收的维生素 E 由乳糜微粒携带经由淋巴系统到达肝脏。在肝脏合成脂蛋白的过程中,维生素 E 被整合组装到极低密度脂蛋白(VLDL)中,并被分泌进入血液循环。由于生育酚溶解于脂质且由脂蛋白转运,血浆生育酚浓度与血浆总脂浓度之间有很强的相关性,由于肝脏有迅速更新维生素 E 储存的功能,故维生素 E 在肝脏储存不多,主要储存在脂肪组织。维生素 E 几乎只存在于脂肪组织、细胞膜和血循环的脂蛋白中。

（3）生理功能

1）抗氧化作用。维生素 E 是高效抗氧化剂,在体内保护细胞免受自由基损害。维生素 E 与超氧化物歧化酶、谷胱甘肽过氧化物酶一起构成体内抗氧化系统,保护生物膜中的多不饱和脂肪酸、细胞骨架及其他蛋白质的巯基免受自由基攻击。维生素 E 缺乏可使细胞抗氧化功能发生障碍,引起细胞损伤,这一功能与其抗动脉硬化、抗癌、改善免疫功能及延缓衰老等过程有关。

2）促进蛋白质更新合成。维生素 E 可促进蛋白质更新合成,促进某些酶蛋白的合成,降低分解代谢酶的活性,再加上清除自由基的能力,使其总的效果表现为促进人体正常新陈代谢,增强机体耐力,维持骨骼肌、心肌、平滑肌、外周血管系统、中枢神经系统及视网膜的正常结构和功能。

3）预防衰老。随着年龄增长,体内脂褐质不断增加。脂褐质俗称老年斑,是细胞内某些成分被氧化分解后的沉积物。补充维生素 E 可减少脂褐质形成,改善皮肤弹性,使性腺萎缩减轻,提高免疫能力。因此,维生素 E 在预防衰老中的作用日益被受到重视。

4）与动物的生殖功能和精子生成有关。大多数常见实验动物维生素 E 缺乏时可出现睾丸萎缩及其上皮变性、孕育异常,但人类因维生素 E 的缺乏而引起的不育症这一观点尚需要证据。

5）调节血小板的黏附力和聚集作用。维生素 E 缺乏时,血小板聚集和凝血作用增强,增加心肌梗死及卒中的危险性。这是由于维生素 E 可抑制磷脂酶 A2 的活性,减少血小板血栓素

A2 的释放,从而抑制血小板的聚集。

(4)维生素 E 缺乏:维生素 E 长期缺乏者血浆中维生素 E 浓度可降低,红细胞膜受损,红细胞寿命缩短,出现溶血性贫血,给予维生素 E 治疗可好转。

(5)维生素 E 的食物来源和膳食参考摄入量:当多不饱和脂肪酸摄入量增多时,相应地应增加维生素 E 的摄入量。一般每摄入 1 g 多不饱和脂肪酸,应摄入 0.4 mg 维生素 E。4 种生育酚中以 α-生育酚含量最多(约 90%),活性最高。维生素 E 在自然界中分布甚广,一般情况下不会缺乏。维生素 E 含量丰富的食品有植物油、麦胚、硬果、种子类、豆类及其他谷类;蛋类、鸡(鸭)肫、绿叶蔬菜中有一定含量;肉、鱼类动物性食品、水果及其他蔬菜含量很少。

根据中国营养学会建议摄入量,正常人群每日维生素 E 的(AI)摄入量为 14 mg α-TE。

(6)中医学对维生素 E 的认识:中医认为,人的生长状态、生殖与肾中精气有关。维生素 E 的抗氧化、延缓衰老作用与肾中精气是否充分有关,肾中精气充足,于老年人表现为外在体貌衰老特征不明显。肾藏精,主生殖,维生素 E 促进生殖功能与填补肾精之功用有关。中医治疗不孕、不育及流产,多用填补肾精之品,此类药物除富含合成性激素的成分外,也含有足量的维生素 E。富含维生素 E 的食物,主要是植物油、麦胚、硬果、豆类、蛋类等,中医认为这类食物具有补肾精作用。可见,维生素 E 与中医所认知的肾中精气相关。

4. 维生素 K　维生素 K 是含有 2-甲基-1,4 萘醌基团,具有维生素 K 生物活性的一组化合物。1929 年,Henrik Dam 等在研究胆固醇代谢过程中发现了一种脂溶性的抗出血因子。1934 年 Dam 研究证明这种因子可预防出血性疾病,并将其命名为"维生素 K"。之后,人发现,肝脏、大麻籽和绿色蔬菜及鱼粉均含有这种维生素。

(1) 理化性质:天然维生素 K(维生素 K_1 和维生素 K_2)为脂溶性,对热稳定,易遭酸、碱、氧化剂和光(如紫外线)的破坏。正常烹饪过程中,这两种维生素的损失很少。维生素 K_3 系化学合成,为水溶性,易吸收,对胃肠刺激小,临床应用颇广。

(2) 吸收与代谢:天然维生素 K 的吸收途径与脂肪相同。与其他脂溶性维生素一样,影响膳食脂肪吸收的因素均可影响维生素 K 的吸收,吸收过程也依赖于胆汁和胰液的正常分泌。人类维生素 K 的储存很少,除肝脏外,其他器官很难检测到。由于肝脏对维生素 K 的储存能力有限,故短期内摄入维生素 K 不足,即可发生凝血异常。

(3) 生理功能

1) 参与凝血功能。维生素 K 作为维生素 K 依赖羧化酶的辅酶参与蛋白质翻译后修饰的羧化反应,凝血因子在羧化反应后才具有特异的钙结合能力,从而启动凝血机制。

2) 参与骨钙代谢。近期的研究结果提示,老年妇女骨折发生率与维生素 K 水平呈负相关,骨密度与血维生素 K 水平呈正相关,而与血浆未羧化的骨钙素水平呈负相关,后者主要在骨细胞中合成,与骨矿化有密切关系。

3) 参与神经系统调控。维生素 K 依赖蛋白(如蛋白 Gas6)被证实在外周和中枢神经系统中发挥重要作用。由于其对脑内硫转移酶活性和生长因子/酪氨酸激酶受体活性具有调节作用,维生素 K 可能在阿尔茨海默病发病机制中发挥作用。

(4) 维生素 K 的食物来源和膳食参考摄入量:绿叶蔬菜是维生素 K 最好的食物来源,其含量为 $50\sim800\ \mu g/100\ g$;其次是豆类;奶、蛋、肉含量低于 $5\ \mu g/100\ g$。目前我国有关维生素 K

人群摄入的资料缺乏，中国 DRIs 仅提出成人维生素 K 的 AI 值为 80 μg/d。青少年 AI 值以 2 μg/(kg·d)计算。

5. 维生素 B_1　维生素 B_1 又称硫胺素或抗脚气病维生素，是人类最早发现的维生素之一，属于水溶性维生素。因其结构中有含硫的噻唑环与含氨基的嘧啶环，故名硫胺素。

（1）吸收、转运和代谢：人体内硫胺素的总量约为 30 mg，其中以心、肝、肾和脑组织含量较高，约一半存在于肌肉中。硫胺素吸收主要在空肠，低浓度时主要靠载体介导的主动转运系统，吸收过程需要有钠，同时消耗 ATP。高浓度时可通过被动扩散吸收，但效率很低。

（2）生理功能

1）影响神经系统供能。神经组织的能量主要靠糖的氧化来供给，维生素 B_1 缺乏影响糖代谢，进而影响神经组织的能量供应，并伴有丙酮酸及乳酸等在神经组织中的堆积，出现手足麻木、四肢无力等多发性周围神经炎的症状。严重者引起心跳加快、心脏扩大和心力衰竭。维生素 B_1 在维持神经组织正常功能方面有积极意义。

2）影响消化腺体分泌。缺乏维生素 B_1 时，由于胆碱酯酶活性增强，乙酰胆碱水解加速，使神经传导受到影响，可造成胃肠蠕动缓慢、消化腺分泌消化液减少，可出现食欲不振和消化不良等症状。

（3）维生素 B_1 缺乏：维生素 B_1 较易缺乏。摄入不足或需求量增加均可导致维生素 B_1 的缺乏。谷物贮存不当、发霉变质或碾磨过度，维生素 B_1 可丧失。蒸煮烹调不当，可使硫胺素随米汤与菜汤流失或被破坏。此外，食欲减退，大量饮酒，长期静脉营养，患者可致维生素 B_1 摄入不足。另一方面，对于生长发育旺盛期、妊娠哺乳期、强体力劳动与运动者，或以高碳水化合物、低脂肪、低蛋白质饮食为主者,维生素 B_1 需求量增加。在病理情况下,如甲状腺毒症、长期发热以及慢性消耗性疾病时,维生素 B_1 需求量亦增加。慢性腹泻、肠结核、肠伤寒等疾病可致维生素 B_1 吸收障碍。酗酒、慢性营养不良及叶酸缺乏者亦可存在吸收障碍。进食某些含硫胺素酶的食物,如生鱼片、牡蛎、虾、咖啡、茶以及其他植物,可氧化维生素 B_1,使体内硫胺素水平下降。在使用利尿剂时,可使维生素 B_1 丧失过多。

维生素 B_1 缺乏症又称脚气病,初期症状表现为疲乏、淡漠、食欲差、恶心、忧郁、急躁、沮丧、腿麻木和心电图异常。根据临床表现,可分成 3 类:① 干性脚气病,以多发性神经炎为主,出现上行性周围神经炎,表现为指趾麻木、肌肉酸痛、压痛,尤以腓肠肌为甚;② 湿性脚气病,以下肢水肿和心脏症状为主;③ 混合型脚气病,严重缺乏者可同时出现神经和心血管系统症状。

(4) 维生素 B_1 的食物来源和膳食参考摄入量:维生素 B_1 的食物来源主要有两方面,一是谷类的谷皮和胚芽,豆类、硬果和干酵母,糙米和带麸皮的面粉比精白米面中维生素 B_1 含量高。二是动物内脏(肝、肾)、瘦肉和蛋黄。不过分加工磨白的谷类、豆类、硬果类中均含有中等量的硫胺素,这类食物在加工中如过度碾磨、水洗、烹调时间过长,都会造成硫胺素的损失。一般认为硫胺素的供给应与每日的能量供给量平衡,应该达到 0.5 mg/4.2 MJ,相当于预防缺乏症出现所需的 4 倍。根据中国营养学会建议摄入量,正常人群男性每日 RNI 为 1.4 mg,女性每日 RNI 为 1.2 mg。

(5) 中医学对维生素 B_1 的认识:中医对维生素 B_1 缺乏而致的脚气病早在晋代以前的著作中已有认识,而且记载了用富含维生素 B_1 的麦麸、谷糠等食物来治疗,说明中医针对营养缺乏性的疾病,利用富含其营养成分的食物进行针对性地治疗。除此之外,根据维生素 B_1 缺乏的程度以及表现症状的不同,中医也用辨证施治方法进行治疗。如维生素 B_1 缺乏初起症状为疝气、厌食、便秘、消化不良,中医辨证其为脾失健运、腑气不通,治疗以健脾和胃通腑为主;对维生素 B_1 缺乏而致多发性神经炎,出现足感灼痛、针刺、蚁行感以及肌肉酸痛,中医辨证为气滞血瘀,治疗以活血化瘀为主;对维生素 B_1 缺乏出现的头痛、失眠、忧郁、烦躁等,中医辨证属肝郁气滞、郁而化火,治疗以疏肝解郁降火为主;对维生素 B_1 缺乏而致的心悸、胸闷、水肿、气急、发绀等症,中医辨证属心肾阳虚、水气凌心,治疗以温阳利水为主。

6. 维生素 B_2 维生素 B_2 又称核黄素。19 世纪后期,人们发现在天然乳清中存在一种可溶于水的能产生黄色荧光的物质,可预防皮肤炎症。1933 年科研人员分离出这种物质,命名为核黄素,意指其来源于卵黄素、肝黄素和尿黄素。维生素 B_2 是黄色针状结晶,微溶于水,在酸性溶液中对热稳定,在碱性环境中易于分解破坏。

(1)吸收、转运、代谢及分布:食物中核黄素绝大多数以核黄素的辅酶形式——黄素单核苷酸(FMN)和黄素腺嘌呤二核苷酸(FAD)存在,只有在肠道经非特异酶水解释放才可被吸收。核黄素主要在小肠近端主动吸收,吸收过程需要 Na^+ 和 ATP 酶的参与。胃酸和胆盐有助于核黄素的释放和吸收,抗酸剂和乙醇则妨碍核黄素的释放,某些金属离子如 Zn^{2+}、Cu^{2+}、Fe^{2+} 等和咖啡因、茶碱、抗坏血酸都能与核黄素或 FMN 结合形成络合物,影响其生物利用率,甲状腺素也可促进核黄素的吸收。

(2)生理功能

1)参与体内生物氧化与能量代谢。维生素 B_2 在体内形成黄素蛋白,作为机体多种酶系统中重要辅基的组成成分。通过呼吸链参与体内的氧化还原反应与能量代谢,维持蛋白质、脂肪、碳水化合物的正常代谢，促进正常的生长发育，并可维护皮肤和黏膜的完整性。

2）参与烟酸与维生素 B_6 的代谢。维生素 B_2 形成 FAD，作为辅酶参与烟酸和维生素 B_6 的形成与代谢过程。

3）参与抗氧化过程。FAD 作为谷胱甘肽还原酶的辅酶，参与体内抗氧化防御系统。此外，还参与药物代谢、提高机体对环境应激适应能力。

（3）维生素 B_2 缺乏与过量：核黄素缺乏症几乎总是伴有其他维生素缺乏。体内缺乏维生素 B_2 时，机体的生物氧化过程受到影响，正常的代谢发生障碍。核黄素缺乏的症状主要表现在唇、舌、口腔黏膜和会阴皮肤处，故有"口腔-生殖综合征"之称。首先出现咽喉炎和口角炎，然后为舌炎、唇炎（红色剥脱唇）、面部脂溢性皮炎、躯干和四肢皮炎，随后出现贫血和神经系统症状。有些患者有明显的角膜血管增生和白内障形成，以及阴囊炎、阴道炎等。但是，舌炎、皮炎不是维生素 B_2 缺乏的特有症状，其他维生素缺乏也可出现皮炎。怀孕期间，尤其是胎儿形成的关键时期，如缺乏核黄素，也会出现唇裂、白内障等先天畸形。

（4）维生素 B_2 的食物来源及膳食参考摄入量：核黄素的良好来源主要是动物性食物，肝、肾、心、蛋黄、乳类尤为丰富。植物性食物中则以绿叶蔬菜如菠菜、韭菜、油菜及豆类含量较多，而粮谷类含量较低，尤其是精磨过的粮谷。核黄素在食品加工中容易损失，可由于热烫处理或曝光而损失，牛奶在强光下放置 2 h 后即可损失 50% 的核黄素。蔬菜经炒煮后能保持 60%～90% 的核黄素，而碾磨过的谷物可损失 60% 的核黄素。我国成年男性膳食核黄素 RNI 为每日 1.4 mg，女性 RNI 为每日 1.2 mg，孕中、晚期 RNI 在非孕基础上分别增加每日 0.1 mg、每日 0.2 mg。乳母 RNI 需要增加每日 0.5 mg。

（5）中医学对维生素 B_2 的认识：维生素 B_2 缺乏出现的皮肤干燥皲裂、裂纹舌、怕光、视物模糊等，中医辨证多属肝肾阴亏、阴血不足，治疗以补肝肾、益阴血为主；如出现溃疡、湿疹等，中医辨证多属湿热内蕴，治疗以清热燥湿为主。

7. 烟酸 烟酸又称尼克酸、维生素 PP。烟酸是吡啶－3－羧酸及其衍生物的总称，是对酸、碱、光、热都比较稳定的白色结晶，一般烹调损失较少。

（1）吸收、代谢、转运及分布：食物中的烟酸主要以辅酶形式存在，经消化酶作用释放出烟酰胺。烟酸及烟酰胺都可在胃肠道迅速吸收，并且在肠黏膜细胞内转化成辅酶形式烟酰胺腺嘌呤二核苷酸（NAD）和烟酰胺腺嘌呤二核苷酸磷酸（NADP），在血浆中主要以烟酰胺形式转运。烟酰胺辅酶在心、肝、肾、肌肉中的含量较高，肝是贮存 NAD 的主要器官。

（2）生理功能

1）构成辅酶Ⅰ和辅酶Ⅱ。烟酸以烟酰胺的形式在体内构成辅酶Ⅰ和辅酶Ⅱ，后者是组织中极其重要的递氢体，为电子转移系统的起始传递者，作为 200 多种酶的辅酶在糖、脂类、氨基酸、类固醇等物质的代谢过程中起着重要的作用。

2）构成葡萄糖耐量因子。以非辅酶形式存在的烟酸还是葡萄糖耐量因子（GTF）的组成成分，具有增强胰岛素效能的作用。

3）维持神经、消化系统和皮肤的正常功能。烟酸对维持神经、消化系统和皮肤的正常功能起着重要作用，缺乏时可出现相应的症状。

（3）烟酸缺乏与过量：烟酸缺乏症又称癞皮病。临床上以皮肤、胃肠道、神经系统症状为主要表现。可有皮炎、腹泻和痴呆症状。

1）皮炎：为本病最典型症状，常在肢体暴露部位对称出现晒斑样损伤，以手背、足背、腕、前、臂、手指、踝部等最多，其次则为肢体受摩擦处。慢性病例水肿较轻或不显著，但色素沉着更深，在易受磨损处如肘、指节、膝等部位的皮肤往往增厚，呈角化过度，肤色棕黑，与其周围不同，并有干燥、脱屑现象。另一表现为小腿前部及外侧有鱼鳞样皮肤变化，类似于其他慢性营养不良表现，病变部位常有色素沉着。

2）消化系统症状：以舌炎及腹泻最为显著。舌炎早期可见舌尖及边缘充血发红，并有蕈状乳头增大。其后全舌、口腔黏膜、咽部及食管均可呈红肿、上皮脱落，并有浅表溃疡，引起舌痛及进食下咽困难，唾液分泌增多。患病较久时舌乳头萎缩、全舌光滑干燥似牛肉样，常伴核黄素缺乏的口角炎。腹泻早期多有便秘，其后因消化腺体、绒毛的萎缩及肠炎的发生常有腹泻，大便呈水样或糊状，量多而有恶臭，也可带血，如病变接近肛门可出现里急后重。腹泻往往严重和难治，可合并吸收障碍。

3）神经系统症状：早期精神症状较轻，可有头昏、眼花、烦躁、焦虑、抑郁、健忘、失眠及感觉异常等表现，之后可进展到神经错乱、定向障碍、癫痫发作、紧张性精神分裂症、幻觉、意识模糊、谵妄，甚至导致死亡。周围神经炎可表现为四肢麻木、烧灼感、腓肠肌压痛及反射异常等症状，有时有亚急性脊髓后侧柱联合变性症状，可能与其他 B 族维生素缺乏有关。与脚气病不同的是，本病多影响中枢神经系统，而后者以周围神经为主。其他症状如女性可有阴道炎及月经失调、闭经；男性排尿时有烧灼感，或者性欲减退。本病常与脚气病、核黄素缺乏病及其他营养缺乏病同时存在。

过量摄入烟酸的副作用有皮肤发红、眼部感觉异常、高尿酸血症，偶见高血糖等。

（4）烟酸的食物来源和膳食参考摄入量：烟酸广泛存在于动植物食品中，以肝、肾、瘦肉、花生、茶叶、口蘑等食物中含量较高，奶、干酪和蛋中烟酸含量不高，但含有丰富的色氨酸，全谷类、绿叶蔬菜中也含有一定数量的烟酸。中国居民膳食参考摄入量中，成年男性烟酸 RNI 值为每日 15 mg NE，女性 RNI 值为每日 12 mg NE，UL 为每日 35 mg NE。婴幼儿及少年儿童的 RNI 按体重计算相对高于成人。

（5）中医学对烟酸的认识：对烟酸缺乏而出现皮炎、胃肠道、神经精神症状，中医根据症状进行辨证论治。表现以红斑、烧灼感为主者，辨证为血热，治以凉血清热；以水疱渗出脂水为主者，辨证为湿热，治以清热燥湿；以粗糙、增厚、干燥、脱屑、瘙痒为主者，辨证多属血虚生风，治以养血祛风；以胃肠道症状如纳呆、恶心呕吐、腹痛腹泻为主者，辨证多属肝气乘脾、肝胃不和，治以疏肝和胃、疏肝健脾；以杨梅舌、口腔溃疡为主者，多属营血亏损、热入营阴，治以凉血清营养阴；表现为烦躁、抑郁、健忘、失眠甚为痴呆，辨证多属痰热扰心、痰蒙心包，治以化痰清心开窍。

8. 维生素 B_6　　维生素 B_6 的化学本质是 3-羟基-5-羟甲基-1,2-二甲基嘧啶，4 位可以是甲羟基、醛基及甲氨基，包括吡哆醇、吡哆醛、吡哆胺 3 种形式，它们在体内可以相互转变。

（1）吸收、代谢、分布及理化性质：食物中的维生素 B_6 主要以磷酸吡哆醛、磷酸吡哆胺及吡哆醇形式存在，前两者需经消化酶水解脱磷酸后才能被小肠被动吸收。血浆与红细胞均参与维生素 B_6 的转运。维生素 B_6 在人体内肝脏和肌肉中含量较高，有 $80\%\sim90\%$ 在肌肉中，只有 1% 在血液中。游离的维生素 B_6 在酸性溶液中对光、热比较稳定，在碱性中易受光、热破坏。

（2）生理功能：由维生素 B_6 构成的 5-磷酸吡哆醛和 5-磷

酸吡哆胺是多种酶系统功能的活性辅基,在重要氨基酸的代谢、血红蛋白合成、烟酸的形成、同型半胱氨酸分解中发挥重要作用,与蛋白质、脂质和能量代谢关系密切。

1)参与重要氨基酸的代谢。在能量代谢中所有转氨酶的辅酶都是 5-磷酸吡哆醛和 5-磷酸吡哆胺(如谷丙转氨酶、谷草转氨酶等);大多数氨基酸脱羧酶的辅酶也是 5-磷酸吡哆醛。

2)与脂肪代谢密切相关。维生素 B_6 参与辅酶 A 的生物合成、亚油酸转变为花生四烯酸、肝糖原分解成葡萄糖-1-磷酸等反应,有抗脂肪肝、降低血清胆固醇的作用。

3)与血红素合成有关。维生素 B_6 是 α-氨基乙酰丙酸(ALA)合成酶的辅酶,这个酶是血红素合成代谢中的限速酶。

4)增加同型半胱氨酸的分解。维生素 B_6 是胱硫醚酶的辅助因子,这些酶参与同型半胱氨酸到半胱氨酸的转硫化途径。半胱氨酸浓度增高是心血管疾病的危险因素之一。

(3)维生素 B_6 缺乏与过量:维生素 B_6、维生素 B_2 和维生素 PP 常共同存在,当其缺乏时都表现为皮肤炎症。维生素 B_6 缺乏的症状主要表现在皮肤和神经系统。眼、鼻和口部皮肤脂溢样皮肤损害,伴有舌炎和口腔炎。服用吡哆醇后,皮肤损害迅速消除。神经系统方面表现为周围神经炎,伴有滑液肿胀和触痛,特别是腕滑液肿胀(腕管病),系由吡哆醇缺乏所致,用大剂量吡哆醇治疗可有效。维生素 B_6 缺乏还可导致体液和细胞介导的免疫功能受阻,迟发性过敏反应减弱,出现高半胱氨酸血症和黄尿酸血症,偶然可见小细胞贫血。儿童维生素 B_6 缺乏可有烦躁、肌肉抽搐,严重者出现惊厥,常有脑电图异常。肾功能正常时服用维生素 B_6,几乎不产生毒性。长期大量应用维生素 B_6 制剂可致严重的周围神经炎,出现神经感觉异常,进行性步态不稳,手、足麻木,停药后症状虽可缓解,但仍可感觉软弱无力。孕妇接受大量的维生素 B_6 后,可致新生儿产生维生素 B_6 依赖综合征。

(4)维生素 B_6 的食物来源及膳食参考摄入量:维生素 B_6 广泛存在于各种食物中,在植物性食物中主要以吡哆醇、吡哆胺及其糖基化形式存在,在动物性食物中主要以吡哆醛及其磷酸化形式存在。维生素 B_6 的良好来源为肉类(尤其是动物肝脏),以及黄豆、鹰嘴豆、葵花籽、核桃、圆酵母、啤酒酵母、焙烤食品干酵母等食品。维生素 B_6 与氨基酸代谢密切相关。膳食蛋白质摄入量的多少直接影响维生素 B_6 的需要量。成年人维生素 B_6 RNI 为每日 1.4 mg,UL 为每日 60 mg。50 岁及以上者维生素 B_6 RNI 为每日 1.6 mg,孕妇每日需要额外增加约 0.7 mg,乳母 RNI 每日额外增加 0.3 mg。

9. 叶酸　叶酸是蝶酸和谷氨酸结合构成的一类化合物总称,属 B 族维生素。1930 年英国科学家从酵母中发现了一种可以治疗营养性巨细胞贫血的一种因子,后被命名为叶酸。

(1)理化性质、吸收、转运和代谢:微溶于热水,不溶于乙醇、乙醚及其他有机溶剂。在酸性溶液中对热不稳定,而在中性和碱性环境中却很稳定。食物中的叶酸多以含 5 分子或 7 分子谷氨酸的结合型存在,在肠道中受小肠黏膜刷状缘上的蝶酰多谷氨酸水解酶作用,水解为游离型,以单谷氨酸盐的形式被吸收。

(2)生理功能:叶酸在体内必须转变成四氢叶酸(FH4 或 THFA)才有生理活性。小肠黏膜、肝及骨髓等组织含有叶酸还原酶,在 NADPH 和维生素 C 的参与下,可催化此种转变。叶酸除了通过腺嘌呤和胸苷酸影响 DNA 和 RNA 的合成外,还通过甲硫氨酸代谢影响磷脂、肌酸及神经介质的合成;参与细胞器蛋白合成中启动 tRNA 的甲基化过程。因此,叶酸缺乏所产生的损害是广泛而深远的。由于叶酸与核苷酸的合成有密切关系,近年来在预防医学领域中颇受瞩目。有研究报告表明,叶酸可以预防动脉硬化、阿尔茨海默病等疾病。许多研究表明,叶酸可以调节致癌过程,降低癌症危险性。

(3)叶酸缺乏与过量:人类肠道细菌能合成叶酸,故一般不易发生缺乏症。但当吸收不良、代谢失常或组织需要过多、酗酒、服用抗惊厥药物、避孕药以及长期使用肠道抑菌药物或叶酸拮抗药等状况下,则可造成叶酸缺乏。叶酸缺乏可以使同型半胱氨酸向甲硫氨酸转化出现障碍,进而导致同型半胱氨酸血症。血清高浓度同型半胱氨酸可能是动脉粥样硬化及心血管疾病的重要致病因素之一。叶酸能拮抗同型半胱氨酸的毒性。此外,同型半胱氨酸还具有胚胎毒性,患同型半胱氨酸血症的母亲所生子女中神经管畸形发生率明显偏高。

(4)叶酸的食物来源和膳食参考摄入量:人体需要的叶酸主要来自食物,深色绿叶蔬菜、胡萝卜、动物肝脏、蛋黄、豆类、南瓜、杏等都富含叶酸。据报道,100 g菠菜中含有 34 μg叶酸;有些野菜中的叶酸含量非常高;有些水果,如橘子、草莓等,也含有较多的叶酸;100 g西红柿中叶酸的含量为 132 μg,其他如小白菜、油菜等蔬菜,都含有相当量的叶酸。食物经长时间储存后,烹调叶酸损失较多。由于食物叶酸的生物利用率仅为 50%,2023 年中国营养学会制定的中国居民膳食叶酸(DFE)参考摄入量,推荐 18 岁以上成人每日 RNI 为 400 μg DFE,孕妇为600 μg DFE,乳母为 550 μg DFE;成人(含孕妇、乳母)UI 为每日 1 000 μg DFE。

10. 维生素 B_{12}　　维生素 B_{12} 又名钴胺素,是唯一含有金属元素的水溶性维生素,因其可预防或治疗恶性贫血,又称为造血维生素。

（1）理化性质、吸收、转运、代谢及分布：维生素 B_{12} 在中性溶液中比较稳定，在酸性或碱性溶液中易分解，受日光照射也会失去活性。因此，在烹饪含维生素 B_{12} 的食物时，不能加醋或碱。维生素 B_{12} 为深红色结晶或结晶性粉末，无臭，无味，具有较强的吸湿性。在水或乙醇中略溶，在丙酮、氯仿或乙醚中溶解。温度过高或消毒时间过长，如在 $100℃$ 消毒 $30\ min$ 或在 $120℃$ 消毒 $15\ min$，均可使之分解。重金属盐类及微生物均能使之失效。

维生素 B_{12} 在肠道内停留时间长，大约需要 $3\ h$。其吸收效能与胃黏膜分泌的一种糖蛋白密切相关，维生素 B_{12} 必须与这种糖蛋白结合后才能被小肠吸收。当此复合物进入回肠黏膜的刷状缘时，在 pH6 以上的环境中由钙离子催化使维生素 B_{12} 释放，进入门静脉再与血浆中的转移蛋白结合，然后由血液运送到全身各组织。机体内维生素 B_{12} 的总量为 $2\sim4\ mg$，其中约有 60% 储存于肝脏，30% 储存于肌肉、皮肤和骨组织中，少量分布于肺、肾、脾。维生素 B_{12} 主要经尿排出。

（2）生理功能：维生素 B_{12} 有两种辅酶形式，即甲基钴胺和 $5'$-脱氧腺苷钴胺，二者在代谢中的作用各不相同。

1）促进叶酸和甲硫氨酸的合成和利用。甲基钴胺参与体内甲基移换反应和叶酸代谢，是 N5-甲基四氢叶酸甲基移换酶的辅酶。此酶催化 N5-甲基四氢叶酸甲基和同型半胱氨酸之间不可逆的甲基移换反应，产生四氢叶酸和甲硫氨酸。甲基钴胺还可促进叶酸的周转利用，如果缺乏维生素 B_{12}，则叶酸难以被机体再利用，犹如缺乏叶酸一样，引起巨幼红细胞贫血。

2）利于脂类的合成和利用。$5'$-脱氧腺苷钴胺是甲基丙二酰辅酶 A 变位酶的辅酶，参与体内丙酸代谢。体内某些氨基酸、奇数碳脂肪酸和胆固醇分解代谢中可产生丙酰 CoA。正常情况下，丙酰 CoA 经羧化生成甲基丙二酰 CoA，后者再受甲基丙二酰 CoA 变位酶和辅酶 B_{12} 的作用，转变为琥珀酰 CoA，最后进入三羧酸循环而被氧化利用。故缺乏时，亦可影响神经髓鞘脂类的合成，表现出神经系统症状。

（3）维生素 B_{12} 缺乏与过量：维生素 B_{12} 广泛存在于动物性食品中，人体对它的需要量甚少，临床上较为少见因摄入不足而致维生素 B_{12} 缺乏的情况。但是某些疾病，如萎缩性胃炎、胃切除、先天缺乏内因子的患者，以及素食者、恶性贫血或寄生虫感染患者均可因维生素 B_{12} 的吸收障碍而致维生素 B_{12} 缺乏症状。

维生素 B_{12} 缺乏主要影响造血系统和神经系统，常见症状为虚弱、减重、背痛、四肢感到刺痛、神态呆滞、精神失常，如手足感觉异常，振动和体位感觉减退以致站立不稳，深部腱反射减弱，晚期可出现记忆丧失、神志模糊、忧郁甚至中枢视力丧失等，表现为妄想、幻觉以至发展成一种明显的精神病。也可引起巨幼红细胞性贫血。

（4）维生素 B_{12} 的食物来源及膳食参考摄入量：天然来源的维生素 B_{12} 由微生物合成，动物肠腔内含有的微生物可产生维生素 B_{12}，海洋动物吸收大量来自海洋的微生物，故肉类（包括内脏）、鱼类、贝壳类、禽蛋类及乳类是维生素 B_{12} 的日常食物来源。维生素 B_{12} 的生理需要量很少，仅有几微克。中国营养学会提出中国居民维生素 B_{12} 的 RNI 为每日 2.4 μg，孕妇每日 RNI 应增加 0.5 μg，乳母每日应增加 0.8 μg。

（5）中医学对维生素 B_{12} 的认识：维生素 B_{12} 缺乏症状以贫血和神经系统损伤为主，出现面色白、眼睑白、精神抑郁、记忆力下降、四肢震颤等症，中医辨证多属气血两亏，精血不足，治以益气养血、益肾填精。维生素 B_{12} 主要来源于动物性食品，中医认为这类食物均有益气补血填精的作用。

11. 维生素 C　维生素 C 又名抗坏血酸。十五六世纪，坏血病曾波及整个欧洲,1747 年,英国军医林德在一个偶然的机会发现柑橘和柠檬能防治坏血病。直到 20 世纪初叶,人们已发现许多蔬菜和水果有预防和治疗坏血病的作用。1928 年,学者从牛的肾上腺提取出抗坏血酸,1933 年,维生素 C 的结构式被阐明。

(1) 理化性质、吸收、转运、分布及代谢:维生素 C 是含有内酯结构的多元醇类,其特点是由于可解离出 H^+ 的烯醇式羟基,故其水溶液有较强的酸性;由于可脱氢而被氧化,故又有很强的还原性。维生素 C 在酸性水溶液中较为稳定,在中性及碱性溶液中易被破坏。有微量金属离子(如 Cu^{2+}、Fe^{3+} 等)存在时,更易被氧化分解;加热或受光照射也可使维生素 C 分解。此外,植物组织中尚含有抗坏血酸氧化酶,能催化抗坏血酸氧化分解,失去活性,所以蔬菜和水果贮存过久,其中维生素 C 可遭到破坏而使其营养价值降低。

多数动物能够利用葡萄糖以合成维生素 C,但是人类、灵长类动物和豚鼠由于体内缺少合成维生素 C 的酶类,所以不能合成维生素 C,而必须依赖食物供给。食物中的维生素 C 可迅速自胃肠道吸收,吸收后的维生素 C 广泛分布于机体各组织,以肾上腺中含量最高。

(2) 生理功能

1) 参与体内的羟化反应。维生素 C 对许多物质的羟化反应都有重要作用,而羟化反应又是体内许多重要化合物的合成或分解的必经步骤,例如胶原的生成、类固醇的合成与转变,以及许多有机药物或毒物的生物转化等,都需要经羟化作用才能完成。① 胶原的合成:合成胶原时,多肽链中的脯氨酸和赖氨酸残基需要分别被羟化成为羟脯氨酸和羟赖氨酸残基。维生素 C 是此种羟化反应必需的辅助因素之一。② 胆固醇的羟化：正常情况下,体内胆固醇约有 80% 转变为胆酸后排出,在胆固醇转变为胆酸前,需要将环状部分羟化,而后侧链断裂,最终生成胆酸。③ 芳香族氨基酸的羟化：苯丙氨酸羟化为酪氨酸,酪氨酸转变为儿茶酚胺或分解为尿黑酸等过程中,许多羟化步骤均需有维生素 C 的参加。④ 有机药物或毒物的羟化：药物或毒物在内质网上的羟化过程是重要的生物转化反应。缺乏维生素 C 时,此种羟化反应明显下降,药物或毒物的代谢显著减慢。给予维生素 C 后,催化此类羟化反应的酶系活性升高,促进药物或毒物的代谢转变,因而有增强解毒的作用。

2) 还原作用。维生素 C 在体内作为重要的还原剂而起作用,主要有以下两个方面。① 保护巯基和使巯基再生：当许多含巯基的酶在体内发挥催化作用时需要有自由的 —SH,而维生素 C 能使酶分子中 —SH 保持还原状态,从而保持酶活性。② 促进铁的吸收和利用：维生素 C 能使难吸收的 Fe^{3+} 还原成易吸收的 Fe^{2+},促进铁的吸收,它还有利于血红素的合成。此外,维生素 C 还有直接还原高铁血红蛋白的作用。

3) 抗体的生成。抗体分子中含有相当数量的二硫键,所以抗体的合成需要足够量的半胱氨酸,体内高浓度的维生素 C 可以把胱氨酸还原成半胱氨酸,有利于抗体的合成。维生素 C 增强机体的免疫功能不仅是促进抗体的合成,它还能增强白细胞对流感病毒的反应性以及促进 H_2O_2 在粒细胞中的杀菌作用等。

4) 解毒作用。维生素 C 结构中 C_2 位上的氧带负电,可与金属离子结合经尿排出体外。

5) 其他作用。维生素 C 作为重要的抗氧化维生素,可有效清除多种自由基。适当增加维生素 C 摄入量有利于降低肿瘤、慢性退行性疾病、慢性非传染性疾病的发病风险。由于维生素C的抗氧化功能,对心血管系统具有保护作用,降低心血管疾病的发病风险。但当维生素C摄入量达到一定程度(每日500 mg)时,又有促氧化剂的性质。

(3)维生素C缺乏与过量:维生素C严重摄入不足可患坏血病。临床的早期表现有疲劳、倦怠、皮肤出现瘀点、毛囊过度角化,其中毛囊周围轮状出血具有特性,出现在臀部或下肢,继而出现牙龈出血、球结膜出血、机体抵抗力下降、伤口愈合迟缓、关节疼痛及关节腔积液,可伴有轻度贫血及多疑、忧郁等神经精神症状,还可伴有干燥综合征,主要表现为口、眼干燥。婴儿坏血病的早期症状是四肢疼痛引起的仰蛙形体位,对其四肢的任何移动都会使其疼痛以至哭闹。

不适当的大量使用维生素C可能造成维生素C依赖症,如果骤然停服,则体内代谢仍维持在高水平,会很快消耗体内贮备。所以若停服维生素C或降低剂量,应当逐渐进行,使机体有适应的过程。大剂量服用维生素C,如每日剂量高达2~8 g或以上时将产生危害健康的作用,如恶心、腹部不适,甚至出现痉挛、腹泻、削弱粒细胞杀菌能力、破坏红细胞,以及形成肾、膀胱结石。

(4)维生素C的食物来源和膳食推荐摄入量:膳食中的维生素C基本上都来源于植物,维生素C主要存在于蔬菜和水果中,蔬菜中的柿子椒、番茄、菜花及各种深色叶菜,水果中的柑橘、柠檬、青枣、山楂、猕猴桃等维生素C的含量丰富。

2023年中国营养学会提出,成人维生素C的RNI为每日100 mg,孕早期的RNI同成人,孕中、晚期女性比非孕期女性每日增加15 mg。成人包括孕妇和乳母的UL亦为每日2 000 mg。

（5）中医学对维生素 C 的认识：维生素 C 缺乏常表现为毛细血管脆性增加而出现不同部位出血；抗体形成下降而出现抵抗力下降、容易疲劳、骨钙化不全、肌肉关节酸痛，中医认为多属气阴不足、虚火上炎、迫血而行，治以清热养阴止血。新鲜的蔬菜和水果中含维生素 C 较高，中医认为这类食物多具有清热凉血、益气养阴的作用。

12. 其他水溶性维生素

（1）泛酸：泛酸又名遍多酸，即抗皮炎维生素，是一种二肽衍生物，呈黄色黏稠油状，在干热及酸、碱溶液中易被破坏，对氧化剂和还原剂极为稳定。因其广泛存在于动植物组织，故名泛酸。

1）吸收与代谢：泛酸由小肠主动吸收，高浓度时通过被动扩散作用，由血液经载体运输进入细胞，分布于全身组织。各组织中泛酸浓度为 $2\sim45$ mg/mL，约 70% 以原形由尿液中排出，30% 由粪便中排出。

2）生理功能：泛酸在机体组织内与巯乙胺、焦磷酸及 $3'$-磷酸腺苷结合成为辅酶 A 而起作用。辅酶 A 是糖、脂肪、蛋白质代谢供能所必需的辅酶。辅酶 A 除了能将乙酸盐基团运送到三羧酸循环外，还是氨基酸、维生素和磺胺的乙酸盐基团的来源和接受者。辅酶 A 还是葡萄糖载体系统的一部分，能增强肠道黏膜的吸收作用。泛酸在脂肪的合成和分解中起着十分重要的作用，与皮肤、黏膜的正常功能、动物毛皮的色泽及对疾病的抵抗力有很大的关系。

3）缺乏与过量：人类泛酸缺乏的现象极为少见，但摄入量低时很可能使一些代谢过程减慢，引起不明显的临床症状，例如过敏、焦躁不安、足底灼痛、肌肉痉挛、对胰岛素过敏、容易疲劳、抵抗力下降、精神忧郁等。泛酸基本上无毒性，每日服用 10 g，并不会引起症状。

4) 食物来源和膳食参考摄入量：泛酸在动植物性食物中分布很广，动物的内脏器官、鱼肉、全谷的含量较高。中国营养学会 2023 年制定的膳食适宜摄入量（AI），15 岁至成年为每日 5.0 mg，孕妇为每日 6.0 mg，乳母为每日 7.0 mg。

（2）胆碱：胆碱是一种具有乳化性的 B 族维生素。它能将脂肪乳化，也能将胆固醇乳化，防止胆固醇积蓄在动脉壁或胆囊中。胆碱又是能穿过"脑血管屏障"的少数物质之一，胆碱能通过它进入脑细胞，生成能帮助记忆的物质，所以它具有防止老年人记忆力衰退的功效，有助于治疗阿尔茨海默病。蛋类、动物的脑、心、肝、绿叶蔬菜、麦芽、大豆卵磷脂等富含胆碱。中国营养学会 2023 年制定的成年男性胆碱的 AI 为每日 450 mg，女性为每日 380 mg。孕妇和乳母的 AI 分别在成年人 AI 基础上每日增加 80 mg 和 120 mg。

（3）生物素：生物素具有酶的活性，一般也称为 D - 生物素。生物素易溶于热水，对热稳定，可被强酸、强碱及紫外线处理破坏。

1) 代谢：生物素可在小肠上段被主动吸收。肠道细菌可合成一部分生物素，在结肠吸收。以游离或结合生物素形式存在的天然抗生物素蛋白可抵抗肠道蛋白酶的水解，食物中的抗生物素蛋白能与膳食中的生物素或肠道细菌合成的生物素结合，阻碍其吸收。

2) 生理功能：生物素的主要功能是以侧链的羧基与酶蛋白的赖氨酸残基 ε - NH_2 结合，作为各种羧化酶的辅酶而发挥作用。此外，生物素对细胞生长、体内葡萄糖稳定、DNA 合成和唾液酸受体蛋白的表达都有作用。

3) 缺乏与过量：长期摄入生的卵蛋白、服用抗惊厥药物、短肠综合征、蛋白质能量营养不良及其他不明原因的吸收不良，且未在肠外营养中添加生物素时易导致缺乏，生物素酶的缺乏也可能引起继发性的生物素缺乏。喂食卵蛋白数周至数年可出现生物素缺乏，完全肠外营养未加生物素在 6 个月至 3 年后才出现生物素缺乏症状。大多数患者有头发稀少，并且颜色变浅，还有脂溢性皮炎和红色皮疹，有的皮疹环绕口、眼、鼻分布。大多数成人最突出的精神神经症状是抑郁、嗜睡、幻觉和肢体感觉异常。完全肠内营养的婴儿，生物素缺乏的体征在 3～6 个月内出现，典型皮疹首先出现在眼、鼻和口周围，最后会涉及耳和会阴处的管口；有的婴儿出现脱发，甚至眉毛和睫毛都掉光，皮肤症状再加上面部脂肪的异常分布，可出现生物素缺乏脸。生物素缺乏婴儿的典型神经症状是张力减退、嗜睡、发育延迟和一种特别的退缩行为。

4）食物来源和膳食参考摄入量：不同来源生物素的可利用度不同，玉米和大豆中的生物素可全部利用，小麦中的则难以利用。动物组织、蛋黄、番茄、酵母、花菜等是生物素的良好来源，肠内细菌也可合成部分生物素，并且可以在结肠内被吸收，哺乳动物自身不能合成生物素，生物素的最终来源是细菌、原始真核生物、海藻和某些植物。2023 年中国营养学会指出，成年人生物素 AI 每日 40 μg，孕早、中、晚期和乳母生物素 AI 每日 50 μg。

13. 类维生素　近年来，人们在食物中又发现了一些"微量有机营养素"，其含量比维生素多，机体可自身合成一部分，具有维生素的一些特点，但功能尚不太明确，所以将这一类物质称为类维生素，如肉碱、肌醇、对氨基苯甲酸、牛磺酸、辅酶 Q、生物类黄酮等。

（1）肉碱：肉碱分布于各种组织，尤以线粒体内含量居多，是一种类氨基酸，在体内与脂肪代谢成能量相关。按国际分类，肉碱也可归为胆碱类。

1）理化性质：肉碱为白色晶体或透明细粉，略有特殊腥味，易溶于水、乙醇和碱，几乎不溶于丙酮和乙酸盐，熔点200℃，常以其盐酸盐、酒石酸盐和柠檬酸镁盐等形式存在。

2）代谢：在一系列肝内辅酶的作用下，人体以维生素 C、维生素 B_6、烟酸和铁作为辅基，由赖氨酸和甲硫氨酸合成左旋肉碱。

3）生理功能：肉碱最主要的生理功能是可携带脂酰辅酶 A 进入线粒体，在线粒体内脂肪酸可延长或去饱和，或氧化分解成乙酰辅酶 A，然后经三羧酸循环彻底氧化供能。人体心肌细胞及肌肉细胞就是靠这种脂肪氧化来获得能量。由于肉碱的转运作用可以促进脂肪酸进入线粒体代谢，而脂肪酸氧化可提供更多的 ATP，因此肉碱具有抗疲劳、降低血脂和体重的作用。由于 L-肉碱具有促进脂类代谢和间接促进能量生成的作用，所以它也是减肥健美食品和运动员饮料的添加剂。但应注意，过量服用 L-肉碱可能会引起肠道功能紊乱，出现腹泻、腹痛、胃灼热等症状，由于其具有兴奋神经系统的作用，可能导致睡眠质量下降。

4）食物来源：人体需要的肉碱成分大部分来源于肉类如红肉类、家禽类、鱼类、蛋类与奶制品。

（2）牛磺酸：牛磺酸又名牛胆碱、牛胆素，一种无色结晶状物质，$C_2H_7NO_3S$，由牛胆酸的水解作用形成，发现于许多动物的肌肉和肺中。牛磺酸广泛分布于中枢神经系统，视网膜、肝、骨骼肌、心肌、血细胞、胸腺及肾上腺，其中以脑组织的浓度最高。胚胎脑组织牛磺酸比成年脑组织高 3～4 倍，出生后迅速下降。

1) 代谢：牛磺酸可在体内合成，婴幼儿时期半胱亚磺酸脱羧酶尚未发育成熟，体内合成的牛磺酸不能满足需要，必须由母乳、辅助食品中加以补充。体内大部分牛磺酸经肾排出，肾脏通过调节重吸收以维持体内牛磺酸水平相对稳定。妊娠、授乳期妇女尿中牛磺酸排出量减少。

2) 生理功能：① 保护心血管系统。牛磺酸是心脏中含量最丰富的游离氨基酸，约占总量的 60%。牛磺酸能增加心肌收缩期钙的利用、预防钙超载引起的心肌损伤，减少心率增快和心律失常的发生风险，亦能显著改善瓣膜性缺血性心肌病的血流动力学。血小板中的牛磺酸浓度为血浆的 400~600 倍，可抑制血小板的凝集，预防血小板引发的胶原性聚集性栓塞。同时，牛磺酸有助于降低血液中胆固醇和低密度脂蛋白胆固醇的水平，提高高密度脂蛋白胆固醇的水平，这对预防动脉粥样硬化和冠心病是有益的。② 促进脂肪乳化。在肝中牛磺酸与胆汁酸结合形成牛磺胆酸。促进脂肪类物质的消化吸收，增加脂质和胆固醇的溶解性，预防胆固醇性结石的形成，增加胆汁流量等。食物中若缺乏牛磺酸就会影响脂类物质的吸收，特别是用不含牛磺酸的牛奶、代乳品喂养婴儿，婴儿常出现吐奶，消化不良。婴儿体内不能自身合成牛磺酸，当没有食物补充时，会引起婴儿脂类吸收障碍。③ 改善视功能。近年来大量研究显示，牛磺酸对视觉感受器发育、视功能改善有明显效果。视网膜中牛磺酸含量较高，其 2/3 分布在光感受器上，应激状态下可能缺乏。视网膜中牛磺酸降低可引起视网膜结构和功能的变化，如人体色素性视网膜炎可能与牛磺酸缺乏有关。④ 对神经系统的作用。研究表明，牛磺酸具有拮抗兴奋性氨基酸——谷氨酸效应，是一种中枢神经系统的抑制性递质，因此对神经系统异常兴奋性疾病，如癫痫、惊厥、震颤及老年人入睡困难和早醒均有较好的治疗作用。另外,牛磺酸还有中枢性调控血压作用,其原理是通过激活内啡肽系统,抑制交感神经,对抗肾素血管紧张素引起的高血压。

3) 缺乏与过量:牛磺酸主要由食物供给。人体若缺乏牛磺酸,各器官系统都会受到影响,特别是婴幼儿,易导致生长发育迟缓、视网膜功能紊乱等,成年人或老年人缺乏则与心血管系统如高血压、糖尿病等密切相关。当机体牛磺酸缺乏引起心脏中牛磺酸浓度降低时,可能导致心脏功能减弱,引发心脏病。大量摄取牛磺酸未见有任何副作用。

4) 食物来源和膳食参考摄入量:牛磺酸主要存在于禽畜类、水产品和奶制品中,其中以海产品中牛磺酸含量最高,如牡蛎、蛤蜊等。禽类中红肉比白肉含量高,奶制品中含量很低,牛奶中牛磺酸含量为($1\sim3\ \mu\mathrm{mol/dL}$),比人奶($26\sim35\ \mu\mathrm{mol/dL}$)少得多,母乳中牛磺酸的含量是牛奶中的 25 倍。食用配方食品的婴儿以及完全胃肠外营养者要注意补充牛磺酸。

(3) 肌醇:肌醇属于糖醇类物质,即环己六醇。肌醇和胆碱一样是亲脂肪性的 B 族维生素,它和胆碱结合形成卵磷脂,有代谢脂肪和胆固醇的作用,肌醇也是供给脑细胞营养的重要物质。

1) 生理功能:协助脂肪代谢,有利于血液中胆固醇的输送,降低血胆固醇,避免动脉硬化、高血压等;维持脑细胞健康,促进神经传导,防止记忆力衰退;增进肝功能;排除毒素;防止湿疹,维持皮肤健康;抑制癌细胞生长。当肌醇缺乏时,可能导致湿疹、胆固醇积聚、肝硬化、脂肪肝、动脉硬化和阿尔茨海默病。

2) 食物来源和膳食参考摄入量:动物肝脏、牛脑、牛心、啤酒酵母、葡萄干、未精制的糖蜜、花生、麦芽富含肌醇。成年人每日最好摄入 1 g 肌醇。肌醇必须和胆碱及其他 B 族维生素一起服用。由于肌醇和胆碱均可提高血液中磷的含量,服用肌醇及其相关营养素时,建议适当补充钙剂,以维持体内钙磷平衡。

六、其他膳食成分

(一)膳食纤维

膳食纤维(dietary fiber,DF)是糖聚合度(DP)≥3,不能被人体小肠消化吸收,且对人体有健康意义的可食用碳水化合物聚合物,包括纤维素、半纤维素、果胶、菊粉及其他一些膳食纤维单体成分等。DF 包括一大类具有相似生理功能的物质,按溶解性可将膳食纤维分为可溶性膳食纤维和不溶性膳食纤维。可溶性 DF 主要是植物细胞壁内的储存物质和分泌物,还包括微生物多糖和合成多糖,如果胶、魔芋多糖、真菌多糖等;不溶性 DF 主要是细胞壁的组成部分,包括纤维素、木质素、壳聚糖等。

1. 理化特性

(1)持水性:DF 化学结构含有许多亲水基团,具有很强的吸水膨胀能力。DF 吸水膨胀可填充胃肠道,增加饱腹感作用。

(2)结合和交换阳离子:DF 化学结构中包含一些羧基、醛酸基及羟基类侧链基团,呈现弱酸性阳离子交换树脂的作用,可与钙、锌、镁等阳离子结合,使钠离子与钾离子交换,特别是与有机离子进行可逆的交换。

(3)吸附螯合有机化合物:DF 表面带有很多活性基团,可吸附螯合胆汁酸、胆固醇、变异原等有机分子,对胆汁酸的吸附能力以木质素较强。同时,DF 还能吸附肠道内的有毒物质,并促使它们排出体外。

2. 生理作用

(1)增加饱腹感,降低对其他营养素的吸收。DF 进入消化道内,在胃中吸水膨胀,增加胃的蠕动,延缓胃中内容物进入小肠的速度,由此降低小肠对营养素的吸收速度;同时,使人产生饱胀感,对糖尿病和肥胖症患者减少进食有利。

（2）降低血胆固醇,预防胆结石。DF能阻碍中性脂肪和胆固醇的吸收,预防脂代谢紊乱,对饮食性高脂血症及其引发的冠心病风险有预防作用。DF可减少胆汁酸的再吸收量,改变食物消化速度和消化道分泌物的分泌量,起到预防胆结石的作用。

（3）血糖调节和预防糖尿病。可溶性DF的黏度能延缓葡萄糖的吸收,可抑制血糖的上升,改善耐糖量;DF还能增加组织细胞对胰岛素的敏感性,降低对胰岛素的需要量,从而对糖尿病预防具有一定效果。

（4）改变肠道菌群。进入大肠的DF选择性地被肠内细菌分解与发酵,从而改变肠内微生物菌群的构成与代谢,诱导有益菌大量繁殖。

（5）促进排便。不溶性膳食纤维能增加粪便体积,促进肠道蠕动,缩短营养物质与肠上皮细胞接触时间,导致吸收减少,从而促进粪便排泄。

（6）抗肿瘤作用。近年来流行病学研究证实,全谷类具有抗肠癌效果,与其中膳食纤维促排便进而稀释致癌物相关,同时膳食纤维有助于降低粪便 pH 值,抑制致癌物生成,干预结肠癌相关癌细胞分化及凋亡。亦有研究发现,全谷类食物对预防乳腺癌有效。

3. 食物来源和供给　膳食纤维主要存在于谷、薯、豆类、蔬菜及水果中。谷物食品含膳食纤维最多,全麦粉含 6％、精面粉含 2％、糙米含 1％、精米含 0.5％、蔬菜含 3％、水果含 2％左右。但由于加工方法、食用部位及品种的不同,膳食纤维的含量也不同。粗粮、豆类高于细粮;胡萝卜、芹菜、荠菜、菠菜、韭菜等高于西红柿、茄子等；菠萝、草莓、荸荠高于香蕉、苹果等；同种蔬菜边、皮含纤维量高于中心部位，同种水果果皮纤维量高于果肉。若食用蔬果时，弃去其边皮，会损失部分膳食纤维。水果汁和渣应一起食用，一个柑橘的膳食纤维量约等于橘汁的 6 倍。因此，人们应合理搭配粗细粮，多吃蔬菜及水果，以满足人体对膳食纤维的需求。中国营养学会建议我国成年人膳食纤维的每日 AI 为 25～30 g，主要从天然食物中摄取。

4. 中医学对膳食纤维的认识　纤维素含量高的食物一般属于中医四性中的"寒凉"之性，具有通便、泻火、清热作用；肢节类食物的甲壳素含量较高，其性质属寒，具有致泻、致腹痛作用。由此可知，膳食纤维与清热、泻火、通便作用相关。

（二）水

水是人类机体赖以维持最基本生命活动的物质，是一种重要的宏量营养素。由于水相对容易获取，人们往往忽视它的重要性。水是机体的重要组成物质，占人体组成的 $50\% \sim 80\%$。水不仅可以作为各种物质的溶媒，参与细胞代谢，而且也构成细胞赖以生存的外环境。

1. 分布　水是身体内含量最多的物质，分布于细胞、细胞外液和身体固态的支持组织中，在代谢活跃的肌肉和内脏细胞中，水的含量较高，体内水的含量因年龄、性别、体型、职业不同而不同，一般来讲，随年龄增加，水的含量下降。新生儿及胎儿的含水量比成年人高得多，随着生长和成熟会减少总体水量，女性比男性含水量低，运动员的体液成分要高于普通人。

2. 生理功能

（1）溶媒：营养物质的吸收、运输，代谢废物的排出都需要溶解在水中才能进行，这关系到消化、吸收、分泌及排泄等所有生理过程。

（2）调节体温：水的比热高于其他物质，因而吸收的热较多。人体代谢过程中产生的热通过血液循环和体液交换，经体表皮肤或肺部呼吸来散发。同时，水具有很高的蒸发热，蒸发少量的汗即可散发大量的热，因此水在调节体温方面效率很高，对作为恒温动物的人具有十分重要的作用。

（3）润滑剂：关节腔内的润滑液能在转动时减少摩擦，唾液能使食物便于吞咽等。

（4）参与构成组织：蛋白胶体中的水直接参与构成细胞与组织，这种结合水能使组织具有一定的形态、硬度和弹性。

3. 缺乏与过量

（1）水缺乏：水摄入不足或丢失过多，可引起机体失水。机体缺水可使细胞外液电解质浓度增加，形成高渗状态，细胞内水分外流，引起脱水；可使血液变得黏稠；机体组织中的蛋白质和脂肪分解加强，氮和钠、钾离子排出增加；因黏膜干燥而降低对传染病的抵抗力。一般情况下，失水达体重的 2% 时，可感到口渴、食欲降低、消化功能减弱、出现少尿；失水达体重 10% 以上时，可出现烦躁、眼球内陷、皮肤失去弹性、全身无力、体温脉搏增加、血压下降；失水超过体重 20% 以上时，会引起死亡。

（2）水过量：如果水摄入量超过水排出的能力，可出现体内水过量或引起水中毒。这种情况多见于疾病（如肾、肝、心脏疾病），当严重脱水且补水方法不当时也可发生。水摄入和排出均受中枢神经系统控制，水排出经肾、肺、皮肤及肠等多种途径调节，在正常人一般不会出现水中毒。

4. 来源和需要量　水的需要量受年龄、体力活动、环境温度、膳食、疾病和损伤等多方面的影响。人体所需的水主要来源于三个方面：饮用水及各类饮料、固体食物中的水分和代谢水。

随年龄增长,水的相对需要量(即每千克体重的需水量)下降。《中国居民膳食指南(2022 版)》建议在温和气候条件下生活的轻度身体活动的成年人每日饮水 1 500～1 700 mL(约 7～8 杯)。

5. 中医学对水的认识　人体正常的水液,中医称之为"津液"。它具有滋润、濡养脏腑器官的作用。水缺乏时产生的症状为口渴、少尿、皮肤和黏膜干燥,这与中医的"伤津""脱液"症状极为相似,因此可以认为,营养学中的水与中医的津液有相似之处。

第二节　食物中的生物活性成分

食物中除了营养素外,还含有其他许多对人体有益的物质,这类物质不是维持机体生长发育所必需的营养物质,但对维护人体健康、调节生理功能和预防疾病发挥着重要的作用,被称为"食物中的生物活性成分(bioactive food components)"。

食物中的生物活性成分包括主要来自植物性食物的黄酮类化合物、酚酸、有机硫化物、皂苷类化合物、萜类化合物等,被称为植物化学物质(phytochemicals);也包括主要来源于动物性食物的辅酶 Q、硫辛酸、褪黑素及左旋肉碱等生物活性成分。它们不仅参与机体的生理、病理调节与慢性病的防治,还为食物带来不同风味和不同的颜色。

(一)多酚化合物

多酚类化合物是所有衍生物的总称,包括类黄酮、多酚、酚酸、单宁等。

1. 类黄酮　类黄酮是一类广泛分布于植物界(主要存在于植物的叶、花、根、茎、果实中)的多酚类化合物,具有抗氧化、抑制肿瘤、保护心血管、抗炎、抗微生物、拟雌激素样作用等多种生物学功能。

（1）抗氧化作用：类黄酮结构中含有酚羟基。酚羟基能与自由基反应生成较稳定的半醌式自由基，从而有效地清除自由基。类黄酮能直接清除自由基链引发阶段以及反应链中的自由基。此外，类黄酮还可间接清除体内自由基，起到抗氧化作用。

（2）抑制肿瘤作用：研究显示，以茶多酚、大豆异黄酮为代表的类黄酮具有抑制肿瘤作用。金雀异黄酮可选择性地抑制增殖的肿瘤细胞，还可通过抑制血管内皮生长因子、表皮细胞生长因子等多个环节抑制肿瘤血管的生成。茶多酚对肝癌、肺癌、白血病细胞等具有抑制作用。大豆异黄酮因其对雌激素表现出拮抗作用，有助于预防激素依赖性乳腺癌。

（3）保护心血管：类黄酮能抑制与动脉硬化和炎症反应相关的细胞应答，抑制内皮细胞黏附分子表达及黏附反应，抑制动脉粥样硬化和血栓形成。摄入富含黄酮类物质的食物可减少冠心病、动脉粥样硬化的发生。一些类黄酮如芦丁、葛根素、银杏黄酮和许多含有黄酮类化合物的草本植物（如银杏叶、山楂、葛根、丹参等）等已广泛用于心血管疾病的治疗。

（4）抑制炎症反应：动物及人群研究均证实了类黄酮的抗炎作用。槲皮素、山柰酚、锦葵色素、甲基花青素、金雀异黄酮等摄入量均与血清高敏C反应蛋白水平呈负相关。

（5）抑制微生物作用：蜂胶中的多种类黄酮具有抑菌活性。类黄酮通过破坏细胞壁及细胞膜的完整性、抑制核酸合成、抑制细菌能量代谢等途径发挥抑菌作用。研究表明，类黄酮是许多抗病毒中药（如金银花、大青叶、黄连、黄芩、鱼腥草、板蓝根、柴胡等）的有效成分，可抑制病毒复制。如黄芩素对金黄色葡萄球菌、枯草杆菌、大肠埃希菌和铜绿假单胞菌具有抑制作用。

（6）拟雌激素样作用：大豆异黄酮其化学结构和分子量与雌二醇相似，故能与之竞争雌激素受体而表现出拟雌激素作用。大豆异黄酮等弱性植物雌激素对生物体常具有双向性作用，即在一定剂量范围内可表现出抗氧化、抗肿瘤、抗骨质疏松以及预防妇女更年期综合征等有益作用，而在较大剂量下则表现出内分泌干扰活性、诱变和致肿瘤作用。

2. 多酚　多酚化合物占茶叶干重的 20%～35%，由 30 多种酚类物质组成，统称茶多酚。许多研究表明，茶叶（尤其是绿茶）对肿瘤具有一定的化学预防作用。并证实其主要物质基础是茶多酚。此外，大量研究证实茶多酚具有降胆固醇、降血压、降血脂、控制血糖的效果，有助于预防心血管疾病及糖尿病，还有抗菌、抗病毒、增强机体免疫力、保护胃肠功能和防辐射等功能。

3. 酚酸　苹果汁中的酚酸主要是绿原酸，容易溶解于水，也容易被人体吸收，对预防蛀牙有很好的作用，也具有一定抗过敏效果。谷类和豆类中也含有酚酸，玉米中反阿魏酸、反-p-香豆酸、丁香酸含量较高，其酚酸总量为米、面粉的 3 倍多。研究表明，酚酸的主要作用是清除自由基、抗氧化、抗肿瘤、抑菌，此外也有提高免疫力、调节情绪、促进肠道健康等辅助作用。

4. 单宁　单宁是多酚中高度聚合的化合物，主要存在于植物的树皮、叶子与果实之中。单宁能与蛋白质、消化酶形成难溶于水的复合物，影响食物的消化吸收。单宁也是强抗氧化剂，是一种天然防腐剂，可使长期储存的葡萄酒避免氧化而变酸，从而保持最佳状态。全谷和豆类中的单宁含量较多，主要集中在外壳与种皮里，剥壳去皮或水煮后，单宁含量会显著降低。

（二）有机硫化合物

有机硫化合物主要包括两类，一类是存在于十字花科植物中的芥子油苷及其水解产物异硫氰酸盐；另一类是主要存在于百合科葱属植物中的烯丙基硫化物。

1. 异硫氰酸盐　异硫氰酸盐，被认为是十字花科蔬菜（包括圆白菜、球芽甘蓝、菜花、西兰花、豆瓣菜、紫油菜等）中存在的主要抑癌成分，其抑癌机制是诱导谷胱甘肽硫转移酶的合成以及影响由细胞色素 $P-450$ 所调控的致癌物代谢活化过程。异硫氰酸盐也存在于芥菜、小萝卜和大头菜中。十字花科植物中的芥子油苷主要通过其降解产物异硫氰酸盐表现其生物学活性。异硫氰酸盐的生理功能包括辅助抗肿瘤、抗氧化、抗菌、调节机体免疫等作用。

（1）抑制肿瘤作用：异硫氰酸盐能有效防止膳食中多种致癌物所引起的肿瘤。流行病学研究表明，十字花科蔬菜能够降低多种癌症的患病危险。主要机制可能是增强Ⅱ相代谢酶对致癌物的解毒作用，同时抑制Ⅰ相代谢酶对前致癌物的激活。此外，还可以通过减缓肿瘤细胞生长、影响细胞周期、促进凋亡、提高机体免疫功能等实现。

（2）抗氧化作用：研究表明异硫氰酸盐对氧化应激具有双向调节作用。异硫氰酸盐能通过增加细胞内抗氧化蛋白水平发挥直接抗氧化作用，还可通过诱导Ⅱ相酶呈现间接的抗氧化效应，还可引起细胞内谷胱甘肽的耗竭以及诱导活性氧的产生而表现出抗氧化作用。

（3）抗菌作用：莱菔硫烷和日本辣根中的烯丙基异硫氰酸盐可抑制幽门螺杆菌的生长；十字花科芸薹属中的烯丙基异硫氰酸盐对大肠埃希菌也有抑制作用；西兰花中的异硫氰酸盐对金黄色葡萄球菌、白葡萄球菌、枯草杆菌和大肠埃希菌有明显的抑菌作用。异硫氰酸盐还对某些真菌具有抑制作用。

（4）其他作用：异硫氰酸盐具有调节机体免疫功能、抗炎、抑制组蛋白去乙酰化和微管蛋白多聚化等多种生物学作用。异硫氰酸盐提取后还可用作食品添加剂。

2. 烯丙基硫化物　葱属类蔬菜包括大蒜、洋葱、大葱、小葱和韭菜等的有机硫化物主要是烯丙基硫化合物。研究发现以大蒜素为代表的此类物质具有抗微生物、抗氧化、调节脂代谢、抗血栓、调节免疫、抑制肿瘤等作用。具体如下。

（1）抗微生物作用：大蒜素对多种革兰阴性菌和阳性菌有抑制或杀灭作用，其效果与抗生素相当。大蒜素可抑制细菌巯基蛋白酶的活性，从而达到抑菌的效果。二烯丙基三硫化物、二烯丙基一硫化物和阿藿烯通过减少细菌的养分摄取，抑制蛋白质、核酸和脂质的合成，降低胞膜中脂质的含量，破坏细胞壁结构来抑制细菌生长。

（2）抗氧化作用：大蒜提取液能清除羟自由基、超氧阴离子自由基等活性氧，抑制低密度脂蛋白氧化和脂质过氧化物的形成，并可增强超氧化物歧化酶、谷胱甘肽过氧化物酶及过氧化氢酶的活性，升高谷胱甘肽水平，提高机体的抗氧化能力。

（3）调节脂代谢作用：大蒜硫化物可显著降低高脂饲料喂养小鼠血清中总胆固醇、总三酰甘油、低密度脂蛋白和极低密度脂蛋白的水平，升高高密度脂蛋白水平。大蒜硫化物一方面通过抑制肠道胆固醇的吸收、促进胆固醇转化为胆汁酸、加快胆固醇排泄来降低血清胆固醇水平，另一方面还可减少低密度脂蛋白的氧化，减轻血管壁的胆固醇沉积和动脉粥样硬化斑块的形成。

（4）抑制肿瘤作用：大蒜中的有机硫化物，尤其是脂溶性成分对肿瘤有较强的抑制作用。流行病学研究证实，富含大蒜的膳食可以降低多种癌症的患病风险。大蒜能抑制胃液中的硝酸盐还原为亚硝酸盐，从而阻断致癌物亚硝胺的合成。

（三）萜类化合物

萜类化合物广泛存在于水果、蔬菜、全谷中，是一类庞大而多样的天然存在的有机化合物，往往具有芳香气息，并有着丰富的药理作用生物活性。常见的萜类化合物有香芹酮、桉树脑、薄荷脑苎烯、紫苏子醇等。此外，不少草药也含有萜类化合物。其生理功能如下。

1. 抑制肿瘤作用 研究表明，紫苏醇能抑制结肠癌细胞 HT116 生长，阻滞细胞周期于 G1 期，并增加凋亡蛋白的表达；香叶醇在体内、外均能抑制前列腺癌细胞 PC－3 的生长，还可抑制二甲肼诱导的结肠癌；抑制乳腺癌细胞的增生和局部淋巴转移，诱导肿瘤细胞凋亡；对 N－亚硝胺基甲苄胺诱导的食管癌也有抑制作用；柠檬烯能减少致癌物诱导的乳腺癌的发生。

2. 抗菌、抗炎作用 萜类化合物具有抗细菌和抗真菌的生物学活性。龙脑和 1,8－桉树脑均能减轻三硝基苯磺酸（TNBS）诱导结肠炎的病理损伤，抑制炎症因子 IL－1β 和 IL－6 的表达，提示单萜类对炎性疾病有防治作用。

3. 抗氧化作用 香茅醛有较强的抗氧化能力，能清除超氧化物和一氧化氮。香芹酚能降低 D－半乳糖胺致肝毒性大鼠血清和组织中的脂质过氧化物含量，增加超氧化物歧化酶（SOD）、过氧化氢酶（CAT）和谷胱甘肽过氧化物酶（GSH－Px）等抗氧化酶的活性，并提高非酶性抗氧化剂如维生素 C、维生素 E 和还原型谷胱甘肽的水平。

4. 对神经损伤的保护作用 萜类化合物保护神经损伤的作用可能是通过抗氧化、抗炎、抗凋亡、稳定线粒体膜、防止细胞内钙超载、调节神经递质等机制实现的。地黄中的梓醇对缺血诱导的星形胶质细胞及炎症和氧化应激诱导的多巴胺神经元损伤有保护作用,对多种实验性模型动物的神经损伤均有保护作用,能改善模型动物的学习与记忆能力。芍药苷和香芹酚对多种原因引起的神经损伤也有保护效应。

5. 镇痛作用 α-松油醇可明显抑制醋酸、甲醛溶液、辣椒素、热板等模型导致的疼痛反应。薄荷醇、杨梅苷、龙脑、香茅醛、香芹酚等单萜类物质也有良好的镇痛作用。其可能的作用途径有拮抗钙离子、抑制蛋白激酶 C 通路、激活阿片受体、抗炎等。

6. 其他作用 萜类化合物种类较多,它们还具有其他方面的生物学活性,如香茅醛能延长睡眠时间,具有镇静、安眠的作用;薄荷醇、柠檬烯、香芹酮等可显著促进透皮吸收效率,常添加于皮肤外用制剂中,广泛应用于临床。

（四）皂苷类化合物

皂苷又名皂素,是一类广泛存在于植物茎、叶和中的化合物。皂苷由皂苷元和糖、糖醛酸或其他有机酸组成。据统计,目前已研究了 100 多种植物中的 200 余种天然皂苷,较常见的有大豆皂苷、人参皂苷、三七皂苷、绞股蓝皂苷、薯蓣皂苷等。根据膳食习惯和特点,平均每日膳食摄入的皂苷约为 10 mg。食用豆类食物较多的人群,其皂苷摄入量可达 200 mg 以上。其生理功能如下。

1. 调节脂质代谢作用 皂苷具有明显的降低胆固醇和调节脂质代谢的作用。现已有多种皂苷提取物作为降血脂药物用于临床。

2. 抑制微生物作用 皂苷具有抗菌和抗病毒作用。积雪草中的皂苷可抑制引起腹泻的细菌。大豆皂苷具有广谱抗病毒的能力,对 DNA 病毒和 RNA 病毒均有明显作用。

3. 抑制肿瘤作用 许多皂苷具有抑制肿瘤的作用，其中以大豆皂苷的研究居多。皂苷的抑制肿瘤作用可能通过抑制DNA合成、直接破坏细胞膜结构、阻滞细胞周期、诱导细胞亡、抑制血管新生、增强机体自身免疫来实现。

（五）植物多糖

植物多糖可分为真菌多糖、人参多糖、枸杞子多糖、甘薯多糖、银杏多糖等。迄今为止，已有300多种多糖化合物从天然植物中被分离出来，其中灵芝多糖、人参多糖、黄芪多糖、香菇多糖、枸杞多糖最为重要。其生理功能如下。

1. 抗肿瘤作用 植物多糖具有直接或间接的抗肿瘤作用，其机制与改善机体免疫功能、抑制肿瘤细胞繁殖、诱导肿瘤细胞凋亡及清除自由基有关。另外，有报道存在于红景天、红芪、银耳、地黄、沙参、芦荟、红毛五加、海带、螺旋藻中的多糖也有一定抗肿瘤作用。

2. 提升免疫能力 很多研究表明，存在于香菇、金针菇、黑木耳、茯苓和猴头菇等大型食用或药用真菌中的某些多糖组分，可通过活化巨噬细胞激活抗体，进而提高人体免疫力。

（六）植酸

植酸是一种广泛存在于植物体中、含有六分子磷酸的肌醇酯。主要分布于种子胚层和谷皮中，在谷类和豆类中含量可达$1\%\sim6\%$。植酸的生理功能如下。

1. 螯合作用 植酸具有较强的螯合能力。当植酸完全解离时带有较强的负电性，可与二价、三价阳离子如Ca^{2+}、Mg^{2+}、Fe^{2+}、Zn^{2+}、Cu^{2+}、Fe^{3+}等结合形成不溶性螯合物，因此植酸能与食物中的多种矿物质离子螯合形成不溶性盐，抑制小肠对矿物质的吸收，导致其生物利用率降低，故植酸通常被视为抗营养因子。

2. 抗氧化作用 植酸的抗氧化效应主要基于其对铁、铜等过渡态金属离子的整合作用。植酸通过对铁、铜等离子的螯合作用阻止芬顿反应,抑制活性氧的形成,从而保护细胞免受氧化损伤。

3. 调节免疫功能 植酸能增加 T、B 淋巴细胞和 NK 细胞的活性,从而增强机体的免疫功能。研究表明,植酸可增强小鼠胸腺指数、脾指数、脾细胞抗体生成能力和 NK 细胞活性。

4. 抑制肿瘤作用 植酸具有广谱的抗肿瘤作用,对结肠癌、前列腺癌、胃癌、乳腺癌、黑色素瘤、白血病等多种肿瘤具有抑制作用。

（七）辅酶 Q

辅酶 Q(CoQ),又称为泛醌,是一种脂溶性醌类化合物,带有不同数目(6~10)异戊二烯单位组成的侧链,主要存在于动物的心、肝、肾细胞中以及酵母、植物叶片、种子等中。哺乳动物细胞内的 CoQ 含有 10 个异戊二烯单位,故又称 Q_{10}。其生物学作用为：① 作为呼吸链的氢传递体,参与 ATP 合成。② 抗氧化作用。③ 保护心血管作用。临床用于缺血性心脏病、心肌病、高血压及充血性心力衰竭等心血管疾病的防治。④ 提高运动能力。⑤ 免疫调节作用。⑥ 抗炎作用：CoQ 可通过抑制 NF-κB 而减少前列腺素 2、IL-1、MMP1、C 反应蛋白等炎症介质的表达,发挥抗炎作用。

第五章
食物的性味功效与营养

日常生活中的常用食品构成人们膳食的主体,为饮食养生的主要能量来源,同时也发挥着对各类人群体质偏颇的纠正、调节作用。本章节对谷豆类、蔬菜类、果品类、畜禽类、水产类等食物的营养、性味功效分别予以介绍。另外,药食两用物质在我国居民饮食养生与食疗过程中发挥着卓有特色的作用。截至2023 年,我国正式批准的药食同源物质已有 102 种,如莲子、山药、荸荠、芥菜、党参、肉苁蓉、铁皮石斛、西洋参等。故本章节也择其常用之品作以下介绍。

第一节 谷豆类食物

一、谷类食物

谷类是我国主要的粮食作物,品种繁多,据统计多达 4 万种以上。广义上的谷物应包括稻米、小麦、玉米、小米、大麦、青稞、高粱、薏苡仁、燕麦、荞麦、莜麦、穈子等。我国居民膳食中 50%～70%的能量、50%～55%的蛋白质以及 B 族维生素主要来源于谷类食品。

(一)谷类的结构和营养素分布

各类谷类种子结构基本相似,都是由谷皮、胚乳、胚芽 3 个主要部分组成,分别占谷粒重量的 13%～15%、83%～87% 和 2%～3%。谷粒中营养素呈不均衡分布。

1. 谷皮　为谷粒的外壳,主要由纤维素、半纤维素等组成,含有较高灰分和脂肪。糊粉层介于谷皮和胚乳间,含有较多的磷和丰富的 B 族维生素以及无机盐,但在碾磨加工时,易与谷皮同时脱落而混入糠麸中。

2. 胚乳　是谷类的主要部分,含大量淀粉和一定量的蛋白质。蛋白质靠近胚乳周围部分较高,越向胚乳中心,含量越低。

3. 胚芽　位于谷粒的一端,富含脂肪、蛋白质、无机盐、B 族维生素和维生素 E。

（二）谷类的营养成分

1. 蛋白质　谷类蛋白质含量一般在 7.5%～15%,主要由谷蛋白、醇溶蛋白组成,还含有少量的白蛋白和球蛋白。谷类是膳食蛋白质的重要来源,但因其缺乏必需氨基酸赖氨酸、苏氨酸、色氨酸、苯丙氨酸和甲硫氨酸,故营养价值降低。常采用氨基酸强化、蛋白质互补和遗传育种等方法提高谷类蛋白质的营养价值。

2. 碳水化合物　谷类碳水化合物主要是淀粉,含量在 70% 以上。其次为糊精、戊聚糖、葡萄糖和果糖等。淀粉是人类最理想、最经济的能量来源。淀粉分为支链淀粉和直链淀粉。直链淀粉与支链淀粉相比易溶于水,较黏稠,易消化,且使血糖升高的幅度较小,因此调控二者比值有重要营养意义。

3. 脂类　谷类属于低脂肪食物,除了燕麦、莜麦等少数品种脂肪含量大于 7% 外,其他谷类食物脂肪含量多在 1%～3%,主要集中在糊粉层和胚芽。

4. 矿物质　谷类含矿物质为 1.5%～3%,主要是磷和钙,多以植酸盐形式存在,消化吸收较差。

5. 维生素　谷类是膳食 B 族维生素的重要来源,包括维生素 B_1、维生素 B_2、维生素 B_6、烟酸、叶酸、泛酸、生物素等。部分谷物含有维生素 E 以及少量的胡萝卜素。玉米中的烟酸为结合型,需经过适当加工变成游离型烟酸后才能被吸收利用。谷类食物不含维生素 A、维生素 D 和维生素 C。

6. 加工方式对谷类营养价值的影响　谷类加工有制米和制粉两种。由于谷类所含营养素分布不均衡,蛋白质、脂肪、矿物质、维生素多分布在谷粒的周围和胚芽内,胚乳中心较少,因此加工精度与谷类营养素的保留程度有密切关系。加工精度越高,糊粉层和胚芽损失越多,营养损失越大,尤以 B 族维生素损失显著。加工粗糙时营养损失减少,但感官性状差且消化吸收率也相应降低,而且由于植酸和纤维素含量较多,还会影响其他营养素的吸收,如植酸与钙、铁、锌等螯合形成植酸盐,不能被机体利用。近年来,人们对精白米面的需求增加,应采取有效措施(如营养强化)克服其营养缺陷。

(三) 现代研究

谷类食物是膳食植物甾醇的主要来源之一。植物甾醇一般分布于谷物的谷皮、糊粉层、胚乳、胚芽和谷壳中。小麦面粉中植物甾醇含量普遍比大米要高,加工越精细,植物甾醇含量越低。其他谷类食品中植物甾醇含量比较高的还有紫米、薏苡仁、荞麦、青稞、小米、玉米等。面粉中植物甾醇的含量高于大米,且各类杂粮、粗粮中植物甾醇含量相对较高,所以居民可以通过增加面粉类食品和多吃杂粮等方法来增加植物甾醇摄入量。

> **粳　米** <

【成分和营养作用】　粳米的主要成分为淀粉,其次为蛋白质,脂肪含量较少。此外,还含少量 B 族维生素,乙酸、延胡索酸、琥珀酸、甘醇酸、柠檬酸、苹果酸等有机酸,葡萄糖、果糖、麦芽糖等单糖,钙、磷等无机盐。糙米中的蛋白质、脂肪、维生素含量均比精白米高。

粳米不仅能提供人体所需的大量热量,其所含各种成分均为机体营养所必需,而且米饭和粥有使人久食不厌的特点,米的各种制成品还有调整食欲,使胃口增加等作用。

【食疗功效】 性平,味甘。有补中气、健脾胃的功能,可辅助治疗体虚瘦弱病症。

早在汉代《伤寒论》中就已取其益胃作用于白虎汤方中,以养阴生津、明目益智,治疗热病津伤烦渴、小便短少及筋骨不利、眼目昏花等症;和胃坚肠除湿,可止泻痢、霍乱吐泻等症。

【常用食疗方】 米浆饮 粳米 250 g,加水 3 000 mL,烧开后续烧 5 min,取浆汁饮服,每日 1~2 次,连饮数日,可治大病或病后不能纳谷者或禁食后刚开放清流质饮食者,有养胃生津、明目益智功效。

又法:大米研细后,用开水泡成糊状,灌服或鼻饲,可治赤痢燥热或食物中毒。

炒米汤 粳米 20 g,炒焦,加水适量,烧开,饮汤食米,可治婴儿吐乳、产妇虚弱、泄泻后脾胃虚弱、霍乱吐泻等。

【饮食宜忌】 糖尿病患者不宜多食,应合理控制摄入量。

【古代文献论述】《千金食治》:"粳米,味辛、苦,平,无毒。主心烦,断下利,平胃气,长肌肉,温中。"又云:"生者冷,燔者热。"

> 籼 米 <

【成分和营养作用】 籼米含有大量淀粉,其次为蛋白质、脂肪。脂肪以酯型胆甾醇、自由胆甾醇、菜油甾醇、豆甾醇、谷甾醇、磷脂、二十四酰基鞘氨葡萄糖、自由脂肪酸,及甘油一、二、三酯等形式存在。此外也含有单糖、有机酸、B族维生素等。均为人体营养所必需。其蛋白质、磷、镁、钾等含量均较粳米为高。

【食疗功效】 性微温,味甘。有温中益气、养胃和脾之功,可治虚烦口渴、反胃呕逆;并能除湿、止泄、利小便。

【常用食疗方】 籼米糕 籼米磨粉,加糖,用水调成糕,放在糕模中蒸熟,或加核桃仁、去核红枣,或调入少量糯米粉。可治虚烦口渴、反胃呕逆、泄泻、小便不利等症。

籼米粉 籼米炒熟、研粉,加糖调服,可治脾虚泄泻、产妇虚弱等。

【饮食宜忌】 糖尿病患者不宜多食。

【古代文献论述】 《本草蒙筌》:"籼米秧莳高田,早秋便可收割。谷长无刺,米小不黏。色赤白亦有两般,凭炊煮任充正用。温中健脉,益卫养荣。仍长肌肤,尤调脏腑。"

＞ 糯 米 ＜

【成分和营养作用】 糯米的主要成分与粳米相似,主要为淀粉,蛋白质较粳米高,脂肪亦较粳米略高,并含有多种B族维生素。糯米以其糯性易做成各种糕团,能调节人们食欲,且其各种成分均为机体所必需而具有较高营养价值。

【食疗功效】 性温,味甘。有补中益气之功,治自汗盗汗、泄泻等症;能益肺、暖胃、温脾,可治烦渴、溲多等症;能解毒发疮,治痘疹痈疖诸疮。

【常用食疗方】 糯米粥 糯米 120 g,水 2 000 mL。糯米加水,或加莲子、大枣、怀山药等,烧开后小火煨成稀糊状,分 4 次徐徐饮服。治病后体虚、妊娠呕吐等症。

又法:用仙鹤草根煮糯米粥(仙鹤草根 60 g,糯米 30 g),煮熟后,去掉仙鹤草根,加糖适量,顿服,每日 1 剂,连服 3～5 日,治脓肿、痈疖。

　　糯米红糖汤　糯米 120 g,红糖 60 g,开水适量。糯米炒黄,加红糖,分 3～4 次开水冲服,治产后痢疾、恶露不净、少腹隐痛等症。

　　又法:或在糯米红糖汤中加生姜末 30 g,同煎服,亦治产后恶露不净。

　　【饮食宜忌】　适宜于贫血、腹泻、脾胃虚弱、神经衰弱、肺气虚者;不适宜腹胀、痰黄、体热患者;糖尿病患者不宜多食。

　　【古代文献论述】　《本草品汇精要》:"糯米以水煮粥服一合止霍乱,作糜食一斗主止消渴,糯米能行营卫中血积,患脾疾者宜食止泄。"

　　【现代研究】　实验表明,糯米对腹水型肝癌小鼠的腹水生成有抑制作用,对腹腔肿瘤生长有对抗作用。

▶ 玉　米 ◀

　　【成分和营养作用】　玉米所含淀粉略低于稻米,而蛋白质、脂肪却高于稻米,但由于缺乏一些必需氨基酸,故不宜长期单独服食,当与米、麦、豆类混食。含有维生素 B_1、维生素 B_2、维生素 B_6、烟酸、胡萝卜素、槲皮素、异槲皮苷、果胶、谷胱甘肽等。玉米油中的脂肪酸有棕榈酸、硬脂酸、油酸、亚油酸等,均为机体各组织所必需的营养物质。

　　【食疗功效】　性平,味甘。有健胃调中之功,可治纳少乏力、胃部不舒等症;有降糖、降血脂、利尿作用,可治糖尿病(消渴症)、高脂血症、水肿、小便不利等症;还有利胆退黄作用,可治黄疸。

　　【常用食疗方】　玉米汤　玉米 250 g。玉米煎汤,分 4 次服汤食米,可治胃部不舒、糖尿病等。

玉米羹　玉米适量。玉米碾成细粉,加水煮成羹状,加糖适量,每日 2 次,每次 30~60 g,可治黄疸、水肿、小便不利等症。

【饮食宜忌】　适宜于长期食用精米、精面的人群。对于腹胀、尿失禁患者,则不宜多食。

【古代文献论述】　《滇南本草》:"玉蜀黍,气味甘,平。无毒。主治调胃和中,祛湿,散火清热。所以,今多用此造酒,最良。"

【现代研究】　研究表明,玉米中所含谷胱甘肽及微量元素镁等可抑制癌细胞的形成和发展。玉米中的亚油酸、卵磷脂、维生素 E、膳食纤维等有降低血胆固醇、防止血管硬化、延缓衰老等作用。常吃玉米食品,有利于增强脑细胞功能。

〉　高粱米　〈

【成分和营养作用】　高粱米含有与大米等主食品几乎相等的糖,每 100 g 高粱米可供给人体约 360 kcal 热量,而蛋白质、脂肪、膳食纤维等含量均较大米为高,其钙、磷、铁、硫胺素、核黄素、烟酸等成分与大米相似或略高,虽吃口略逊,尚能适当调味,与米、麦等交叉服食,可使不同氨基酸和各种营养素互相调补,提高对人体的营养作用。

【食疗功效】　性温,味甘涩。有温暖脾胃、燥湿涩肠之功,可止霍乱吐泻,治脾胃虚寒、寒湿内盛、腹痛腹泻、小儿消化不良性泄泻等症;能益气补中,可治神疲乏力、胃痛泛酸等。外用有燥湿敛疮作用,可治杖疮、鹅口疮等。

【常用食疗方】　高粱粉　陈年高粱适量,焙黄,研末,干涂患处,治湿疮。调鸡蛋清或麻油,涂患处,治疗疮疡肿毒。

高粱黑豆丸　红高粱 120 g,黑豆 60 g,大枣 30 g,神曲

10 g。高粱、黑豆、神曲共研细末，大枣去核、煮熟，用枣汤和枣肉、高粱、黑豆、神曲细末，制成饼，蒸熟，焙干，再碾成细末，置砂锅内炒成黄黑色，用蜂蜜作成丸，每丸重 8 g，晚饭后服 4 丸，开水送服，治腹痛、腹泻、胃痛、吐酸、神疲乏力等症。

【饮食宜忌】　脾胃功能虚弱、便秘者不宜食用。

【古代文献论述】　《本草从新》："高粱，甘涩，温。温中涩肠胃，止霍乱。黏者与黍米同功。"

> **粟　米** <

【成分和营养作用】　粟米的碳水化合物和蛋白质含量与稻米相近，脂肪含量远高于大米。蛋白质中有谷蛋白、醇溶蛋白、球蛋白等多种，含有多量谷氨酸、脯氨酸、丙氨酸和甲硫氨酸等。脂肪中含不皂化物、固体脂肪酸、液体脂肪酸。此外，钙、磷、铁、硫胺素、核黄素、烟酸等含量也均较稻米更为丰富。

【食疗功效】　性凉，味甘咸。能益脾和胃，可治脾胃气弱、食不消化、反胃呕吐等症；有滋阴液、养肾气的作用，可治疗消渴口干、腰膝酸软等症；可除湿热、止泻痢、利小便，治疗身体烦热、小便不利或泻痢等症；外用可治疗赤丹及烫、火灼伤等。

【常用食疗方】　粟米粥　粟米适量。粟米煮粥常食，可治烦热、消渴、五淋、小便不利等症。

又法：用陈粟米 30 g，怀山药 15 g，大枣 5 枚，煮粥食，每日 2 次，治脾虚泄泻。

粟米姜汁　粟米 30 g，姜汁 10 mL。粟米煎取汁 100 mL，合姜汁温服，每日 1 次，连饮 2～3 日，可治胃虚呕吐。

【饮食宜忌】　尤适宜于失眠、体虚、热量低者及腹泻患者；对于胃寒者，则不宜多食。

【古代文献论述】　《滇南本草》："粟米，味咸，微寒。主滋阴、养肾气、健脾胃、温中,反胃服之如神。治小儿肝虫或霍乱吐泻,肚疼变痢疾或水泻不止,服之即效。用草连根,治转食冷吐。"

> ### 薏苡仁 <

【成分和营养作用】 薏苡仁的碳水化合物含量略低于大米,蛋白质、脂肪含量为大米 2~3 倍,并含有少量的维生素 B_1 和薏苡素、薏苡酯、三萜化合物,还含有人体所必需的氨基酸,如亮氨酸、赖氨酸、精氨酸、酪氨酸等。这些都是人体代谢中不可缺少的物质。

【食疗功效】 性凉,味甘淡。有健脾除湿作用,可治脾胃虚弱、食欲不振、风湿痹痛;有补肺利尿作用,可治水肿喘急;能排脓消肿,常用来治疗肺痈、肠痈;有抗癌作用,可作为抗癌症的辅助疗法;可美容健肤,治扁平疣等;还可清热通淋,治疗热淋、石淋等。

【常用食疗方】 薏苡仁粥 薏苡仁、粳米等量。将薏苡仁研成末,同粳米等量煮粥,每日食之,可治风湿痹痛、筋脉拘挛、脾虚泄泻。

又法:薏苡仁、山药、大米各 100 g,加水适量煮粥,油盐调味,每日分 2 次食,可补正气,治脾胃虚弱、食欲不振。

薏苡仁百合汤 薏苡仁 50 g,百合 10 g,水适量。薏苡仁、百合加水共煮,开锅后改微火煮,1 h 即可。可加糖或蜂蜜调食,连食 1~3 个月,治疗扁平疣、雀斑、痤疮、湿疹等。

【饮食宜忌】 适宜于湿热体质人群及湿热证、水肿、关节炎等疾患人群;便秘、小便量多、体弱者则需注意控制摄入量。

【古代文献论述】 《本草图经》:"薏苡仁……古方大抵心肺药多用之。韦丹治肺痈,心胸甲错者,淳苦酒煮薏苡仁令浓,微温顿服之。肺有血当吐愈。"

【现代研究】 药理实验证明,薏苡酯对癌细胞有阻止成长及损害作用,故国内外均有以薏苡仁煮粥食,用作防治癌症的辅助性食疗方法之一。所含薏苡素对横纹肌收缩有抑制作用,有镇痛、解热作用,对多突触反射还有短暂抑制作用等。

小 麦

【成分和营养作用】 小麦中淀粉和脂肪的含量与大米相近,蛋白质含量远高于大米,钙的含量是大米的 9 倍;还含有 B 族维生素和维生素 E,尤以维生素 E 的含量最为丰富,它是保护人体血液、心脏、骨骼、肌肉、神经等正常功能的必需营养品;还含有胆碱、卵磷脂、精氨酸等,可增强记忆,提高儿童智力。此外还含钙、磷、铁及帮助消化的淀粉酶、麦芽糖酶、蛋白分解酶等。

【食疗功效】 性平,味甘。有养心安神、除烦止渴、健脾止痢、益肾敛汗等作用,治疗脏躁(包括癔症)、烦热、消渴、泻痢等;外用可止血消肿,治疗痔疮出血、痈肿、烫伤等。

【常用食疗方】 小麦粥 小麦米、猪瘦肉各 120 g。小麦米、猪瘦肉炖熟,加盐调味,1 日 2 次分食,连食 1～2 周。治盗汗、手足心热、瘦弱。

甘麦大枣汤 小麦米 100 g,甘草 18 g,大枣 45 g,加水同煎 2 次,早晚各服 1 次,连服 1～3 周,可养心安神,治失眠。

【饮食宜忌】 糖尿病患者及对小麦有过敏情况或易腹胀人群不宜多食。

【古代文献论述】 《新修本草》:"小麦,味甘,微寒,无毒。主除热,止燥渴,咽干,利小便,养肝气,止漏血、唾血,以作曲,温,消谷,止痢;以作面,温,不能消热止烦。"

【现代研究】 小麦中占蛋白质总量 78% 的是一种特殊亚

类的面筋蛋白,即麦醇溶蛋白,易引起小肠激惹和过敏反应。当酵母与糖发生反应时,会产生气泡,若面团中面筋含量较高,则面团更易膨胀,发酵面团更加蓬松,小肠则受到更大的刺激。数据显示,大约 100 人食用小麦,就有 1 人会因面筋过敏而出现乳糜泻。因此,对面筋过敏的人群应当控制含高筋食物的摄入,可选用燕麦等不含面筋的食物。

> **大　麦** <

【成分和营养作用】　大麦的淀粉含量略低于大米、小麦,而脂肪、蛋白质、碳水化合物、钙、磷、铁、B 族维生素等物质远高于大米,比小麦还高,还含多种酶类(如淀粉酶、水解酶、蛋白分解酶等)。药理研究认为:麦芽煎剂对人体胃液分泌有轻微的增加作用,对蛋白酶分泌也有轻度的促进作用,但对淀粉酶的分泌无影响。

【食疗功效】　性凉,味甘咸。有健脾开胃、回乳之功效,可用于治疗食积不消、脘腹胀满、食欲不振;也能宽肠利水,可治疗泄泻、小便淋痛、水肿等症;外用可治烫、火伤。实验表明,大麦还含有尿囊素,外敷能促进化脓性创伤、顽固性溃疡的愈合。

【常用食疗方】　麦芽汤　大麦芽、神曲各 10～15 g。大麦芽、神曲用水煎 2 次分服,1 日 1 剂,连服 3～7 日,可治食积不消、脘腹胀满、食欲不振。

焦大麦茶　焦大麦 30 g。焦大麦泡茶,频频服用其汁,可清热消暑。

大麦芽汤　生麦芽 60～120 g。生麦芽炒黄,加水煎汤饮,1 日分 3 次服,连服 3～5 日,可以回乳。

【饮食宜忌】　适宜于神经衰弱、食欲不振者。孕妇及哺乳期女性宜慎食。

【古代文献论述】 《证类本草》:"大麦,补虚劣,壮血脉,益颜色,实五脏,化谷食。久食令人肥白,滑肌肤。"

> **荞 麦** <

【成分和营养作用】 荞麦含蛋白质、脂肪、碳水化合物均略高于大麦,而钙、磷、铁含量远低于大麦。此外还含有多种维生素,如维生素 B_1、维生素 B_2、烟酸等。瘦果中含水杨胺,4-羟基苯甲胺、N-水杨叉替水杨胺。全草中含芸香苷,有维生素 P 样活性。

【食疗功效】 性凉,味甘。有除湿热、祛风痛之效,治头风疼痛、妇女带下等;可开胃消积、下气利肠,治胃肠积滞、腹痛泄泻、痢疾;外用可清热解毒。实验表明,在体外有杀肠道寄生虫的作用。临床证明,对糖尿病初期有一定的疗效。

【常用食疗方】 凉拌荞麦面 荞麦面适量,黄瓜 50 g,胡萝卜 50 g,鸡蛋 1~2 个及大蒜、小米椒、香菜、葱花、芝麻等适量,陈醋、生抽、盐、老抽。将荞麦面煮熟后过冷水,将黄瓜和胡萝卜切丝,鸡蛋煎熟后切丝。在碗中加入蒜末、小米椒、香菜、葱花、熟芝麻,倒入陈醋、生抽、盐、老抽调成酱汁。将所有材料混合,倒入酱汁拌匀即可。具有祛风除湿、健脾利肠之效。

荞麦饼 荞麦面粉 300 g(可以根据需要调整),用温水和成粉团,分切成若干份,隔水蒸熟,晾凉,可用芝麻酱、醋、蒜汁等调料拌饼,用以治疗慢性腹泻、胃肠积滞。

【饮食宜忌】 适宜于糖尿病、高血压、高脂血症、动脉粥样硬化等疾病患者、胃肠积滞人群。不适宜于脾胃虚寒者、消化不良者。

【古代文献论述】 《食疗本草》:"荞麦,味甘平,寒,无毒。实肠胃,益气力,久食动风,令人头眩。和猪肉食之,患热风,脱人眉须。"

> 燕 麦 <

【成分和营养作用】 燕麦所含淀粉与大麦相近,而蛋白质、脂肪含量高于大麦,超过大米 2 倍。此外也含有维生素 B_1、维生素 B_2 等。

【食疗功效】 性温,味甘。有益肝和脾,滑肠催产之功,对病后体虚、纳呆、便秘及难产等症有辅助治疗效果,并有止汗、止血之效,可治虚汗、盗汗、出血等症。因燕麦甜粥香甜可口,有增强食欲作用。

【常用食疗方】 可可燕麦粥 即食燕麦 30～40 g,奇亚籽 1 勺,可可粉 3 g,开水 200 mL。开水浸泡燕麦片和奇亚籽 5 min,也可用微波炉加热 1～2 min,加入可可粉拌匀,即可食用。尤适宜于青少年学生、上班族,具有补充能量、增强免疫力、健脾益肾养心之效。

【饮食宜忌】 适宜于肥胖人群、高脂血症及冠心病患者、习惯性便秘患者、体虚自汗者等。不适宜胃痉挛、消化不良、腹胀患者。

【古代文献论述】 《新修本草》:"雀麦,味甘,平,无毒。主女人产不出,煮汁饮之。一名燕麦。生故墟野林下,叶似麦。"《本草纲目》:"此野麦也。燕雀所食,故名。"

二、豆类及其制品

豆类种类比较多,按营养成分含量多少可分为两大类:一类是大豆,含有较高的蛋白质和脂肪,而碳水化合物相对较少,如黄豆、黑豆与青豆;另一类是除大豆以外的其他干豆,含有较多的碳水化合物、中等量的蛋白质和少量的脂肪,如绿豆、豌豆、小豆、蚕豆、芸豆等。作为一种优质蛋白质来源,我国居民食用大豆已有数千年历史。

（一）大豆的营养价值

1. 大豆的营养成分 大豆含有 35%～40% 的蛋白质,是植物性食品中含蛋白质最多的食品。大豆蛋白质的氨基酸组成接近人体需要,仅硫氨基酸含量略低,具有较高的营养价值,而且富含谷类蛋白质较为缺乏的赖氨酸,是与谷类蛋白质互补的天然理想食品,故大豆蛋白为优质蛋白质。

大豆含有 15%～20% 的脂肪,其中不饱和脂肪酸占 85%,以亚油酸最多,高达 50% 以上,还含有 1.64% 的磷脂和丰富的维生素 E,是优质食用油的来源。

大豆中含 25%～30% 的碳水化合物,其中只有一半是可供利用的淀粉、阿拉伯糖、半乳聚糖和蔗糖,另一半是人体不能消化吸收的棉籽糖和水苏糖,在肠道细菌作用下,发酵产生二氧化碳和氨,可引起腹胀。

每 100 g 大豆中钙的含量为 200～300 mg,铁 6～10 mg,钾 1 276 mg,还富含磷、锌等矿物元素,是植物性食物中矿物元素的良好来源。此外,大豆中还富含维生素 B_1、维生素 B_2、维生素 E 等。

2. 大豆中的抗营养因素 大豆中存在一些抗营养因素。所谓抗营养因素是指存在于天然食品中,影响某些营养素的吸收利用,对人体健康和食物质量产生不良影响的因素。需合理处理这些抗营养因素,以充分发挥大豆的营养作用。需要指出的是,抗营养因素也不是绝对的,随着研究的不断深入,人们发现一些抗营养因素在某些特殊情况下也发挥重要的保健作用。

（1）蛋白酶抑制剂:存在于大豆等作物中,能抑制胰蛋白酶、糜蛋白酶、胃蛋白酶等 13 种蛋白酶的活性,影响人体对蛋白质的消化吸收,对动物生长有抑制作用。常采用加热处理的方法破坏其活性。

(2)豆腥味:大豆蛋白中含有 $1\%\sim2\%$ 的脂肪氧化酶,能促进不饱和脂肪酸氧化分解,形成小分子的醛、醇、酮等挥发性物质,产生豆腥味和苦涩味,可通过加热、微波照射、有机溶剂萃取等方法去除。

(3)胀气因子:是指占大豆碳水化合物一半的水苏糖和棉籽糖。人体缺乏其水解酶,二者不通过消化吸收直接到达大肠,在微生物作用下产气,引起腹胀。大豆加工成豆制品时胀气因子可被去除。但它们有利于肠道双歧杆菌的生长繁殖,对调整肠道菌群有益。

(4)植酸:大豆中含 $1\%\sim3\%$ 的植酸,它们是很强的金属螯合剂,可与锌、铁、钙、镁、铜等螯合,影响它们的吸收及利用。

(5)植物红细胞凝集素:能凝集人和动物红细胞,可引起头晕、头痛、恶心、呕吐、腹痛、腹泻等症状,可影响动物生长。加热即被破坏。

(6)皂苷和异黄酮:是大豆中存在的主要植物化学物,最近的研究表明,它们对机体健康所起的作用要大于其不良影响。

(二)其他干豆类的营养价值

其他干豆类主要有豌豆、蚕豆、绿豆、红豆、芸豆等。蛋白质含量约为 20% ,脂肪含量 $1\%\sim2\%$,碳水化合物含量 $50\%\sim60\%$,其他营养素近似大豆。

(三)豆制品的营养价值

豆制品主要包括豆腐及其制品、豆芽和豆苗等,后者也被看作蔬菜。

天然大豆有厚实的细胞壁以及各种抗营养因素,影响其营养价值的发挥,如干炒大豆蛋白质消化率只有 50% 左右,整粒

煮食大豆也仅为 65％；而制成各种豆制品的消化率可高达
92％～94％。

豆类加工成豆芽,除含有原有营养成分外,在发芽过程中经
各种水解酶的作用,可使一些营养素结构发生改变,有利于机体
吸收利用。如植酸降解,更多的钙、磷、铁等矿物元素释放出来,
增加矿物元素利用率;棉籽糖、水苏糖分解使胀气因子被清除;
产生维生素 C、维生素 B_{12} 等新的营养素成分。豆苗中维生素
C、胡萝卜素和叶酸含量都高于豆芽,在新鲜蔬菜缺乏时,二者
可作为维生素 C 等营养素的良好来源。

（四）豆类中的天然活性成分

1. 大豆异黄酮　大豆异黄酮属于多酚类物质中的类黄酮
类,存在于 300 多种植物中,以大豆中含量较高,是大豆生长过
程中形成的一类次生代谢产物,天然状态下多以 ß-葡萄糖苷结
合形式存在,发芽可使大豆异黄酮的含量增加。在大豆中的含
量为 0.1％～0.4％,其他豆类及制品也含有较多的大豆异黄酮。
豆类食物是大豆异黄酮的唯一膳食来源,蒸煮等加工方式不易
使大豆异黄酮破坏,烘烤会使染料木黄酮和大豆黄素分别丢失
21％和 15％。大豆异黄酮具有非常广泛的生物学作用,如清除
自由基和抗氧化作用、抗肿瘤作用、雌激素样作用、免疫调节作
用、降血脂作用、抗病毒作用、抗辐射作用等。作为一种保健功
能食品,大豆异黄酮在许多国家已经得到广泛应用。

2. 大豆皂苷　大豆皂苷是由萜类同系物（皂苷元）与糖缩
合形成的一类化合物,为五环三萜类皂苷,经酸水解后,其水溶
性组分主要为糖类,如葡萄糖、半乳糖、木糖、鼠李糖、阿拉伯糖
和葡萄糖醛酸等。皂苷元与糖结合构成多种皂苷。大豆皂苷具
有溶血作用,这是其被视为抗营养因子的原因之一,同时也提示
其抗血栓作用。大豆皂苷具有降血脂作用,可保护心脑血管功

能。其他作用包括抗突变和抑制肿瘤生长、抗氧化、免疫调节、抗病毒作用等。

（五）豆类及其制品的合理利用

不同加工和烹调方法，对大豆蛋白质的消化率有明显的影响。整粒熟大豆的蛋白质消化率仅为 65.3%，但加工成豆浆可达 84.9%，豆腐可提高到 92%～96%。大豆中含有抗胰蛋白酶的因子，能抑制胰蛋白酶的消化作用，使大豆难以分解为人体可吸收利用的各种氨基酸，经过加热煮熟后，这种因子即被破坏，消化率随之提高，所以大豆及其制品须经充分加热煮熟后再食用。

豆类蛋白质含有较多的赖氨酸，与谷类食物混合食用，可较好地发挥蛋白质的互补作用，提高谷类食物蛋白质的利用率，因此，豆类食物宜与谷类食物搭配食用。

豆类中膳食纤维含量较高，特别是豆皮，国外有人将豆皮经过处理后磨成粉，作为高纤维用于烘焙食品。据报道，食用含纤维的豆类食品可明显降低血清胆固醇，对冠心病、糖尿病及肠癌也有一定的预防及治疗作用。提取的豆类纤维加到缺少纤维的食品中，不仅改善食品的松软性，还有保健作用。

> **黄　豆** <

【成分和营养作用】　黄豆中蛋白质含量近 5 倍于大米，脂肪是大米的 20 倍，而碳水化合物只有大米的 2/5，其中所含的亚麻油酸、亚麻油烯酸、皂草苷等可减少体内胆固醇含量。此外还含大量膳食纤维。黄豆中含有多种人体必需氨基酸，尤其赖氨酸较多，可以补充谷类赖氨酸不足的缺陷，同时，黄豆中缺乏的甲硫氨酸又可得到谷类的补充。所以，我国人民常以豆谷混食，使蛋白质得到互补作用。

黄豆中还有丰富的钙、铁、磷,可促进骨骼的发育,纠正骨质脱钙。卵磷脂对大脑神经系统有营养作用。此外,黄豆尚含有维生素 B_1、维生素 B_2 以及烟酸、叶酸、唾液酸、生物素、异黄酮类、大豆黄酮苷、染料木苷等。有报道,常服可防治高血压、动脉硬化等病症。

【食疗功效】　性平,味甘。有健脾宽中、润燥利水、除湿等功用,可治疳积泻利、腹胀羸瘦、风湿痹痛。外用还能消炎解毒,可治疮痈肿毒、外伤出血等。

【常用食疗方】　黄豆炖红糖　黄豆 60 g,水、红糖适量。黄豆加水适量煮熟,加入糖溶化,每日服 2 次,治气血虚弱、四肢酸痛、抽筋等症。

五香黄豆　黄豆、五香粉适量。黄豆炖熟,加五香粉焖干,老年人、小孩常食,可防止骨质疏松,促进儿童生长发育。

【饮食宜忌】　更年期妇女、心血管病患者、脑力工作者尤为适宜;慢性消化道疾病患者、脾胃功能较弱、易于胀气者不宜多食。

【古代文献论述】　《本草纲目》:"大豆有黑、青、黄、白、斑数色,惟黑者,入药,而黄、白豆炒食作腐,造酱榨油,盛为时用。黄豆……气味甘、温、无毒。时珍曰:生温,炒热微毒。多食,壅气生痰动嗽,令人身重,发面黄疮疥。主治:宽中下气,利大肠,消水胀肿毒。研末,熟水和,涂痘后痈。"

＞　黑　豆　＜

【成分和营养作用】　在植物中,蛋白质含量最高、品质最好的是黑大豆,虽然黑豆所含氨基酸不及某些动物蛋白丰富,但由于它没有动物食品容易造成高脂血症的缺点,所以黑豆是人类较理想的主选食料之一。碳水化合物和植物脂肪含量亦较高,并有一定量胡萝卜素、维生素 B_1、维生素 B_2、维生素 B_{12}、烟酸、大豆黄酮苷、染料木素、大豆皂醇、胆碱、叶酸、亚叶酸、泛酸、生物素、唾液酸等,这些成分均对机体代谢起重要作用。

【食疗功效】 性平,味甘。能补肾滋阴,可治肾虚消渴、不孕不育、耳聋、盗汗自汗等症;有补血活血之功,可治产后诸疾、中风脚弱、血虚目暗、下血等症;并能除湿利水,治水肿胀满、脚气、黄疸、水肿等,也可祛风解毒,治风痹筋挛骨痛、痈肿疮毒,且可解砒石、甘遂、天雄、附子、巴豆、斑蝥及诸药、酒食之毒。

【常用食疗方】 黑豆汁 黑豆 100 g。黑豆煮至烂熟,取汁顿服,能利水消肿,并可解各种药毒、食毒。

【饮食宜忌】 儿童及肠胃功能不良者不建议多食。

【古代文献论述】 《本草纲目》:"陶华以黑豆入盐煮,常时食之,云能补肾。盖豆乃肾之谷,其形类肾,而又黑色通肾,引之以盐,所以妙也……时珍曰:夫豆有五色,各治五脏。惟黑豆属水性寒,为肾之谷,入肾功多,故能治水消胀下气,制风热而活血解毒,所谓同气相求也。"

＞ 绿　豆 ＜

【成分和营养作用】 绿豆含有丰富的蛋白质和碳水化合物,其蛋白质含量是大米的 3 倍多,而脂肪含量甚少,还含有少量钙、磷、铁和胡萝卜素、核黄素、硫胺素、烟酸。蛋白质中主要为球蛋白,也有甲硫氨酸、色氨酸、酪氨酸等;磷脂中有磷脂酰胆碱、磷脂酰乙醇胺、磷脂酰肌醇、磷脂酰甘油、磷脂酰丝氨酸、磷脂酸等。这些成分为机体许多重要器官营养所必需。绿豆还以其不同制品所具有的特殊滋味,兴奋神经、增进食欲。

【食疗功效】 性凉,味甘。能消暑热、利水湿,可治暑天发热或自觉内热及伤于暑气的各种疾病。有利尿退肿作用,治各种水肿。有解疮毒、食毒、药毒、止泄泻之功,可治痈肿、丹毒、痘疮、无名肿毒,及附子、砒石、诸石药、热药中毒病变,亦可治各种食物中毒,各种里热腹泻或热毒下利,并有抗过敏功效,可治荨麻疹等变态反应性疾病。

【常用食疗方】　绿豆清汤　绿豆 60 g,水适量。绿豆加水,大火一滚,冷却后取汤饮服,可防暑解毒(解药毒、食毒);可消水肿。

绿豆赤豆汤　绿豆、赤豆各半。绿豆、赤豆洗净,加水 5 倍,煮熟后,加糖适量,每次服用连汤带豆 1 碗,连食数日,可治消化不良、小便不利、皮肤风疹、荨麻疹、麻疹等疾患。

【饮食宜忌】　暑热、内热患者、过敏体质人群尤为适宜;胃脾虚寒者不宜多食。

【古代文献论述】　《证类本草》:"绿豆,味甘,寒,无毒。主丹毒,烦热,风疹,药石发动,热气奔豚,生研绞汁服,亦煮食,消肿,下气,压热,解石……《日华子》云:绿豆,冷。益气、除热毒风,厚肠胃,作枕明目,治头风头痛。"

> ## 赤小豆 <

【成分和营养作用】　赤小豆富含淀粉,也有较多蛋白质,其含量约为大米 3 倍,脂肪含量甚少。此外,有较多灰分和纤维素,磷、钾、镁含量甚高,还有钙、铁、硫胺素、核黄素、维生素 C、烟酸、三萜皂苷等均为机体所需。赤小豆还以其独特之色泽、美味充作糕团等食品之原料,能增进食欲,促进胃肠消化、吸收。

【食疗功效】　性平,味甘微酸。能利水除湿,可治水肿、湿脚气等,有和血排脓之功,可治疮肿恶血不尽、产后恶露不净、妇女经闭或经水淋漓不净、痔疮出血、肠痈腹痛等;还能消肿解毒、利湿退黄,治热毒痈肿、畜肉中毒、湿热黄疸、丹毒、腮颊肿痛、风疹块等。

【常用食疗方】 赤豆鲤鱼汤 赤小豆250 g,黑鲤鱼500 g。赤小豆、黑鲤鱼煮烂饮汤食豆,1日1剂,分2次服,连食5～7日,可治腹水、水肿、脚气、黄疸等。

【饮食宜忌】 水肿、哺乳期妇女尤为适宜。

【古代文献论述】 《食疗本草》:"赤小豆和鲤鱼烂煮食之,善治脚气及大腹水肿。"

【现代研究】 赤小豆有利尿、抗菌消炎、解除毒素等作用。

蚕 豆

【成分和营养作用】 蚕豆的蛋白质含量仅次于黑豆、黄豆,远高于其他诸豆,碳水化合物仅次于绿豆、赤豆,远高于其他诸豆,此外还含有磷脂、胆碱、胡芦巴碱、烟酸、呱啶酸-2、维生素 B_1、维生素 B_2、钙、铁等。由于所含多种成分均为机体所必需,多食本品可避免如维生素缺乏症等多种营养不良病症。尤其丰富的植物蛋白对延缓动脉硬化、延缓衰老具有较大意义。

【食疗功效】 性平,味甘。有益气健脾之功,可治因中气不足而倦怠少气、便溏等症;能利湿消肿,治水肿尿少之症。

【常用食疗方】 蚕豆羹 蚕豆60 g,红糖、开水适量。蚕豆磨粉、炒熟,红糖适量,开水冲调,日日饮服,可治神疲乏力、消瘦、纳少、便溏等症,并可作为噎膈反胃辅助治疗。

【饮食宜忌】 脾胃功能虚弱者适当食用,不宜多食。

【古代文献论述】 《随息居饮食谱》:"蚕豆嫩时剥为蔬馔,味极鲜美;老则煮食,可以代粮;炒食,可以为肴。"

【现代研究】 蚕豆有降低胆固醇的作用,对动脉硬化的治疗有辅助作用。外用也能祛湿,治湿疹等皮肤病。

第二节 蔬菜类食物

蔬菜按其结构及可食部分不同,可分为叶菜类、根茎类、瓜茄类、鲜豆类和菌藻类,所含的营养成分因其种类不同,差异较大。

蔬菜是维生素和矿物质的主要来源。此外还含有较多的纤维素、果胶和有机酸,能刺激胃肠蠕动和消化液的分泌,因此它们还能促进人们的食欲和帮助消化。蔬菜在体内的最终代谢产物呈碱性,故称"碱性食品",对维持体内的酸碱平衡起重要作用。

(一)蔬菜的主要营养成分及组成特点

1.叶菜类 主要包括白菜、菠菜、油菜、韭菜、苋菜等。蛋白质含量较低,一般为 $1\%\sim2\%$,脂肪含量不足 1%,碳水化合物含量为 $2\%\sim4\%$,膳食纤维约 1.5%。

叶菜类是胡萝卜素、维生素 B_2、维生素 C 和矿物质及膳食纤维的良好来源。其中,绿叶蔬菜和橙色蔬菜胡萝卜素的含量较高。各类叶类菜是我国人民膳食中维生素 B_2 的主要来源。国内营养调查显示,维生素 B_2 缺乏症的发生,往往同食用绿叶蔬菜不足有关。维生素 C 的含量多在 35 mg/100 g 左右,其中菜花、西兰花、芥蓝等含量较高,每 100 g 在 50 mg 以上;维生素 B_1、烟酸和维生素 E 的含量普遍较谷类和豆类低,与其水分含量高有关。矿物质的含量在 1% 左右,种类较多,包括钾、钠、钙、镁、铁、锌、硒、铜、锰等,是膳食矿物质的主要来源。

2.根茎类 主要包括萝卜、胡萝卜、藕、山药、芋头、马铃薯、甘薯、葱、蒜、竹笋等。根茎类蛋白质含量为 1%～2%，脂肪含量不足 0.5%，碳水化合物含量相差较大，低者 3% 左右，高者可达 20% 以上。膳食纤维的含量较叶菜类低，约 1%。胡萝卜中含胡萝卜素最高，每 100 g 中可达 4130 μg。硒的含量以大蒜、芋头、洋葱、马铃薯等中最高。

3. 瓜茄类　包括冬瓜、南瓜、丝瓜、黄瓜、茄子、番茄、辣椒等。瓜茄类因水分含量高，营养素含量相对较低。蛋白质含量为 0.4%～1.3%，脂肪微量，碳水化合物 0.5%～9.0%，膳食纤维含量 1% 左右。胡萝卜素含量以南瓜、番茄和辣椒中最高，维生素 C 含量以辣椒、苦瓜中较高。番茄中的维生素 C 含量虽然不很高，但受有机酸保护，损失很少，且食入量较多，是人体维生素 C 的良好来源。辣椒中还含有丰富的硒、铁和锌，是一种营养价值较高的食物。

4. 鲜豆类　包括毛豆、豇豆、四季豆、扁豆、豌豆等。与其他蔬菜相比，营养素含量相对较高。蛋白质含量为 2%～14%，平均 4% 左右，其中毛豆可达 12% 以上。脂肪含量不高；碳水化合物为 4% 左右，膳食纤维为 1%～3%。胡萝卜素含量普遍较高，每 100 g 中的含量大多在 200 μg 左右，其中以甘肃出产的龙豆和广东出产的玉豆较高，达 500 μg/100 g 以上。此外，还含有丰富的钾、钙、铁、锌、硒等。铁的含量以发芽豆、刀豆、蚕豆、毛豆较高，每 100 g 中含量在 3 mg 以上。锌的含量以蚕豆、豌豆和芸豆较高，每 100 g 中含量均超过 1 mg，硒的含量以玉豆、龙豆、毛豆、豆角和蚕豆较高，每 100 g 中的含量在 2 μg 以上。核黄素含量与绿叶蔬菜相似。

5. 菌藻类　菌藻类食物包括食用菌和藻类食物。食用菌是指供人类食用的真菌，有 500 多个品种，常见的有蘑菇、香菇、银耳、木耳等品种。藻类是无胚，自养，以孢子进行繁殖的低等植物,供人类食用的有海带、紫菜、发菜等。

菌藻类食物富含蛋白质、膳食纤维、碳水化合物、维生素和微量元素。蛋白质含量以发菜、香菇和蘑菇最为丰富,在20%以上。蛋白质氨基酸组成比较均衡,必需氨基酸含量占蛋白质总量的60%以上。脂肪含量低,约1%。碳水化合物含量差别较大,干品在50%以上,如蘑菇、香菇、银耳、木耳等,鲜品较低,如金针菇、海带等,不足7%。胡萝卜素含量差别较大,在紫菜和蘑菇中含量丰富,其他菌藻中较低。维生素 B_1 和维生素 B_2 含量也比较高。微量元素含量丰富,尤其是铁、锌和硒,其含量约是其他食物的数倍甚至10余倍。在海产植物中,如海带、紫菜等中还含丰富的碘,每 100 g 海带(干)中碘含量可达36 mg。

（二）蔬菜的合理利用

1. 合理选择　蔬菜含丰富的维生素,除维生素 C 外,一般叶部含量比根茎部高,嫩叶比枯叶高,深色的菜叶比浅色的高,因此在选择时,应注意选择新鲜、色泽深的蔬菜。

2. 合理加工与烹调　蔬菜所含的维生素和矿物质易溶于水,宜先洗后切,以减少蔬菜与水和空气的接触面积,避免损失。洗好的蔬菜放置时间不宜过长,以避免维生素氧化破坏,尤其要避免将切碎的蔬菜长时间浸泡在水中。烹调时要尽可能做到急火快炒。有实验表明,蔬菜煮 3 min,其中维生素 C 损失5%,煮10 min 损失达30%。为了减少损失,烹调时加少量淀粉,可有效保护抗坏血酸的破坏。

3. 菌藻食物的合理利用　菌藻类食物除了提供丰富的营养素外,还具有明显的保健作用。研究发现,蘑菇、香菇和银耳中含有多糖物质,具有提高人体免疫功能和抗肿瘤作用。香菇中所含的香菇嘌呤,可抑制体内胆固醇形成和吸收,促进胆固醇分解和排泄,有降血脂作用。黑木耳能抗血小板聚集和降低血凝,减少血液凝块,防止血栓形成,有助于防治动脉粥样硬化。海带因含有大量的碘,临床上常用来治疗缺碘性甲状腺肿。海带中的褐藻酸钠盐,有预防白血病和骨癌的作用。

此外,在食用菌藻类食物时,还应注意食品卫生,防止食物中毒。例如:银耳易被细菌污染,食入被污染的银耳,可发生食物中毒。食用海带时,应注意用水洗泡,因海带中含砷较高,可达 35～50 mg/kg,大大超过国家食品卫生标准(0.5 mg/kg)。

青 菜

【成分和营养作用】 青菜是蔬菜中含矿物质和维生素最丰富的菜。一个成年人如果 1 日吃 500 g 青菜,人体所需的钙、铁、胡萝卜素、维生素就充足有余了。它所含的维生素,可使癌细胞丧失能力,原因在于它会形成一种"透明质酸抑制物",这种物质具有抗癌能力,食后可将亚硝胺排出体外。

【食疗功效】 性平,味甘。具有清热除烦、通利肠胃的功能,对便秘、热咳都有一定疗效。由于它含有粗纤维,食后可增加胃肠蠕动和消化腺的分泌,促进食物消化,具有防便秘的特殊效果。

【常用食疗方】 紫菜青菜海米卷 虾米 3 g,青菜叶 400 g,紫菜 1 张,精盐、味精、麻油、黄酒、葱姜汁皆适量。将青菜叶洗净,过沸水焯 1 min 取出剁成细末;虾米洗净放在碗里切碎,添加少量黄酒,碗里加入青菜泥、精盐、味精、葱姜汁、麻油、虾米末拌匀。拿 1 张紫菜铺在案板上,把调好的青菜泥放在紫菜一边的边缘,摆成长条形,把紫菜包裹菜泥卷起,收口处朝下摆好,切成小段装盘,上笼蒸 5 min 取出。随餐食用。具有健脾益肾之效。

【饮食宜忌】　一般人群均适宜食用,反复腹泻、虾米过敏者不宜过食。

【古代文献论述】　《古今医统大全》:"生青菜,时病瘥后食之,手青肿。"

【现代研究】　据国外研究报道,青菜中所含的粗纤维和脂肪结合后,可防止血浆胆固醇形成,促使胆固醇代谢物——胆酸得以排出体外,以减少动脉粥样硬化的形成。

＞　白　菜　＜

【成分和营养作用】　白菜所含的矿物质和维生素的量大致和萝卜相似,钙和维生素 C 含量均比苹果和梨高 5 倍以上,核黄素含量高于苹果和梨 3～4 倍。成人每日吃 350～400 g 大白菜就可满足维生素 C 需要。所含微量元素锌高于肉和蛋类。锌对身体很重要,有促进幼儿的生长发育、促进男子精子活力、促进外伤愈合等作用。白菜里还含较多的粗纤维,能促进肠壁蠕动,增进食欲。

【食疗功效】　性平,微寒、味甘。有养胃消食之功,可缓解胃阴不足、消化不良等症。还有清热解渴、利小便、止咳嗽等作用。

【常用食疗方】　白菜汁　大白菜绞汁 200 mL,加温食前服,每日 2 次,连服 3 日,辅以治疗消化性溃疡。

【饮食宜忌】　寒性体质、肠胃功能不佳者及慢性肠胃炎患者需注意不可食用过多。

【古代文献论述】　《滇南本草》:"白菜,一名菘菜。味甘,性平。主消痰,利小便,止咳嗽,清肺热。"

【现代研究】　近年研究发现,白菜中所含微量元素"钼",可抑制体内对亚硝胺的吸收、合成和积累,有一定的抗癌作用。

> 韭 菜 <

【成分和营养作用】 韭菜含有苷类、硫化物、苦味质、钙、磷、铁、B族维生素、维生素 C、蛋白质、脂肪、糖类、胡萝卜素等。韭菜还含有一种挥发性精油和硫化物等成分，这是韭菜香气的由来，具有兴奋和杀菌功效。韭菜里的粗纤维较多，能促进肠管蠕动，保持大便通畅，并能排除肠道中过多营养成分而起减肥作用。对误吞异食者，整吃韭菜可将误吞物包裹随大便排出。

【食疗功效】 性温，味辛。有温中、行气、散瘀、活血、解毒、补虚益阳、调和脏腑等作用，可治噎膈、反胃、胸痹、阳痿、早泄、吐血、衄血、尿血、痢疾、跌打损伤、虫蝎蜇伤。

【常用食疗方】 韭菜盒子 韭菜 200 g，鸡蛋 3 g，中筋面粉 200 g，开水 50 mL，常温水 60 mL，酵母 1/8 勺，油 12 g，盐 6 g，香油 25 g，蚝油 15 g，生姜泥，白胡椒粉 2 g，五香粉 1/8 勺。开水加入中筋面粉中，搅拌均匀；酵母加入常温水中搅匀，倒入面粉中，加盐、油、揉面、饧面。韭菜切碎；锅中倒油，油热后转小火，倒入打散的鸡蛋，一边倒鸡蛋一边不停搅拌，加入切碎的韭菜和调料拌匀。取一块面团擀成椭圆形，放拌好的韭菜，面皮对折封口，锅中倒油，加入菜盒，小火烙熟出锅。即可食用。具有健脾益肾、促进消化之效。

【饮食宜忌】 以阳虚、阳痿、便秘患者尤为适宜；脾胃虚弱者不建议过食。

【古代文献论述】 《滇南本草》："韭菜，味辛、咸，性温。温中下气，补虚益阳，补肾兴阳，泄精，除噎散结。主治吐血、衄血、尿血，生捣汁服，除胃脘瘀血，熟吃滑润肠胃中积，或食金、银、铜、铁、锡器于腹内，吃之立下。"

【现代研究】　实验证明,韭菜对葡萄球菌、痢疾杆菌、伤寒杆菌、大肠埃希菌、变形杆菌、铜绿假单胞菌等均有抑菌作用。

▶ 芹　菜 ◀

【成分和营养作用】　芹菜含有较丰富的蛋白质和矿物质、钙、磷、铁,尤以蛋白质含量更高,比一般瓜果之类高出 1 倍多。水芹还含有多种游离氨基酸、芳香油、芫荽苷、甘露醇、环己六醇、烟酸及多种维生素,常食不但可增进食欲,还有促进血液循环和健脑作用。旱芹富含有机酸、胡萝卜素、维生素 C、糖类及佛手柑内酯等,含有的挥发油中有一种 α-芹子烯,对人脑中枢神经有安定和抗痉挛作用;另一种挥发油丁基苯酸,是旱芹菜特殊气味的来源。

【食疗功效】　水芹性平,味甘。旱芹性凉,味甘、苦。水芹有清热利水之功,治暴热烦渴、淋病、水肿等症;能化痰下气,治痰多胸满、瘰疬等症;并可去瘀止带,治崩漏带下;还能解毒消肿,治疔腮、解百药毒。旱芹能平肝清热,治高血压病、眩晕头痛、面目红赤,有祛风利湿作用,可治湿浊内盛之症;亦可解毒消肿,治疮肿、无名肿毒等症。

【常用食疗方】　芹菜汁　将水芹根茎 10 个,捣汁,温开水和服,每次 1 杯,日 2 次,连服数日,治小便淋痛、小便不利、小便出血、小儿发热等。

【饮食宜忌】　一般人群均可食用,尤其适宜于高血压患者,脾胃虚寒、血压偏低者不宜多食。

【古代文献论述】　《本草求真》:"芹菜辛多于苦则能以治寒湿;苦多于辛则能以治热毒。芹菜(专入肺、胃、肝),地出,有水有旱。其味有苦有甘,有辛有酸之类。考之张璐有言,旱芹得青阳之气而生,气味辛窜,能理胃中湿浊。水芹得湿淫之气而生,气味辛浊。"

【现代研究】 实验表明，芹菜有明显降压作用，其持续时间随量增加而延长，并有镇静和抗惊厥作用，对子宫有收缩作用。芹菜素，又称芹黄素，是芹菜中的主要生物活性成分，广泛存在于多种水果、蔬菜、豆类和茶叶中。大量实验表明，芹菜素是一种抗氧化和抗脂质过氧化作用的天然存在的黄酮类化合物，具有神经保护、抗氧化、自由基清除、抗肿瘤、抗炎、促进碳水化合物代谢、免疫调节等作用。

> **蕹　菜** <

【成分和营养作用】 蕹菜含有多种营养成分，在嫩梢中，蛋白质含量比同等量的番茄高 4 倍多，钙含量比番茄高 12 倍多，并含有较多的胡萝卜素。蕹菜中粗纤维素的含量较丰富，具有促进肠蠕动、通便解毒作用。特别是果胶能使体内有毒物质加速排泄，木质素可把巨噬细胞吞噬细菌的活力提高 2～3 倍。

【食疗功效】 性寒，味甘。可清胃肠热、润肠通便、祛口臭、治便秘；有消肿去腐之功，可治小儿胎毒、疔疮痈疖、丹毒等；具清热凉血之效，治吐血、衄血、尿血。

【常用食疗方】 清炒蕹菜　素油适量，烧热后放入蕹菜翻炒至熟，放入盐和味精。多吃、常吃，可治口臭、便秘。

【饮食宜忌】 一般人群均可食用，糖尿病、高血压患者尤为适宜；脾胃虚寒、低血压人群则不宜多食。

【古代文献论述】 《本草纲目》："蕹菜今金陵及江夏人多莳之……味短，须同猪肉煮，令肉色紫乃佳。"

【现代研究】 药理研究表明，紫色蕹菜中含胰岛素成分而能降低血糖，对糖尿病患者较为合适。

＞　苋　菜　＜

【成分和营养作用】　苋菜富含蛋白质、碳水化合物,其所含蛋白质比牛奶中的蛋白质更能充分被人体所吸收。所含胡萝卜素、烟酸比茄果类高2倍以上。钙、铁含量是鲜菜中最多的,其铁含量比菠菜多1倍,钙含量是菠菜的3倍。更为重要的是菠菜内草酸含量高,其所含钙质一般不易被人体所利用,而苋菜中没有草酸,很易被人体所吸收,因此苋菜适宜于贫血、骨折患者食用,亦是小儿优良菜肴。

【食疗功效】　性凉,味甘。有清热解毒、收敛止血、抗菌消炎等功能,可治急性肠炎、尿道炎、咽喉炎、子宫颈炎、痈、疖、毒蛇咬伤等病症。

【常用食疗方】　苋菜蜂蜜饮　苋菜50 g,蜂蜜1勺。用清水将切段的苋菜煮水,去叶取汁,分2次饮,每次加1勺蜂蜜。适用于扁桃体炎、咽炎,具有清咽润喉、消肿止痛之功效。

【饮食宜忌】　以体虚、贫血、营养不良人群尤为适宜。

【古代文献论述】　《滇南本草》:"苋菜,味甘,性冷。无毒,青色,分气,除热利窍。赤者治痢,产妇食之易产,紫苋解毒,诸苋利大、小肠之热结。凡脾胃虚弱者忌食。"

＞　菠　菜　＜

【成分和营养作用】　菠菜含有维生素A、B族维生素、维生素C、维生素D、维生素E等多种维生素,其中维生素A原的含量可和胡萝卜相比,和蛋黄相仿;而B族维生素和维生素C、磷质、蛋白质的含量较一般蔬菜为高,蛋白质含量可与牛奶媲美,500 g菠菜中含蛋白质相当于2个鸡蛋的含量。100 g菠菜可满足人体一昼夜对维生素C的需要和两昼夜对胡萝卜素的需要。

菠菜含有丰富的铁,是供人体铁质的良好来源,对增进身体健康有很好作用;还含有糖、脂肪、芸香苷、氟、α-生育酚、6-羟甲基喋啶二酮及微量元素等物质,对人体新陈代谢功能有良好的效果。所含的酶对胃肠和胰腺的分泌功能起良好作用。

【食疗功效】 性凉,味甘。有养血止血、通利肠胃、止渴润燥等功能,可治衄血、便血、消渴引饮、肠胃积热、大便涩滞、小便不畅等症;还可解酒毒、治咳喘等。

【常用食疗方】 菠菜羊肝汤 鲜菠菜 200 g、羊肝 100 g,煮熟后吃羊肝、菠菜并喝汤,连食数日至数周,治夜盲症。

【饮食宜忌】 开水焯过之后再烹饪。肾炎、肾结石患者不宜多食。

【古代文献论述】 《滇南本草》:"菠菜,一名红根菜,味甘微辛,性温。入脾、肺二经。祛风明目,开通关窍,伤利肠胃,解酒,通血。"

【现代研究】 国外学者最近又研究发现,菠菜具有延缓衰老和增强青春活力的作用,这和它所含的维生素 E 和另一种辅酶——Q_{10}有关。

> ## 油 菜 <

【成分和营养作用】 油菜含有丰富的胡萝卜素、维生素及矿物质。胡萝卜素比豆类多 1 倍,比西红柿、瓜类、萝卜多 4 倍,比茄子多 40 倍。维生素 C 含量亦比西红柿多 5 倍。油菜中可分离出一种球蛋白和一种具有高度分枝结构的多糖,并含有少量槲皮苷,营养价值较高,均可被机体生理代谢所利用。成人每日食用 500 g 油菜,则钙、铁、胡萝卜素、维生素 C 等营养素就足够了。

【食疗功效】 性凉,味辛。能活血祛瘀、消肿散结,治妇女痛经、产后恶露不下腹痛,并治劳伤、吐血、血痢、丹毒、乳痈等。外敷可治疮疡痈肿。

【常用食疗方】　用油菜煮汁食,或捣烂绞汁温服一小杯(约30 mL),1日3次,疗程3日;并用鲜油菜叶捣烂敷患处,1日更换3次,治痈疽、丹毒、乳痈、无名肿毒等症。

【饮食宜忌】　油菜性味较为平和,一般人群均可适量食用。对油菜过敏者、胃肠功能虚弱、反复腹泻患者宜慎食。

【古代文献论述】　《本草从新》:"芸苔,一名油菜。宣、散血,消肿。辛温散血。消肿。捣贴游风丹肿(孙思邈身验神效),及乳痈。多食动疾发疮,子功用略同。治难产,油能杀虫。"

▷ 芥 菜 ◁

【成分和营养作用】　芥菜含有较丰富的钙、铁、磷、碳水化合物、维生素C等。所含胡萝卜素,比大白菜、豆类、瓜类多十几倍,所含维生素C比大白菜等多2～3倍,硫胺素、核黄素、烟酸等比大白菜、洋白菜多1～2倍。

【食疗功效】　性温,味辛。生食或熟食均能宣肺利气、消痰和胃,治胸闷咳嗽、痰多色白之症。芥菜茎叶煎汤外洗还可治漆疮瘙痒。

【常用食疗方】　芥菜饭　粳米50 g,芥菜100 g,猪精瘦肉丝50 g,虾皮100 g,香油2滴,香葱50 g,猪骨汤适量,生抽、酱油、盐少许,胡椒粉少许。将粳米用清水淘净,加水浸泡;芥菜洗净,切成小段,葱切成薄片;锅以旺火放油烧热,加葱炸至金黄色,再下肉丝煸炒至熟,加入芥菜、虾皮,炒至半软时取出,倒入米中,加生抽等调料,注入猪骨汤,焖至饭熟,即可食用。具有益气健脾、滋补肾精、利肺化痰等功效。

【饮食宜忌】　痰热咳嗽、单纯性甲状腺肿、疮疡、痔疮、便血患者不宜多食。

【古代文献论述】 《证类本草》:"芥,味辛,温,无毒。归鼻。主除肾邪气,利九窍,明耳目,安中,久食温中。"

荠 菜

【成分和营养作用】 荠菜所含营养成分、种类,较大多蔬菜为多,对机体有全面营养作用,其鲜味亦能增进食欲。以含蛋白质、钙、维生素 C 的含量尤多。钙含量比其他蔬菜都高,甚至超过豆腐。蛋白质含量在叶菜、瓜果类中屈指可数。也含一定量磷、铁、钾、钠、氯、锰、硫胺素、核黄素、胡萝卜素、烟酸等。胡萝卜素含量与胡萝卜相仿。氨基酸达 11 种之多,因此味道清鲜,而含水量在叶类蔬菜中最少。其所含营养素既丰富又均匀。

【食疗功效】 性平,味甘。有和脾、利水、止血、明目、降压、解毒等功效,可治痢疾、水肿、乳糜尿、高血压和高血压引起的眼底出血、吐血、便血,以及月经过多、目赤疼痛等症。

【常用食疗方】 荠菜粥 荠菜、粳米各 50 g。取新鲜荠菜,洗净切碎,备用。粳米如常法煮粥,临熟时加入荠菜煮沸即成。荠菜质软易烂,不宜久煮。具有清肝明目、健脾止血的作用。

【饮食宜忌】 一般人群均可食用,高血压、高脂血症及局部出血患者、血瘀、血热体质人群尤为适宜。

【古代文献论述】 《证类本草》:"荠,味甘,温,无毒。主利肝气,和中。其实,主明目,目痛。"《滇南本草》:"荠菜,味微辛,苦,性平。清肺热,消痰,止咳嗽,除小肠经邪热,利小便。(单方)治肺热咳嗽,用鸡蛋煮吃。"

【现代研究】 荠菜中所含荠菜酸能缩短凝血时间,其提取物用于各种出血患者,有明显止血作用。荠菜有类似麦角和催产素样作用,能收缩子宫和肠管。荠菜中还含有降低血压的有效成分。荠菜能兴奋呼吸,使气管平滑肌收缩;并具有利尿、退热作用。

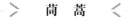

卷心菜

【成分和营养作用】　卷心菜含葡萄糖、芸苔素、多种氨基酸、胡萝卜素,其维生素 C 含量尤多,比橘子的含量多 1 倍,比西瓜多 20 倍,还含有黄酮醇、花白苷、硫白抗甲状腺物质。常食卷心菜对人体骨骼的形成和发育、促进血液循环有很大好处。

【食疗功效】　性平,味甘。有补肾强骨、填髓健脑功效,对小儿先天不足、发育迟缓或久病体虚、四肢软弱无力、耳聋健忘等症有治疗作用,又能健胃止痛,治胃痛、食欲减退、腹胀满。

【常用食疗方】　番茄卷心菜红烧牛肉　牛肉 100 g,番茄 100 g,卷心菜 100 g,油、料酒、盐适量。番茄、卷心菜洗净切片或块,牛肉洗净,切成薄片。锅置火上,放入牛肉,加清水至没过牛肉,旺火烧开,将浮沫撇去,然后放入料酒,烧至牛肉快熟时,再将西红柿、卷心菜倒入锅中,炖至菜熟,放入盐,略炖片刻,即可食用。具有开胃纳食、增强食欲的功效。

【饮食宜忌】　尤适宜于消化道溃疡患者及孕妇、体虚人群。

【现代研究】　卷心菜含有丰富的维生素 U 样物质,对胃及十二指肠溃疡有明显的止痛和促进溃疡愈合的作用。叶有缓解胆绞痛作用。近年来还发现,卷心菜中含有较多的微量元素钼,它可抑制人体内对亚硝胺的吸收与合成,因而常吃卷心菜有一定抗癌作用。

茼　蒿

【成分和营养作用】　茼蒿含多种氨基酸、挥发油、脂肪、蛋白质、多种维生素及矿物盐等。

【食疗功效】 性平，味辛、甘。熟食有补脾胃、助消化作用，对脾胃虚弱、脘腹胀满、消化不良、食欲减退者有一定效果；对小腹冷痛、疝气偏坠者，可作辅助食疗。也能清热养心，可治高血压头昏脑胀，睡眠不安，还有消痰饮、通二便的作用。

【常用食疗方】 鲜茼蒿汁 鲜茼蒿洗净，切碎，捣烂取汁，每次 1 酒杯，温开水和服，1 日 2 次，连服数日至数周，治高血压头目晕眩，夜寐不安。

【饮食宜忌】 脾胃虚弱，习惯性腹泻者不宜多食。

【古代文献论述】 《滇南本草》："茼蒿菜，味辛、微苦，性微寒。行肝气，止疝气疼，治偏坠气疼，利小便。"《本草纲目》："茼蒿，主治：安心气，养脾胃，消痰饮，利肠胃。"

> ＞ **芫　荽** ＜

【成分和营养作用】 芫荽除含有一定数量的蛋白质、脂肪、碳水化合物和钙、磷、铁等元素外，还含有丰富的维生素 C。研究表明，生长在北部地区的香菜，其维生素 C 的含量比南部地区的高 4 倍。一般说来，食用 7～10 g 香菜叶就能满足人体对维生素 C 的需要量。此外还含有硫胺素、烟酸、抗坏血酸、纤维素，特别含有正癸醛、壬醛、芳樟醇、甘露醇及挥发油，具有浓烈特殊香气，因此食后顿觉芳香浓郁、醇味爽口，有开胃增进食欲之作用。

【食疗功效】 性微温，味辛。有发汗、透疹、祛风、消食下气等功效，可治麻疹透发不畅、风热头痛、鱼肉中毒、食物积滞等症。

【常用食疗方】 芫荽黄豆饮 黄豆 10 g、芫荽 30 g。先将黄豆浸泡，洗净，加适量水煎煮 15 min 后，再加入芫荽，继煎

15 min即成,可防治流行性感冒。

【饮食宜忌】　食欲不振者、麻疹患者、脱肛患者尤为适宜。胃溃疡及易生疮患者不宜多食。

【古代文献论述】　《本经逢原》:"胡荽,一名芫荽。辛温微毒。服白术、牡丹皮者忌食。胡荽辛温,香窜内通心脾,外达四肢,能辟一切不正之气,酒后煎汤嗽洗则绝无酒气。"

【现代研究】　芫荽所含的沉香油酸、苹果酸钾等能促进血液循环,所含香精油能促进唾液的分泌、加速肠胃的蠕动、增加胆汁的分泌。香菜还具有利尿作用及改善心肌的收缩能力。

马　兰

【成分和营养作用】　马兰富含维生素C、有机酸,并含有蛋白质、少量脂肪及钙、铁等矿物质。维生素A的含量超过番茄,维生素C的含量超过柑橘类水果。

【食疗功效】　性凉,味辛。有清热、凉血、利湿、解毒等功效,可治急性咽喉炎、扁桃体炎、口腔炎、牙周炎、结膜炎、乳腺炎等。能止吐血、衄血、血痢、创伤出血、高血压眼底出血等;并治疟疾、黄疸、水肿、淋浊、喉痹、痔疮、丹毒、痈肿、蛇咬伤、青光眼眼球胀痛等。马兰作用类似中药板蓝根,但无苦味,不引起恶心、呕吐。

【常用食疗方】　鲜马兰汁　马兰200 g。用温开水浸泡10 min,捣烂,用双层纱布包裹,绞汁。在发疟前2 h顿服,连服数日。具有退热截疟的辅助治疗效果。

【饮食宜忌】　脾虚而便溏者、孕妇慎食。

【古代文献论述】　《本草图经》:"有一种马兰,生水泽旁,颇似泽兰,而气臭味辛,亦主破血,补金疮,断下血。"《本草纲目》:"马兰辛平,能入阳明血分,故治血与泽兰同功。近人用治痔漏云有效。"

> **苜蓿** <

【成分和营养作用】　苜蓿含有较全面的营养物质，如蛋白质、多种维生素（维生素 A、维生素 B_1、维生素 B_2、维生素 B_{12}、维生素 C、维生素 D、维生素 E、维生素 K 等），矿物质的含量很丰富。此外，还有苜蓿酚、大豆黄酮、苜蓿素、葡萄糖苷、果胶酸等。

【食疗功效】　性平，味苦。有清热利湿、舒筋活络、利大小肠、下膀胱结石等作用，可治湿热黄疸、尿路结石、目黄赤及夜盲症等。

【常用食疗方】　鲜苜蓿汁　鲜苜蓿 90～150 g，捣烂绞汁饮。用于湿热小便不利，或石淋，小便赤涩疼痛。

【饮食宜忌】　腹泻者不宜多食。

【古代文献论述】　《新修本草》："苜蓿茎叶平，根寒。主热病，烦满，目黄赤，小便黄，酒疸。捣取汁，服一升，令人吐利，即愈。"

> **黄花菜** <

【成分和营养成分】　黄花菜含有人体所必需的多种维生素、糖类、氨基酸、蛋白质和钙、磷、铁，还有胡萝卜素和纤维素。它所含的蛋白质、脂肪、钙、铁等为菠菜的 1.5 倍，比卷心菜中维生素含量高 10 倍，矿物质含量高 3 倍以上。

【食疗功效】　性平，微凉，味甘。有养血平肝、利湿清热、利尿消肿等功效，可治眩晕、耳鸣、心悸、烦热、小便赤涩、水肿、淋病、吐血、衄血等。

【常用食疗方】　金针蜂蜜饮　黄花菜 30 g，加水 400 mL 煮烂，调蜂蜜 30 g，每日 3 次，慢嚼咽下，连食数日，治声音嘶哑。

【饮食宜忌】 适量食用,不建议多食。年老体虚、术后调补人群、青少年尤适宜;过敏体质者、胃肠功能虚弱或易腹泻者及孕妇宜慎食。

【古代文献论述】 《本草便读》:"萱花,服之利水,甘凉赖以和脾。又名忘忧草。即今之黄花菜也。产下湿之地,甘凉之性。善除湿热利水,以其花有解散之功。虽利水去湿,而又润而不燥。故可和中快膈尔。"

【现代研究】 近年研究发现,黄花菜还有降低动物血清胆固醇的功效,有安神作用。乘船航海食之可减轻晕船,对神经衰弱者有镇静安眠作用。

> **葱** <

【成分和营养作用】 葱含有较多的蛋白质、糖类、维生素 B_1、维生素 B_2、烟酸、胡萝卜素、钙、铁、镁等,尤其维生素 C 和磷含量更多。还含有苹果酸、脂肪油、黏液等,其所含挥发性硫化丙烯(称葱油)和蒜素,具辛辣和香气,能去腥解膻、增味提鲜,改善食品滋味,并具有促进食欲、兴奋神经、促进血液循环的功效。

【食疗功效】 性温,味辛。葱叶有祛风、发汗、解毒、消肿等作用,可治风寒感冒、身热恶寒无汗、面目水肿、疮痈肿痛、跌打损伤等症。葱白有通阳发表、解毒消肿之效,可治伤寒、寒热、头痛、阴寒腹痛、二便不通、痢疾、虫积、痈肿等症。

【常用食疗方】 葱枣汤 大枣 20 枚,葱白 10 g。大枣洗净,劈开,与葱白一起入锅,加水煎煮,煮开 15～20 min 后,从火上取下,滤取汤液食用,具有补中益气、养血安神的作用,适宜于心脾两虚、心慌乏力、食少倦怠、烦闷不安者食用。

【饮食宜忌】 伤风感冒、头痛鼻塞、腹痛腹泻、胃寒、食欲不振、发热无汗者均适宜;表虚多汗者则不宜多食。

【古代文献论述】 《本草经集注》:"葱实,味辛,温,无毒。主明目,补中不足。其茎葱白:平,可作汤,主治伤寒,寒热,出汗,中风,面目肿,伤寒骨肉痛,喉痹不通,安胎,明目,除肝邪气,安中,利五脏,益目精,杀百药毒。葱根:主伤寒头痛。葱汁:平,温。主溺血,解藜芦毒。"

【现代研究】 葱中挥发油——葱辣素,能对痢疾杆菌、葡萄球菌、链球菌、白喉杆菌、结核杆菌、阴道滴虫及皮肤真菌起抑制和杀灭作用;葱中提取的葱素,治疗心血管硬化有一定效果。若烤肉与葱白同食,能消除因肉烤得过分所产生的致癌物质。毛豆和葱合吃,可使葱内的蒜素对毛豆内所含的维生素 B_1 效用提高 10 倍以上。

> ## 洋 葱 <

【成分和营养作用】 洋葱含有较丰富的维生素 A、维生素 B_1、维生素 B_2、维生素 C,及钙、铁、磷等矿物质,并含咖啡酸、芥子酸、柠檬酸盐、多糖、槲皮素等,还含硫醇、二甲二硫化物、硫化丙烯等油脂性挥发液体,具有辛辣味,有增进食欲的作用。它所含的二烯丙基二硫化合物及含硫氨酸,可降低人体血液中的胆固醇和三酰甘油。

【食疗功效】 性平,味甘、辛。有清热化痰、解毒杀虫功效。

【常用食疗方】 *洋葱炒牛肉* 洋葱 100 g,牛肉 100 g。将牛肉、洋葱切片,油锅烧热后先放牛肉,翻炒,然后放入洋葱同炒,加调料后再炒片刻即可。具有滋肝益肾、活血化瘀、利湿解毒、提高免疫的作用。

【饮食宜忌】 高血压、动脉硬化等心血管疾病患者尤为适宜;皮疹、眼疾、胃溃疡患者不宜多食。

【古代文献论述】 《急救良方》:"治一切肿毒初生,用苎根、葱头、生姜、炒小粉、赤豆同捣碎顿热罨上,冷再换。"

【现代研究】 洋葱能降低胆固醇,抑制高脂肪饮食引起的血浆胆固醇升高,常食洋葱可以治疗和防止动脉硬化症。洋葱摄取物具有杀菌作用,在 1∶10 浓度时能抑制金黄色葡萄球菌、白喉杆菌生长,还可用于肠炎、白喉、滴虫性阴道炎。洋葱含有丰富的维生素,可用于维生素缺乏症,特别是维生素 C 缺乏。洋葱还有提高胃肠道张力、增加消化道分泌的作用。常食洋葱还可使头发秀美稠密。另外,洋葱有防癌作用,其中含有一种称为肽的物质,它能使人体内产生一定数量的化学物质——谷胱甘肽,而人体内谷胱甘肽成分增多,癌的发生机会就会减少。

大　蒜

【成分和营养作用】 大蒜含有蛋白质、脂肪、碳水化合物、维生素、矿物质等成分,热量达 577 kJ。所含挥发油使大蒜具辣味和特殊气味,内含的蒜辣素可刺激胃液分泌,增进食欲,帮助消化。

【食疗功效】 性温,味辛。有杀虫、解毒、消积、行滞、健胃等功效,可治饮食积滞、脘腹冷痛、泄泻、痢疾、疟疾、百日咳、痈疽肿毒、水肿胀痛、虫蛇咬伤等症。

【常用食疗方】 糖醋蒜　大蒜 100 g,糖、醋适量。鲜蒜剥皮晾 1～2 日,陈醋加糖以开水熬开放凉;将大蒜放入醋内封口,于阴凉处放置 10～15 日即可食用。具有健脾开胃、化积利咽之效。

【饮食宜忌】 高血压、高血糖、高脂血症患者、肿瘤患者、痢疾及肠炎患者、伤寒感冒患者等均较为适宜食用;胃及十二指肠溃疡、目疾、口齿喉舌疾患人群则宜慎食。

【古代文献论述】 《新修本草》:"葫,味辛,温,有毒。主散痈肿、疮,除风邪,杀毒气。独子者,亦佳。归五脏。久服伤人,损目明。五月五日采之。今人谓葫为大蒜,谓蒜为小蒜,以其气类相似也。性最熏臭。"

【现代研究】 大蒜的药用功效主要在于其含有脂溶性的含硫化合物。大蒜是已知效力最大的植物抗生素之一。蒜汁有强力的杀菌作用,对葡萄球菌、痢疾杆菌、霍乱弧菌、大肠埃希菌、伤寒杆菌、霉菌等都有杀灭效果。医生试用大蒜素辅助治疗肺癌、胃癌、脑癌、肠癌及食管癌等患者,都取得一定疗效。现代医学证实,大蒜还有降低血清胆固醇、三酰甘油的作用,其降低血胆固醇的作用比洋葱更强;可增加高密度脂蛋白、减少低密度脂蛋白,因而可防治动脉粥样硬化。同时,大蒜具有降低血压和降低血糖作用。此外,大蒜有助于提高人体的细胞免疫功能,对艾滋病等感染性疾病的防治也有一定效果。大蒜粉不仅可通过激活纤溶蛋白酶原、激活纤溶蛋白而促进血栓溶解,还可通过抑制凝血酶的生成和血小板聚集来阻止血栓形成。

莴苣

【成分和营养作用】 莴苣含蛋白质、脂肪、碳水化合物、钙、磷、铁、胡萝卜素及维生素 B_1、维生素 B_2、维生素 C、烟酸等,这些物质在人体代谢过程中起着重要作用。莴笋叶的营养素含量比茎高,蛋白质的含量比茎多 6 倍以上;糖类的含量比茎多近 10 倍;维生素 C 的含量比茎高 15 倍之多;胡萝卜素的含量比茎高 20 多倍。莴苣叶中还含有一种味甘微苦乳状的汁液,汁液里含有多量的菊糖类物质,据现代医学研究,有镇静和安眠功效。因此,在食用莴笋时,最好不要将叶子丢弃不食。

【食疗功效】 性寒凉,味甘苦,有清热、凉血、利尿、通乳的功效,常用于湿热所致的小便赤热短少,及尿血、乳汁不通等症。

【常用食疗方】　鲜拌莴苣　鲜莴苣 250 g,去皮洗净,切丝,以食盐、黄酒调拌,佐餐食用,连食数日,可治目痛、小便不利或尿血。

【饮食宜忌】　失眠人群、自主神经功能紊乱患者、小便不利患者、产后缺乳或乳汁不通的女性尤为适宜;眼病、痛风患者则慎食。

【古代文献论述】　《证类本草》:"莴苣,冷,微毒。紫色者入烧炼药用,余功同白苣⋯⋯莴苣,今菜中惟此自初生便堪生啖,四方皆有,多食昏人眼,蛇亦畏之。虫入耳,以汁滴耳中,虫出。诸虫不敢食其叶,以其心置耳中,留虫出路,虫亦出。"

➤ 生　菜 ◄

【成分和营养作用】　生菜的主要营养素为碳水化合物、膳食纤维、莴苣素、甘露醇、蛋白质、维生素 C、维生素 A、钙、磷等。其中,莴苣素具有镇痛催眠、降低胆固醇、辅助治疗神经衰弱等功效;甘露醇有利尿和促进血液循环的作用。生菜中含有一种"干扰素诱生剂",可刺激人体正常细胞产生干扰素,从而产生一种"抗病毒蛋白"抑制病毒。

【食疗功效】　性凉,味微苦而甘,归胃、膀胱经。具有清热安神、清肝利胆、养胃的功效。

【常用食疗方】　蚝油生菜　生菜 150 g,蚝油、盐适量。热锅放油,油热后加生菜翻炒 1 min 后加入蚝油,撒适量盐,出锅,即可食用。具有清心益肝、滋阴生津之效,治疗热性病症,如咽喉肿痛、口腔溃疡、便秘、失眠等。

【饮食宜忌】　尤适宜于失眠、胆固醇高、神经衰弱、维生素 C 缺乏者及脾虚人群;生食、常食有利于女性保持苗条身材;尿频、胃寒者则不宜多食。

> **生姜** <

【成分和营养作用】 生姜具有特殊的香气和辛辣味,可作香辣料,成为盐、糖所渍食品中不可缺少的原料。所含挥发性的姜油酚、姜油酮、姜油醇以及桉叶油精、茴香菇、枸橼醛等,有芳香刺激辛味,食后对口腔和胃黏膜有刺激作用,能促进消化液分泌,帮助消化,增进食欲,并能增强血液循环,有健胃作用。

【食疗功效】 性温,味辛。有解表散寒、止呕开痰、解毒止泄等功效,可治感冒风寒、呕吐泄泻、痰饮喘咳,并解半夏、天南星、鱼蟹、禽兽肉等毒。

【常用食疗方】 生姜红糖饮 生姜 5 片,茶叶 20 g,大蒜 1头,捣碎,煎水调红糖适量饮下,每日 3 次。具有解毒利湿、散瘀化痰之效,辅以治疗急性胃肠炎。

【饮食宜忌】 风寒感冒患者、胃寒呕恶者、经期受寒的女性、晕车晕船者、中毒引起的口舌发麻者、产后女性、食欲不振者、胆结石患者均适宜食用;目疾、糖尿病、痔疮、肝病患者、干燥综合征、口干喉痛等患者宜慎食。

【古代文献论述】 《本草经集注》:"生姜:味辛,微温。主治伤寒头痛鼻塞,咳逆上气,止呕吐。久服去臭气,通神明。"

【现代研究】 实验表明,生姜对胃酸、胃液呈双相作用,先抑制后兴奋。所含姜油酮、姜烯酮有止吐作用,并可使肠管张力、节律及蠕动增加,制止因胀气所致肠绞痛。对血管运动中枢、呼吸中枢、心脏均有兴奋作用。对癣菌、阴道滴虫有抑制或杀灭作用。

> **大头菜** <

【成分和营养作用】 大头菜除蛋白质、脂肪外,还含大量维生素,其所含糖和淀粉比萝卜多,也含有多种无机盐。常食大头菜有滋补作用,能轻身益气,令人肥健。

【食疗功效】　性温,味辛、苦、甘。能温脾胃、开胃下气、利湿解毒,治寒积腹痛、食积不化;能利湿解毒,治黄疸、乳痈、疔肿等。

【常用食疗方】　鲜大头菜(或鲜菜茎叶)加少许食盐捣烂,敷于患处,具有清热解毒消肿之效,可辅以治疗乳痈、疮肿及各种无名肿毒类病症。

【饮食宜忌】　气郁体质、痰湿体质、特禀体质者及孕妇等宜慎食。

【古代文献论述】　《随息居饮食谱》:"芜菁(即蔓菁,一名九英菘,一名诸葛菜。一种根如芦菔者,名大头菜,向产北地,今嘉兴亦种之),腌食咸甘,下气开胃。析醒消食,荤素皆宜,肥嫩者胜,诸病不忌。其子入药,明目养肝。"

【现代研究】　大头菜的根块提取物可抑制大肠埃希菌生长,根块中黄色油状物在 1∶100 000 浓度时有抑制细菌、真菌及人体某些寄生虫的作用;还能干扰甲状腺素后阶段的合成。

> ❯　**慈　菇**　❮

【成分和营养作用】　慈菇富含蛋白质和碳水化合物,也含有少量脂肪,并含有磷、钙、铁、多种氨基酸、B 族维生素、维生素 C 和胰蛋白酶抑制素。特别是它的含磷量丰富,比土豆、芋艿高出 5 倍,比红薯高出 11 倍。

【食疗功效】　性微寒,味苦、甘。有行血通淋、润肺止咳、清暑解毒作用,可治产后血崩、淋浊尿闭、咳嗽痰血、食毒、药毒等症。对肺结核、尿路结石、胞衣不下、狂犬咬伤等均有一定疗效。

【常用食疗方】　慈菇炖排骨　慈菇 400 g,排骨 500 g,食盐5 g,姜 1 块,蒜 3 瓣,生抽 2 勺。洗净慈菇,切好待用;排骨剁成段,起油锅,爆香姜蒜,下排骨煸炒,炒至排骨表面焦黄,加入水、生抽、盐炖煮 40 min;加入慈菇,大火烧开后转文火约 10 min,大火收液即可,具有健脾益肾、润肺化痰之效。适用于肺热咳嗽、痰多、口干、便秘等症。

【饮食宜忌】 痛风患者、胃肠功能紊乱、腹泻者宜慎食。

【古代文献论述】 《本草纲目》:"山慈菇,时珍曰:根状如水慈菇,花状如灯笼而朱色,故有诸名。根,气味甘、微辛,有小毒。主治:痈肿疮瘘、瘰疬结核等,醋磨敷之。"

＞ 芋 艿 ＜

【成分和营养作用】 芋艿含有大量淀粉,一定量蛋白质,少量脂肪,并含有钙、磷、铁、胡萝卜素、硫胺素、抗坏血酸等。另外芋艿的乳状液体中,含有一种复杂的化合物皂苷,对于人的皮肤黏膜有较强的刺激作用,在剥生芋艿皮时,手部皮肤会发生奇痒,只需把手放在火上烤一烤,即可缓解。

【食疗功效】 性平,味甘、辛。有消疬散结、添精益髓、疗热止渴之功,可用于瘰疬、肿毒、甲状腺肿、肠中癖块、牛皮癣、烫火伤、无名肿毒、虫咬蜂蜇等;还可用于急性关节炎、乳腺炎等。

【常用食疗方】 芋艿炖鸡 芋艿 200 g,鸡肉 200 g,香葱 2根,八角、桂皮、姜片、花生油、盐、生抽、红烧酱油、蚝油、料酒少许。芋艿洗净,下锅煮 10 min,冷却后去皮备用;鸡肉冷水下锅,加入姜片和料酒,焯水 3～5 min,捞起控水备用;起锅烧油,放入八角、桂皮、姜片和鸡肉爆炒,淋入料酒、生抽、蚝油和红烧酱油炒匀。倒入适量热开水,中火炖 20 min,放入芋艿再炖 15 min,撒入葱花即可,可作为瘰疬、各类肿毒、结节等病症的辅助治疗。

【饮食宜忌】 适宜于身体虚弱者;过敏性体质者、食滞患儿、胃纳欠佳以及糖尿病患者应少食,食滞胃痛、肠胃湿热者忌食。

【古代文献论述】《滇南本草》:"芋头,味甘、麻。治中气不足。久服补肝肾,添精益髓,又能横气。"

> ## 山　药 <

【成分和营养作用】　山药是一种常见的药食两用食材。含皂苷、黏液质、淀粉酶、胆碱、淀粉、糖、蛋白质、自由氨基酸、多酚氧化酶、维生素C、甘露聚糖、植酸等,具有滋补作用。所含的黏液多糖物质与无机盐类结合,可以形成骨质,使软骨具有一定的弹性。黏液蛋白能预防心血管系统的脂肪沉积,保护动脉血管,阻止其过早硬化,并可使皮下脂肪减少,避免过度肥胖。

【食疗功效】　性平,味甘。能补中益气、长肌肉、止泄泻,治消渴、益肺固精、滋养强壮,适用于身体虚弱、精神倦怠、食欲不振、消化不良、慢性腹泻、虚劳咳嗽、遗精盗汗、妇女白带、糖尿病及夜尿多等症。在补剂中应用甚广,为治虚证之要品,常年食用山药有延缓衰老之功。

【常用食疗方】　山药薏苡仁粥　山药、薏苡仁各 20 g,柿饼 1 块,糯米 40 g,糖 30 g。柿饼去蒂,切成小块,去核。山药碾末。薏苡仁和糯米加水先煮烂,再加入柿饼、山药粉和糖,煮沸片刻即可。具有滋补脾肺、甘润益阴之功。气阴亏损而引起饮食懒进、午后烦热甚至骨蒸盗汗、咳嗽夜重、脉虚者皆可食用。

【饮食宜忌】　糖尿病患者、病后虚弱者、慢性肾炎患者、长期腹泻者尤为适宜;大便燥结、腹胀气滞者不宜多食。

【古代文献论述】《本草征要》:"薯蓣,一名山药。味甘,性平,无毒。入心、脾、肾三经。蒸透用。益气长肌,安神退热。补脾除泻痢,补肾止遗精。山药得土之冲气,禀春之和气,故主用如上,但性缓,非多用不效。"

《医学衷中参西录》:"山药之性,能滋阴又能利湿,能滑润又能收涩。是以能补肺补肾兼补脾胃。且其含蛋白质最多,在滋补药中诚为无上之品,特性甚和平,宜多服常服耳。陈修园谓:山药为寻常服食之物,不能治大病,非也。若果不治大病,何以《金匮》治劳瘵有薯蓣丸。"

魔芋(蛇六谷)

【成分和营养作用】 魔芋的主要成分为葡萄糖甘露聚糖,此外还含淀粉、蛋白质及灰分、纤维素、维生素、铁、钙等,含有17种氨基酸和多种不饱和脂肪酸,并被认为是人类优质碳水化合物的来源之一,具有较高的营养价值。魔芋中所含甘露聚糖和多种生物碱,对多种细菌和病原体均有明显的抑制、毒杀和忌避作用,因而可作为保护和保存食物、果蔬的防腐剂,并延长保存期。

【食疗功效】 性寒,味甘,能化痰散结、行瘀消肿,可治肺痨、积滞、痈肿、丹毒、蛇咬伤、类风湿关节炎等症。

【常用食疗方】 酸辣魔芋 魔芋 100 g,香菜 5 g,红椒 5 g,盐 3 g,蒜末、生抽、香醋、白芝麻等适量。沸水中加入魔芋、少许盐,将魔芋焯煮 2 min 后捞出;将辣椒粉和熟白芝麻放入碗中;锅中烧热油,将热油倒入辣椒粉中,边倒边搅拌,加入少许盐、生抽和香醋,搅拌均匀;将制作好的酸辣汁倒入魔芋中,撒上香菜末、蒜末和红椒圈即可。具有健脾和胃、增进食欲、行瘀消肿的功效,适合食欲不振和便秘人群食用。

【饮食宜忌】 生魔芋有毒,须煎煮 3 h 以上才可食用;消化不良者、皮肤病患者及过敏人群、风寒感冒者不宜多食。

【古代文献论述】 《本草纲目》:"蒻头、鬼芋:蒻头出吴、蜀。叶似由跋、半夏,根大如碗,生阴地,雨滴叶下生子。又有斑杖,苗相似,至秋有花直出,生赤子,根如蒻头,毒猛不堪食。主治：痈肿风毒，摩敷肿上。捣碎，以灰汁煮成饼，五味调食，主消渴。"

【现代研究】　近代医学研究表明，魔芋中所含甘露聚糖对细胞代谢有干扰作用，故可用于白血病、颅内肿瘤、鼻咽癌、甲状腺癌的辅助食疗。有学者认为魔芋的凝胶可给肠壁穿上防癌膜衣，故能预防消化道肿瘤。魔芋还可减少胰岛素的分泌，其所含亚油酸、亚麻酸等不饱和脂肪酸可降低血胆固醇。它能增加胃肠蠕动，能促进肠内废物及有毒物质的排出，具有洁肠功效，可防止便秘。

竹　笋

【成分和营养作用】　竹笋含有高蛋白质、低淀粉、低脂肪、糖类及钙、磷、铁、胡萝卜素、维生素 B_1、维生素 B_2、维生素 C 等多种营养物质，其中，人体所需的氨基酸特别丰富。竹笋的特异鲜味能使不少菜肴增添美味，有利于食品摄入，起到特殊的滋养补益作用。

【食疗作用】　性寒，味甘。有消食化痰、透疹解毒、利尿等功效。常用于食积、咳痰、麻疹透发不畅以及疮疡等。竹笋为有效利尿药，常用于水肿、腹水。由于竹笋含有大量的纤维素，进食后能促进肠管的蠕动，有助于消化，防止便秘和结肠癌的发生，并有减肥作用。

【常用食疗方】　油焖桂竹笋　竹笋 300 g，辣椒 6 g，香油、蚝油适量，水 1 杯。竹笋切段、洗净、沥干备用。在锅中放入香油爆炒辣椒，再加入竹笋略炒，然后加入蚝油拌炒至上色，倒入 1 杯水煮滚，改小火焖至汤汁收干即可。作为滋补佳品，竹笋适宜于青少年、老人、病后康复人群及消化不良患者、痰湿体质者等。

【饮食宜忌】　痰多色黄者、水肿及腹水者、小便不利者、动脉硬化、高血压、糖尿病患者、肥胖症患者、癌症患者、外感风热或肺热咳嗽者均适宜食用；严重消化道溃疡、食管静脉曲张、脾胃虚寒、腹泻、上消化道出血、尿路结石等患者应慎食。

【古代文献论述】 《本草经集注》："竹笋：味甘，无毒。主治消渴，利水道，益气，可久食。干笋烧服，治五痔血。"

【现代研究】 竹笋是一种传统森林蔬菜。富含膳食纤维和单宁等成分，具有减肥、抑菌、抗肿瘤等生理功效，竹笋不仅含有丰富的膳食纤维，而且多酚类物质含量也很高，竹笋膳食纤维因含有多酚类物质而具有抗氧化活性。

芦笋

【成分和营养作用】 芦笋含有丰富的维生素，非蛋白含氮物质以及灰分，其含量较其他蔬菜为高。如与番茄相比，维生素 A 的含量是番茄的 1～2 倍，维生素 C 的含量是 1.5～2 倍，维生素 B_1 含量是 3～6 倍，维生素 B_2 含量是 3～7 倍，烟酸的含量是 1～2.5 倍，蛋白质的含量是 1～2.5 倍，故被作为高级蔬菜而深受人们推崇。同时还含有叶酸、核酸、天门冬酰胺、芦丁、甘露聚糖等。

【食疗功效】 性微温，味苦、甘。有健脾益气、滋阴润燥、生津解渴、抗癌解毒等作用，可用于全身倦怠、食欲不振、急慢性肝炎、肝硬化、尼古丁中毒、动脉硬化、神经痛、湿疹、皮炎等症。芦笋用于防癌、治癌是世界所瞩目的。

【常用食疗方】 芦笋炒山药 芦笋 100 g，山药 100 g，盐、生抽适量。将山药和芦笋切好，山药过水，简单冲洗黏液。锅中倒油加热后，倒入全部食材翻炒，加适量盐和少许生抽调味。加入适量热水，盖盖焖煮 30 s，翻炒收汁即可。可治脾胃虚弱、肺燥咳嗽等症。

【饮食宜忌】 芦笋属于嘌呤含量中等食物，痛风、泌尿道结石患者不宜多食。

【古代文献论述】　《本草求真》："芦笋气味甘温,能治噎膈、烦闷不食等症。然总多食助冷动气,以甘则气壅,而寒则发人冷症。惟素患有痰疾在于皮里膜外者,得此则愈。"

【现代研究】　药物研究证明,芦笋对淋巴肉瘤、膀胱癌、皮肤癌有辅助治疗效果,可作为癌症辅助治疗的保健品。它能够减轻放、化疗造成的不良反应,使白细胞上升,并能改善和消除颈部放射治疗患者因唾液分泌减少而出现的口干、舌燥现象。芦笋能降低肾小管的重吸收,因此也具有利尿作用。

芦笋中所含的甲基甲酮和胺类,使芦笋具有特有的芳香气味。近年研究证明,芦笋中所含天门冬酰胺有助于增强人体免疫力。芦笋所含丰富的组织蛋白,能有效控制细胞异常生长,使细胞生长正常化。

百　合

【成分和营养作用】　百合也是较常运用的药食两用食材。含有淀粉、脂肪、蛋白质以及果胶质、蔗糖、还原糖、胡萝卜素、粗纤维等。除此以外,还含有一般果品蔬菜中含量不多的钾,有利于加强肌肉兴奋,促使代谢功能协调,使皮肤变得细嫩,富有弹性,减少皱纹。另外,还含有其他矿物质及多种维生素。

【食疗功效】　性平,味甘,微苦。有健脑强身、润肺止咳、清心安神、消暑止渴之功,可治肺痨久嗽、咳唾痰血、虚烦惊悸、失眠及暑热烦渴、热病后余热未清、脚气水肿等症。

【常用食疗方】　百合蜜酿山药　鲜百合、白糖各 300 g,鲜山药 500 g,白莲子、蜂蜜各 100 g。百合与山药、莲子共煮,加入蜂蜜与白糖。具有滋补脾胃肺肾、清心安神、止泻涩精的作用,治疗阴虚燥咳、脾胃虚弱、肾虚遗精以及心烦失眠等症。

【饮食宜忌】 哮喘、肺燥干咳患者、心烦失眠人群尤宜食用。

【古代文献论述】 《神农本草经》："百合,味甘,平。主邪气腹胀,心痛,利大小便,补中益气。"

茭　白

【成分和营养作用】 茭白含有少量碳水化合物、蛋白质、脂肪及钙、磷、铁、胡萝卜素、烟酸、抗坏血酸等。由于纤维极少,且含有机氮物质等,故味道鲜美,倍受人们青睐,与莼菜、鲈鱼一起,被誉为"江南三大名菜"。

【食疗功效】 性寒,味甘。能解热毒、除烦渴、通利二便,又能清热止痢、催乳,可治烦热、消渴、黄疸、痢疾、目赤、二便不通等症。

【常用食疗方】 酱烧茭白　嫩茭白200 g,甜面酱50 g,白糖、水淀粉、香油各适量。将茭白削去外皮,洗净切条待用;炒锅上火,放油烧至六成热,将茭白条下锅炸熟捞出;锅中留少许油,趁热放入甜面酱、白糖、少量水;烧沸后,放入茭白炒匀,用水淀粉勾芡,淋上香油即可起锅。具有生津除烦、清热解毒、通利二便之功,适用于消化不良、便秘、各类肿毒疾病等人群。

【饮食宜忌】 尿路结石、肾脏疾病患者不宜多食。

【古代文献论述】 《本草征要》："茭白,正名为菰,又作菰菜,茭笋。味甘,性冷,质滑,无毒。入肺、脾、胃、肾四经。去烦热,利五脏。开胃口,通两肠,滋人齿,除目黄。茭白为菜蔬之一,与鲫鱼为羹,能开胃口,又能治咽中溃烂,口舌生疮。"

萝　卜

【成分和营养作用】 萝卜除含有蛋白质外,还含有葡萄糖、蔗糖、果糖、丰富的维生素等,特别富含制造维生素 A 的原料——胡萝卜素,它还含有许多人体必需的矿物质和微量元素,如钙、锰、硼等,以及各种酶类,如氧化酶腺素、苷酶、触酶、有助消化的淀粉酶等。萝卜所含的核黄素及钙、铁、磷量,比梨、橘子、苹果还要高,尤其维生素 C 的含量比梨和苹果高 8～10 倍,被称为"不是水果,胜似水果"。一个成年人每日吃 250 g 萝卜,就可满足对维生素的需要量。萝卜还含有芥子油,吃起来有种辛辣味,能刺激肠胃蠕动,帮助消化。萝卜的特殊解腥能力,可使多种荤食失去腥气,增添美味,增强人们食欲。

【食疗功效】　性甘、凉,味辛。有通气行气、宽胸舒膈、健胃消食、止咳化痰、除燥生津、解毒散瘀等功效,可除胸膈满闷、食积胀满、痰嗽、失音、吐血、衄血、消渴、痢疾等症。并可解食毒、药毒。

【常用食疗方】　萝卜汁蜜　白萝卜汁 300 mL,加蜂蜜 30 g。混合拌匀备用,每日 3 次,每次用取适量,用开水冲服 100 mL。具有润肺补中、润肠通便、化痰止咳平喘之效,可用于痰饮、咽炎、哮喘等疾病的辅助治疗。

【饮食宜忌】　不宜与柑橘、柿子、人参、黄芪等同食;不建议过多食用,尤其腹泻、气虚、体寒者不可多食。

【古代文献论述】　《证类本草》:"萝卜,性冷。利五脏,轻身。根,服之令人白净肌细。《日华子》云:萝卜,平,能消痰止咳,治肺痿吐血。温中,补不足,治劳瘦,咳嗽,和羊肉、鲫鱼煮食之。子,水研服,吐风痰,醋研消肿毒。不可以地黄同食。"

【现代研究】　研究表明,萝卜所含莱菔脑、胡芦巴碱、胆碱等都有药用价值。所含 2-异硫氰酸苯酯,具有杀虫功效。萝卜醇提取物有抗菌作用,液汁有防止胆结石形成作用。所含粗纤维和木质素化合物有防癌作用。白萝卜含有促进脂肪代谢的物质，避免脂肪在皮下堆积，有减肥作用。

胡萝卜

【成分和营养作用】　胡萝卜含有多种维生素，世界上目前已发现的维生素共有 20 多种，在胡萝卜体内竟占了一半以上。并含有多种糖类——葡萄糖、果糖、蔗糖。据科学测定，这 3 种糖加在一起，竟占其本身重量的 7％左右，高于一般蔬菜。除此以外，还含有淀粉、果胶、蛋白质以及钙、铁等矿物质；含有人体必需的 5 种氨基酸，其中尤以赖氨酸含量为最高。胡萝卜中含有"琥珀酸钾盐"，有降低血压的作用。所含丰富的胡萝卜素被人体吸收后能转变成维生素 A，可维护眼睛和皮肤的健康。

【食疗功效】　性平，味甘。有降压、强心、抗炎、抗过敏之功效，可治消化不良、久痢、咳嗽、痘疹等。

【常用食疗方】　胡萝卜粥　胡萝卜 250 g，粳米 100 g。将胡萝卜洗净切片，放油锅中炒至五成熟，再与粳米同放锅内共煮粥，调味后食用。胡萝卜粥具有健脾和胃、补肝明目、清热解毒、润肠通便作用，可辅以治疗视物昏花、骨质疏松、便秘。

【饮食宜忌】　一般人群均适宜，尤适于脾胃虚弱、食欲不振、夜盲症、角膜干燥症、高血压、便秘、免疫力低下、皮肤干燥粗糙等患者。胡萝卜中的胡萝卜素是脂溶性物质，应用油炒熟，以利吸收。食用胡萝卜应适量，过量食用可能导致皮肤发黄等现象。

【古代文献论述】　《本草纲目》："胡萝卜今北土、山东多莳之，淮、楚亦有种者……冬月掘根，生、熟皆可啖，兼果、蔬之用。"

【现代研究】　胡萝卜所含的维生素能维护上皮细胞的完整性和正常的新陈代谢功能，使身体免遭细菌、病毒感染的作用，还含有一种免疫能力很强的物质——木质素，可提高人体巨噬细胞的能力,减少罹患感冒,且对胃肠有保护作用。近年研究发现,多吃胡萝卜有助于抑制癌,特别是预防肺癌。美国国立癌病研究所的科学家们经过 20 多年的观察发现,经常吃胡萝卜的人,相比不常吃胡萝卜的人,得肺癌的机会少 40%。

马铃薯

【成分和营养作用】　马铃薯富含糖类,含有较多蛋白质和少量脂肪,也含有粗纤维、钙、铁、磷,并且还含有维生素 C、维生素 B_1、维生素 B_2 以及可以分解产生维生素 A 的胡萝卜素。一个体重 70 kg 的人,1 日只要吃 800 g 马铃薯,外加一个鸡蛋,就能满足 80% 的蛋白质需要量,而每 100 g 鲜马铃薯所产生的热量达 76 kal,比一般谷类食品高 1 倍多;比萝卜、甘蓝则高 2 倍。500 g 土豆的营养价值大约相当于 1 750 g 的苹果。因此,从营养角度来看,它确实优于米、面。

【食疗功效】　性平,味甘。中医认为,马铃薯具有和胃调中、健脾益气、强身益肾、消炎等作用,可治神疲乏力、筋骨损伤、腮腺炎、烧烫伤等,对治疗胃及十二指肠溃疡、慢性胃痛、胃寒、习惯性便秘、皮肤湿疹等症也都有很好的作用。

【常用食疗方】　土豆炖牛肉　土豆 300 g,牛肉 200 g,调料若干。用文火炖熟即可。具有补脾胃、益气血、壮筋骨之功效,主治神疲乏力、筋骨损伤等症。

【古代文献论述】　《本草纲目》:"土豆……气味甘、辛,寒,有小毒。主治:解诸药毒,生研水服,当吐出恶物便止。煮熟食之,甘美不饥,厚人肠胃,去热嗽。"

【现代研究】　研究发现,马铃薯对治消化不良和小便不利有特效,是胃病和心脏病患者的"良药"。若将它与生姜合用,有助于机体活血消肿。如将两者捣烂混合外涂,可治疗关节肿痛和腮腺炎等症。马铃薯蛋白质可明显促进动物的正常生长发育。其食物利用率、生物价、蛋白质净利用率、蛋白质功效比值等评价指标，均与酪蛋白接近。因此，马铃薯蛋白质的营养价值不亚于酪蛋白，是一种天然的优良蛋白质。

> **红 薯** <

【成分和营养作用】 红薯含大量淀粉、碳水化合物，还含维生素 A、维生素 C、B 族维生素和各种盐类。其中维生素 A、维生素 C 含量冠主食品类之首；红薯还含胶原和黏液多糖类物质，为一种多糖蛋白质的混合物，能保持人体动脉血管的弹性，防止心血管系统脂肪沉积、动脉粥样硬化的发生。

【食疗功效】 性平，味甘。对视神经有营养作用，可治夜盲症；能健脾益气，固肾强腰，治中老年肾阳虚、夜尿频；可促进排便，治习惯性便秘。常食可预防高血压、动脉硬化、过度肥胖、胶原系统疾病。外用可消疮肿。

【常用食疗方】 红薯莲子粥 红薯 100 g，莲子 50 g，适量蜂蜜。将红薯去皮洗净切块，与淘洗干净的莲子一同放入锅中，加入适量清水，大火烧开后转小火炖煮 2 h，最后加入蜂蜜调味。具有健脾补肾、养心安神、通便利尿功效，缓解因阴虚引起的口干舌燥、心烦失眠、小便不利等。

【饮食宜忌】 适合脾胃虚弱者。不宜一次食用过多，以免发生烧心、泛酸、腹部胀气等不适症状。胃溃疡、胃酸过多、糖尿病患者需慎食。

【古代文献论述】 《证类本草》："薯蓣，味甘，温，平，无毒。主伤中，补虚羸，除寒热邪气，补中，益气力，长肌肉……一名山芋。"

【现代研究】 山芋中含有的植物纤维素 80％以上在体内不

能被消化吸收,因而可促进排便。此外山芋含有适当的龙葵素,有缓解痉挛的作用,能减少胃液分泌,但大量龙葵素对人体有毒害。

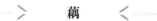

荸　荠

【成分和营养作用】　荸荠含有多量淀粉、少量蛋白质,以及脂肪、钙、磷、铁、维生素 C 等。荸荠对阳热亢盛之体或热病后阴虚之人的补养作用更为明显。

【食疗功效】　性寒,味甘。能清热生津,用于热病口渴、咽喉肿痛、口疮、目赤者。能化湿祛痰,可治黄疸、痢疾、咳嗽痰多等症。此外,荸荠还能消食、除痞积胀满,治停食、腹胀,有“黑三棱”之称。

【常用食疗方】　鲜荸荠 150 g,藕汁 100 mL,梨汁 60 mL,芦根汁 60 mL。将鲜荸荠打碎绞汁,加入藕汁、梨汁和芦根汁同服,每日 1～2 次。具有养阴生津、润肺止咳功效。可辅助治疗由热病引起的伤津口渴、肺热咳嗽、咽喉肿痛、声音嘶哑、口腔溃疡等症。

【饮食宜忌】　适合热病伤阴,阴虚肺燥咳嗽者。肺寒咳嗽、脾胃虚寒、血虚者,以及正在服用特定药物(如抗凝血药物、利尿剂、降血糖药物等)的人群应慎用荸荠,以免加重病情或影响药物疗效。

【古代文献论述】　《滇南本草》:“荸荠,味甘。治腹中热痰,大肠下血。又能化铜。”

【现代研究】　荸荠含有不耐热抗菌成分荸荠英,对金黄色葡萄球菌、大肠埃希菌及产气杆菌均有抑制作用。

藕

【成分和营养作用】　藕含糖量高,达 20％,能产生较多热量,每千克能产生 3 347 kJ 热量。维生素 C 含量也高。此外,藕还含有天门冬素、焦性儿茶酚、α-没食子儿茶精、无色矢车菌素、无色飞燕草素、新绿原酸、多酚化合物、氧化物酶等。

【食疗功效】 生藕性寒,味甘。有消瘀清热、解渴醒酒、止血健胃的功效。可治热病烦渴、暑热口渴、热病所致咯血、吐血、衄血及产后出血等一切血症。熟藕性温,味甘。能健脾开胃、养血生肌,并能止泻,治久咳、久痢、久泻及疮溃不收等症。

【常用食疗方】 姜藕饮 藕 90 g,生姜 10 g。藕、生姜捣烂,绞取汁液,1 日分 3 次服用。此饮能清热生津、和胃止呕,适用于胃热而致的胃气不和、恶心呕吐、口渴口干等症。

莲藕桂圆汤 莲藕 90 g,桂圆 8 个,红枣 8 枚。莲藕洗净切薄片,桂圆、红枣洗净。所有材料加入陶锅中,电锅中加入 2 杯水,炖煮即可。此汤具有养气补血、润肺止咳的功效,尤其适合秋冬季节食用。

【饮食宜忌】 特别适宜高热患者、吐血者、高血压、食欲不振、营养不良者食用。生藕性质偏凉,脾虚胃寒者、易腹泻者不宜食用生藕,以免加重症状。

【古代文献论述】 《神农本草经》:"藕实茎,味甘,平。主补中养神,益气力,除百疾。久服,轻身,耐老,不饥,延年。"

《滇南本草》:"藕,味甘、平,多服润肠肺,生津液。痰中带血,立效。治妇人血崩冷浊。"

【现代研究】 藕炒炭后止血作用加强,因其含有丰富鞣酸,有收缩血管作用。藕节也富含鞣酸,有收缩血管及收敛作用,故亦可止血、止泻。久服藕粉,有轻身益年之说。

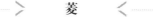

菱

【成分和营养作用】 菱含淀粉最多,并含葡萄糖与蛋白质,是一种高热量的食品和点心,也含有多种矿物质和维生素。

【食疗功效】　性凉,味甘。生吃可清热解暑,止渴除烦,夏天暑热伤津液,身热汗出、口渴心烦者宜服。因其性凉,具有凉血、止血作用,故月经过多,痔疮出血者亦可用。煮熟吃则能益气健脾,脾虚泄泻者可食用。鲜菱还有解酒作用。

【常用食疗方】　鲜菱汤　鲜菱 250 g,水煎 1 h,滤取汤汁,加红糖适量,1 日分 2 次服,连服 3～5 日,适用于月经过多、色鲜红,舌红脉数者。

【饮食宜忌】　菱角为凉性食物,过量食用易伤脾胃阳气,引起腹痛、腹泻等症状。菱角中含有较多碳水化合物,升糖指数不低,糖尿病患者应控制食用量。

【古代文献论述】　《本草纲目》:"(菱)嫩时剥食甘美,老则蒸煮食之。野人暴干,剁米为饭为粥,为糕为果,皆可代粮。"

【现代研究】　研究发现,菱肉中含抗癌物质。在果肉中分离出略具抗腹水肝癌 AH - 13 作用的成分,所以也用作抗癌时的辅助治疗。

> **番　茄** <

【成分和营养作用】　番茄含有多种营养成分,所含维生素 C、核黄素是苹果的 2 倍,脂肪、硫胺素相当于苹果的 3 倍,胡萝卜素、钙、磷、铁等含量则高于苹果 4 倍,维生素 A 含量是莴笋的 15 倍,而所含碳水化合物只有苹果的 1/2,是理想的低热量营养果品。烟酸的含量位果品之冠。其营养成分,烹调时遇上酸、碱和高热都不易破坏。特别是维生素 C 在有机酸(柠檬酸等)的保护下,不论鲜贮、烹饪都不会损失。并且还含有多种酶(抗坏血酸氧化酶等)。此外还含有硼、锰、铜等微量元素。每人每日若吃 100～200 g 的番茄,就可以补偿其维生素和矿物质的消耗。

【食疗功效】 性微寒,味甘、酸。有生津止渴、健胃消食、清热消暑、补肾利尿等功效,可治热病伤津口渴、食欲不振、暑热内盛等病症。

【常用食疗方】 丝瓜番茄羹 丝瓜 200 g,番茄 150 g,调料适量,煮羹。具有清热解毒之功,用于咳嗽咽痛等。

【饮食宜忌】 尤其适合于热性病及发热人群,及食欲不振、牙龈出血、贫血、高血压、急慢性肝炎、肾炎患者。番茄性寒,脾胃虚寒者及月经期间的妇女忌食生冷番茄。

【现代研究】 番茄所含的黄酮类等物质有显著止血、降压、利尿、缓下作用,其治疗血友病可与可的松相匹敌。烟酸既可以保护人体皮肤健康,又能促进胃液正常分泌和红细胞的形成,因此,治疗癞皮病有特殊功效。番茄汁中还含氟化汞,故而对肝脏病治疗有一定辅助作用。西红柿还有降低胆固醇的作用,西红柿纤维素与体内生物盐结合后,由消化道排出体外,而生物盐需由胆固醇来补充,这样有助于血液中胆固醇的降低。

番茄红素,不仅是一种天然食用色素,且素有"藏在西红柿里的黄金"之美称,在有效预防各种疾病、防癌抗癌、预防心血管疾病等方面,显示其多方面的生物学功能作用,被联合国粮农组织(FAO)、食品添加剂委员会(JECFA)和世界卫生组织认定为 A 类营养素。血液中的番茄红素水平与前列腺癌、消化道癌(食管、胃、结肠、直肠)、宫颈癌、乳腺癌、胰腺癌、膀胱癌、皮肤癌的发生率呈负相关,尤其对前列腺癌的作用更为明显。

近年来发现番茄中还含有一种抗癌、延缓衰老物质——谷胱甘肽,使体内某些细胞推迟衰老及使癌病率下降。所含有的番茄碱能抑制某些对人体有害的真菌。所含的柠檬酸、苹果酸能分解脂肪,促进消化。

> **茄　子** <

【成分和营养作用】　茄子含有丰富的营养物质,其量可与番茄媲美,除维生素 A、C 含量低于番茄外,其余各类维生素、脂肪、磷、铁和糖类,都非常接近,而所含的蛋白质、钙量高于番茄3 倍,热量高于番茄 1 倍。除此以外,它还含有胡萝卜素、硫胺素、核黄素,以及异亮氨酸、赖氨酸等 8 种氨基酸,都是人体所需要的,特别是其所含的维生素 E 为茄果类中之魁,常食之具有提高毛细血管抵抗力、防止出血和延缓衰老之功。

【食疗功效】　性凉,味甘。具有活血散瘀、清热解毒、消肿止痛、祛风通络、宽肠利气等功效,可治肠风下血、热毒疮疡、皮肤溃烂等症。

【常用食疗方】　麻酱拌茄子　芝麻酱 100 g,鲜茄子 400 g,蒜仁 20 g,芝麻油 50 g,生姜 3 g,调料若干。茄子块干煸,调入酱油、白糖、香醋,蒜末烧熟,加芝麻酱拌匀即成。具有补益肝肾、防止动脉硬化及高血压的作用。

【饮食宜忌】　尤其适合热毒疮痈、皮肤溃疡、心血管疾病患者。茄子性寒,脾胃虚寒、身体虚弱、大便稀、哮喘的人群应慎食,以免加重症状。

【古代文献论述】　《证类本草》:"茄子,味甘,寒。久冷人不可多食,损人动气,发疮及痼疾。"

【现代研究】　茄子所含的皂草苷能降低血液中的胆固醇水平,常食对预防冠心病等有很大作用。近代医学还测得茄子含有的葫芦巴碱、水苏碱及胆碱等,对降低胆固醇含量更有独特之功,在美国被列为"降低胆固醇的十二法"之一。另外,还含有维生素 P(又称"路丁"),以紫茄含量最高。维生素 P 能增强人体细胞间的黏着力,提高微细血管对抗各种疾病的能力,并可预防小血管出血,对毛细血管具有保护作用,对动脉硬化、高血压、咯血等有一定作用,常食大有裨益。

辣　椒

【成分和营养作用】　辣椒含有较高的蛋白质,糖类及钙、磷、铁、胡萝卜素、硫胺素、核黄素、烟酸、抗坏血酸等成分。辣椒所含维生素 C 居各种蔬菜的首位,因而被人称为"红色药材"。还含有辣椒碱、二氢辣椒碱等辛辣成分,并有隐黄素、辣椒红素以及柠檬酸等,食后能使唾液腺受到刺激,增加唾液分泌,具有促进消化的作用;辛辣素还有刺激心脏加快跳动,使血液循环加速,活血助暖的作用。辣椒素能抑制脂肪的积累,对防止肥胖有一定作用。

【食疗功效】　性大热,味辛。有温中除湿去寒、开胃消食发汗作用,可治寒滞腹痛、呕吐、泻痢、疥癣等。

【常用食疗方】　辣椒炒土豆　土豆 400 g,辣椒 100 g,调料若干。土豆丝、辣椒丝煸炒,加精盐和少量水炒至入味,加味精即成。具有健脾开胃的作用,适用于食欲不振、消化不良、身体倦怠、脘腹冷痛等病症患者食用。

【饮食宜忌】　食欲不佳、伤风感冒、风湿性疾病患者食之适宜;不适宜人群为溃疡、食管炎、咳喘患者。

【古代文献论述】　《本草纲目拾遗》:"辣茄……其种类、大小、方圆、黄红不一,惟一种尖长名象牙辣茄,入药用……性辛苦大热,温中下气,散寒除湿,开郁去痰消食,杀虫解毒。治呕逆,疗噎膈,止泻痢,祛脚气,食之走风动火,病目发疮痔,凡血虚有火者忌服。"

【现代研究】　辣椒有预防癌症之功效,原因在于食后经血液循环进入肝脏,会转变成一种特殊的化合物,促使吸收对人体组织细胞有致癌作用的"自由基",并有抗菌杀虫、收缩血管和升压作用。台湾大学医学院研究证明:辣椒素对凝血酶胶原引起的血小板聚集和释放具有显著的抑制作用。

> ## 黄　瓜 <

【成分和营养作用】　黄瓜的蛋白质含量虽少,但其中有精氨酸等必需氨基酸,对肝脏病患者很有帮助。另外,黄瓜脂肪含量甚低,所含糖的种类则较多,如葡萄糖、鼠李糖、半乳糖、甘露糖、木糖、果糖等;并含有多种维生素、胡萝卜素、钙、磷、铁等,所含抗坏血酸高出西瓜 4 倍多。

【食疗功效】　性凉,味甘。具有清热、利水、除湿、滑肠、镇痛等功效,可治烦渴、咽喉肿痛、目赤、小便不利、热痢、灼伤等症。

【常用食疗方】　凉拌黄瓜　黄瓜用刀拍碎,等表面裂开后再将其切碎。用少量生抽、适量老陈醋、香油和蒜末制作调料汁,浇在黄瓜上拌匀即可。可辅以治疗口干舌燥、咽喉肿痛、便秘。

【饮食宜忌】　尤其适宜热病、水肿、尿道炎、肥胖、高脂血症、高血压、糖尿病患者。脾胃虚弱之腹痛腹泻、中寒吐泻及肺寒咳嗽、病后体弱者不宜食用。小儿多食,易生疳虫。

【古代文献论述】　《滇南本草》:"黄瓜,味甘淡、微苦。有小毒。主治清热解渴,利水,多食损阴血而发疮疥,患诸病后忌食。"《本草纲目》:"胡瓜,主治:清热解毒,利水道。"

【现代研究】　动物实验证明,其所含葫芦素 C 有抗肿瘤作用。鲜瓜还含丙醇二酸,有抑制体内糖类物质转为脂肪的功效,发胖之人常食则有减肥作用。黄瓜中含有娇嫩的细纤维素,对促进肠道中腐败食物的排泄和降低胆固醇大有裨益。黄瓜的青皮中含有绿原酸和咖啡酸,能起抗菌消炎和刺激白细胞吞噬的作用,因此,带皮食用黄瓜,对经常咽喉肿痛的人是一剂良药。

冬　瓜

【成分和营养作用】　含有蛋白质、糖、纤维素、钙、磷、铁、胡萝卜素及维生素 B_1、维生素 B_2、维生素 C、烟酸等,是瓜蔬中唯一不含脂肪的果品。

【食疗功效】　性凉、微寒,味甘、淡。有润肺、消痰、清热、解毒、利尿、止咳、除暑等功效,可治水肿、胀满、脚气、咳喘、暑热烦闷、消渴、痈肿、鱼毒、酒毒等症。皮煎汤喝,能消水肿,治肾炎;肉煮食,有补气血、强精神的作用,籽熬水饮汁,对肠炎、肺炎有一定疗效;瓤用来洗面,可使皮肤滑净。

【常用食疗方】　冬瓜瘦肉汤　冬瓜 500 g,瘦肉 250 g。将冬瓜切成小块放入锅内,加适量清水,用大火煮 20 min。加入用生粉、精盐拌制的瘦肉薄片,再煮 5 min。放入姜、葱和精盐调味即可。具有清热解暑之效。可辅助治疗水肿胀满、暑热烦闷等症状。

冬瓜鲤鱼汤　冬瓜 120 g,鲤鱼 250 g,加水煮食。具有清热解暑、利尿消肿作用。可治疗水肿、乳汁不通及脾虚引起的胃肠不适。

【饮食宜忌】　肾病、水肿、糖尿病、冠心病患者尤宜食用。不适用于脾胃虚寒人群。

【古代文献论述】　《神农本草经》:冬瓜“主令人悦泽,好颜色,益气不饥。久服轻身耐老”。

【现代研究】　冬瓜所含丙醇二酸成分,可抑制糖类物质转化为脂肪,防止人体内脂肪的堆积,且是美容佳品,常食有体瘦轻健之效。由于含钠量较低,冬瓜又是冠心病、高血压、肾脏病、水肿病患者的佳品。

> **南　瓜** <

【成分和营养作用】　南瓜含有蛋白质、糖类、脂肪、钙、纤维素、胡萝卜素,还含多种维生素、磷、铁等矿物质和多缩戊糖、葡萄糖、蔗糖、腺嘌呤、精氨酸、瓜氨酸、天门冬氨酸、葫芦巴碱、甘露醇等。特别是胡萝卜素含量较高,被人体摄取后,可转化成维生素 A 而被吸收利用,对保护正常视力具有重要作用。

【食疗功效】　性温,味甘。有补中益气、消炎止痛、解毒杀虫等功效,可治气虚乏力、肋间神经痛、疟疾、痢疾等症,可驱蛔虫,并可治烫火伤。

【常用食疗方】　南瓜粥　老南瓜 100 g,大米 50 g。南瓜去皮,洗净切细备用。大米淘净放入锅中,常规煮粥,待沸时放入南瓜,至粥熟时,入食盐调味服食。具有补中益气、解毒杀虫功效,适用于脾胃虚弱、营养不良、肺痈、下肢溃疡等患者。

【饮食宜忌】　气滞湿阻、腹胀食积者不宜多食。

【古代文献论述】　明代李时珍《本草纲目》:"南瓜种出南番,转入闽、浙,今燕京诸处亦有之矣……其肉色金黄,不可生食,惟去皮瓤沦食,味如山药。同猪肉煮食更良,亦可蜜煎。"

【现代研究】　医学研究证实,南瓜对防治糖尿病、高血压以及肝脏的一些病变有一定作用,又被称为"防癌食物"之一。所含的甘露醇又有通大便作用,可减少粪便中毒素对人体的危害,对防止结肠癌的发生有功效。研究发现,南瓜含有"钴"成分,食用后有补血作用。

丝 瓜

【成分和营养作用】 丝瓜含皂苷、丝瓜苦味质、多量黏液、瓜氨酸、木聚糖、脂肪、蛋白质、B 族维生素、维生素 C 等。蛋白质的含量比冬瓜、黄瓜高 2～3 倍。丝瓜子含有脂肪油及磷脂等。这些营养素对机体生理活动均甚为重要。

【食疗功效】 性凉,味甘。具有清热化痰、凉血解毒、杀虫、通经络、行血脉、利尿、下乳等功能。用于热痢身热烦渴、痰喘咳嗽、乳汁不通、疔疮痈肿等症。夏季常食丝瓜,能解暑除烦、生津止渴。

【常用食疗方】 丝瓜槐花饮 丝瓜 30 g,槐花 15 g,水煎服,每日 1 次,有助于缓解痔疮引起的大便带血症状。

丝瓜猪蹄汤 丝瓜 60 g,猪蹄 1 根,炖熟食用,可促进乳汁分泌,缓解奶水不足问题。

【饮食宜忌】 月经不调、产后乳汁不通的女性、痰喘咳嗽患者尤为适宜。脾胃虚寒、消化不良者宜控制摄入量。

【古代文献论述】 《滇南本草》:"丝瓜,味甘,性凉。无毒。主治解热、凉血、通经、下乳汁、利肠胃。并治痰火及痈疽疮。"

【现代研究】 研究表明,丝瓜的皂苷有洋地黄样强心作用。老丝瓜干后称丝瓜络,以通络见长,用于胸胁痛、筋骨酸痛等症。

葫 芦

【成分和营养作用】 鲜葫芦含胡萝卜素及丰富的 B 族维生素、维生素 C 和葡萄糖、矿物质以及多种微量元素,也含少量蛋白质和脂肪。

【食疗功效】 性平,味甘、淡。有显著的利尿通淋作用,可用于辅助治疗各种原因引起的水肿、臌胀、黄疸,还可治疗尿路结石。

【常用食疗方】　葫芦三皮汤　葫芦皮 50 g,冬瓜皮、西瓜皮各 30 g,红枣 10 g。将葫芦皮、冬瓜皮、西瓜皮及红枣加水400 mL,煎取 150 mL,分 2 次饮服,每日 1 剂。具有健脾利湿作用,适用于脾虚湿盛之急性肾炎、小便短少、眼睑水肿等症状。

【饮食宜忌】　水肿、腹胀患者尤为适宜。葫芦不能生食,需烹饪至熟透后才可食用。

【古代文献论述】　《饮膳正要》:"葫芦 …… 主消水肿、益气。"

> **苦　瓜** <

【成分和营养作用】　苦瓜除含有少量蛋白质、脂肪、碳水化合物外,还含有较多粗纤维、钙、磷、铁、胡萝卜素、维生素 B_1、核黄素、烟酸等。维生素 C 的含量是丝瓜、菜瓜、甜瓜的 $10\sim12$倍,它还含有多种氨基酸、苦瓜苷、5 - 羟色胺等,均是人体不可缺少的营养物质。除此之外,还含有半乳糖醛酸、果胶等。在盛暑炎热之季,常吃苦瓜有增进食欲和清热、提神、防暑之功。

【食疗功效】　性寒,味苦。有养血滋肝、和脾补肾、清热祛暑、明目解毒之功,可治热病烦渴、中暑发热、痢疾、疮肿、风热赤眼等症。

【常用食疗方】　苦瓜绿豆汤　苦瓜 1 个,绿豆 150 g。先将绿豆加水 500 mL,小火煮至开裂后,加入苦瓜片,煮烂后加入白糖或冰糖调味,也可不加糖。具有清热解暑作用,治疗中暑发热,热病烦渴,小便不利,小儿热痱疮毒。

【饮食宜忌】　糖尿病、急性痢疾、中暑发热及肿瘤患者均较为适宜食用;畏寒虚弱者、脾虚寒湿气滞者不宜多食。

【古代文献论述】　《滇南本草》:"苦瓜,味苦,性寒。入心、脾、肺三经。除邪热,解劳乏,清心明目。泻六经实火,清暑益气,止烦渴。"

【现代研究】 苦瓜含有类似胰岛素的物质,有明显降血糖作用。科学家们还发现,苦瓜蛋白脂成分可提高免疫功能,促使免疫细胞歼灭入侵之"敌",因而,苦瓜有可能成为治疗癌症的新药。研究发现,大分子量苦瓜多糖具有降糖效果,其机制可能是通过减弱链尿霉素对胰岛 β 细胞的损伤或改善受损 β 细胞的功能,从而调节血糖。

> **蘑 菇** <

【成分和营养作用】 蘑菇的蛋白质含量虽不算甚丰,但其中具有大量各种氨基酸及与氨基酸有关的含氮物质,尤其是人体所必需的 8 种氨基酸,在蘑菇中都具备;特别还含有一般生物少见的伞菌氨酸、口蘑氨酸、鹅膏氨酸等成分,故而味道鲜美,是人类理想的食品。脂肪中以亚油酸为多,并含较多微量元素,如铜、锌、氟、碘,可见它所含的营养素十分丰富。由于含糖与脂量较少,故常食也不必担心肥胖问题。

【食疗功效】 性凉,味甘。具健脾开胃、理气化痰等功效,可治体虚纳少、痰多腹胀、恶心、泄泻等症,并可治高血压、高脂血症、糖尿病等多种疾病。常食可增强人体抗病能力,并可预防人体各种黏膜和皮肤发炎及毛细血管破裂,还能降低血液胆固醇的含量,预防动脉硬化和肝硬化。

【常用食疗方】 蘑菇黄芪鸡汤 鲜蘑菇 150 g,黄芪 30 g,鸡 1 只(约 650 g),生姜 3 片。将鸡去内脏,切块备用。将除蘑菇外的所有用料放入锅内,加清水适量,武火煮沸后,文火煲 2 h。汤成后去黄芪,放入鲜蘑菇煮熟,调味佐膳。具有健脾益气之功,适用于脾胃虚弱、饮食减少、消化不良的人群。

【饮食宜忌】　免疫力低下、体虚者尤为适宜；痛风患者、对菌菇过敏者慎食。

【古代文献论述】　《本草求真》："蘑菇(专入肠、胃、肺)。能理气化痰,而于肠胃亦有功也。然皆体润性滞,多食均于内气有阻,而病多发。不独蘑菇然也。"

【现代研究】　蘑菇的浸出液中有多种类型的"多糖体",含有干扰素诱导剂,用以增强抵抗癌症的能力,被称为"天然抗癌良药",所以其身价倍增。实验证明,其培养液能抑制金黄色葡萄球菌、伤寒杆菌、大肠埃希菌等。对病毒也具有抑制作用。

▷ 黑木耳 ◁

【成分和营养作用】　黑木耳含有丰富的蛋白质、糖类、铁、钙、磷,还含少量脂肪、粗纤维、钾、钠和维生素 B_1、维生素 B_2、维生素 C,胡萝卜素等多种人体所必需的营养成分。糖中有甘露聚糖、甘露糖、葡萄糖、木糖、戊糖、甲基戊糖等。磷脂为卵磷脂、脑磷脂及鞘磷脂等。

【食疗功效】　性平,味甘。有补气益智生血功效,对贫血、久病体虚、腰腿酸软、肢体麻木等症有效。有凉血止血功效,治肠风下痢、痔瘘、便血、尿血、崩漏、月经超前、经血量多及外伤出血等。还有润肺和清涤肠胃作用,可治大便燥结不畅。

【常用食疗方】　海带焖木耳　海带 250 g,干木耳 30 g,葱白 10 g,生姜 4 g,调料若干。海带用沸水氽过,捞起。黑木耳水发。倒入花生油,烧热,煸生姜、葱白,倒入海带、木耳,加料酒、酱油、糖、香醋及适量水,加热 30 min,调味精颠翻装盘,淋上香油,撒胡椒粉即成。具有降高血压、防动脉硬化、通便、减肥等功效,用于神经衰弱的食疗,可消除疲劳,止咳平喘。

【饮食宜忌】　尤适宜心脑血管疾病、结石症、癌症及缺铁患者。避免与高钙食物同食。

【古代文献论述】 《本草纲目》:"木耳生于朽木之上,无枝叶,乃湿热余气所生……主治:益气不饥,轻身强志,断谷治痔。"

【现代研究】 木耳含有多量发酵素和植物碱,对纤维织物等异物能起到催化剂的作用,使之在较短时间内被溶化或分离掉,因而成为纺织工人和矿山工人的保健食品。国外科学家发现黑木耳能减少血液凝块,有防治冠心病的作用。

黑木耳中主要的活性成分——黑木耳多糖是真菌多糖的一种,具有调节机体免疫力、抗肿瘤、延缓衰老、降血脂、抗突变、防辐射等生物活性。且有实验证明,黑木耳多糖粗品和纯品能够延缓疲劳的产生和加速疲劳的消除。

银 耳

【成分和营养作用】 银耳含有丰富的蛋白质、碳水化合物,也含有一定量脂肪,还含有一定量的无机盐,如钙、磷、铁、镁、钾、钠等及维生素 B_1、维生素 B_2、烟酸、粗纤维、灰分等。特别还含有多种氨基酸和肝糖。银耳还以其独特胶性来作为调制多种美味食品的赋形剂,有利于机体摄入更多营养素。

【食疗功效】 性平,味甘、淡。有滋阴润肺、益胃生津、补脑强心、消除疲劳之功效,可治虚劳咳嗽、痰中带血、虚热口渴等症。对老年慢性支气管炎、肺结核、肺源性心脏病等均有一定疗效;并能增强肝脏解毒能力,对肝脏有保护功效;还能提高人体对原子辐射的防护能力。

【常用食疗方】 桔梗炖银耳 桔梗 50 g,银耳 30 g,冰糖 250 g。桔梗切片洗净。银耳泡发,摘去杂质,用清水漂洗。冰糖加清水 800 mL 溶化,用纱布滤净。将桔梗、银耳、冰糖纳入炖盅中,在锅内隔水炖 2 h,至银耳渗出胶质即成。具有润肺镇咳、消痰化气之功。有助于改善呼吸道症状,特别适用于虚劳咳嗽、痰中带血、津少口渴等症。

【饮食宜忌】　高血压、慢性支气管炎、咽喉干燥患者及营养不良、产后体虚者尤为适宜。银耳中的腺嘌呤苷具有抗血小板凝聚的作用,进而影响血液凝固,故出血性疾病患者需慎食。

【古代文献论述】　《本草简要方》:"以所生之木为主治之原。通用者黑黄白三种。黄白两种,均为补品。入药桑耳为多。黄者又名金耳,白者又名银耳,均富胶质。主治滋阴补肺。"

【现代研究】　银耳所含的一种胶质可增加血液的黏度,防止出血,尤其银耳中含有一种酸性异多酚,有扶正固本作用,增强人体抗病延寿之功。

＞　刀　豆　＜

【成分和营养作用】　刀豆含有较丰富的蛋白质,并很易被吸收,它属于半完全类蛋白质,含有一定数量的矿物质、氨基酸、脂肪、糖类以及核黄素、烟酸等,也含微量元素铝、锌等,能满足人体发育的多种需要。此外,还含有尿素酶、血细胞凝集素、刀豆氨酸,嫩豆中尚可分离出刀豆赤霉素Ⅰ和Ⅱ等,有治疗肝性昏迷和抗癌作用。

【食疗功效】　性温,味甘。有温中下气、益肾补元之功,可治虚寒呃逆呕吐、腹胀、肾虚腰痛、痰喘。

【常用食疗方】　刀豆散　将刀豆子研为细末,每次服 9 g,用温开水送服。温中下气止呃,适用于脾胃虚弱、呃逆上气等症状。

刀豆止咳方　刀豆 10 颗,甘草 5 g,冰糖适量。刀豆打碎,与甘草一同加冰糖水煎,去渣频服。或者单独用 20 g 刀豆子水煎,加冰糖,每日服用 3 次。具有温化寒痰止咳功效,可治疗小儿百日咳、老年痰多喘咳等症。

【饮食宜忌】 刀豆能增强脾胃功能,适合脾胃虚弱者食用。在食用刀豆时,一定要将其煮熟、炖透,避免食物中毒的发生。

【古代文献论述】 《滇南本草》:"刀豆,味甘,性寒。治风寒湿气,利肠胃。烧灰,酒送下。子,能健脾。"

【现代研究】 现代研究发现,刀豆有助于维持人体正常代谢功能、促进人体内多种酶的活性度增强、增强抗病能力、预防龋齿等。此外,刀豆对镇静也有一定作用,可以增强大脑皮质的抑制过程,使神志清晰、精力充沛。

豇 豆

【成分和营养作用】 豇豆含淀粉、蛋白质、脂肪、粗纤维、维生素 B_1、维生素 B_2、维生素 C、烟酸、钙、铁、钾、钠、镁、氯及丰富的磷质,多种营养成分均高于刀豆。能帮助消化、增加食欲。

【食疗功效】 性平,味甘。可健脾益气,治脾虚食积腹胀、小儿消化不良等症;有补肾生精之功,治消渴、白带;外用可消肿解毒。

【常用食疗方】 姜汁豇豆菜 豇豆 350 g,生姜 30 g,香葱 15 g,豆油 30 g。将豇豆洗净切段,生姜去皮切末并泡姜汁,香葱切末。锅热后倒油,放入香葱末炝锅,再倒入豇豆煸炒,加入姜汁、精盐焖煮 1 min。具有温中开胃,补益肾气的作用。适合消化不良、体寒、手脚冰凉的人群食用。

【饮食宜忌】 气滞便结者应慎食。

【古代文献论述】 《本草纲目》:"豇豆,气味甘、咸、平、无毒。主治:理中益气,补肾健胃,和五脏,调营卫,生精髓,止消渴、吐逆泄痢,小便数。"

第三节　果品类食物

果品类可分为鲜果、干果和坚果。水果与蔬菜一样，主要提供维生素和矿物质。水果也属碱性食品。

（一）果品的主要营养成分

1. 鲜果及干果类　鲜果种类很多，主要有苹果、橘子、桃、梨、杏、葡萄、香蕉和菠萝等。新鲜水果的水分含量较高，营养素含量相对较低。蛋白质、脂肪含量一般均不超过 1％，碳水化合物含量差异较大，低者为 5％，高者可达 30％。硫胺素和核黄素含量不高，胡萝卜素和抗坏血酸含量因品种不同而异，其中含胡萝卜素最高的水果为柑、橘、杏和鲜枣；含抗坏血酸丰富的水果为鲜枣、草莓、橙、柑、柿等。矿物质含量除个别水果外，相差不大，其中，大枣中铁的含量丰富，白果中硒的含量较高。

干果是新鲜水果经过加工晒干制成，如葡萄干、杏干、蜜枣和柿饼等。由于加工的影响，维生素损失较多，尤其是维生素C。但干果便于储运，并别具风味，有一定的食用价值。水果中的碳水化合物主要以双糖或单糖形式存在，所以食之甘甜。矿物质含量除个别水果外，相差不大。

2. 坚果　坚果是以种仁为食用部分，因外覆木质或革质硬壳，故称坚果。按照脂肪含量的不同，坚果可以分为油脂类坚果和淀粉类坚果，前者富含油脂，包括核桃、榛子、杏仁、松子、香榧、腰果、花生、葵花籽、西瓜籽、南瓜籽等；后者淀粉含量高而脂肪很少，包括栗子、银杏、莲子、芡实等。按照其植物学来源的不同，又可以分为木本坚果和草本坚果两类，前者包括核桃、榛子、杏仁、松子、香榧、腰果、银杏、栗子、澳洲坚果，后者包括花生、葵花籽、西瓜籽、南瓜籽、莲子等。

大多数坚果可以不经烹调直接食用，但花生、瓜子等一般经炒熟后食用。坚果仁经常制成煎炸、焙烤食品，作为日常零食食用，也是制造糖果和糕点的原料，并用于各种烹调食品之中。

坚果蛋白质含量多在 $12\%\sim22\%$，其中有些蛋白质含量更高，如西瓜子和南瓜子中的蛋白质含量达 30% 以上；脂肪含量较高，多在 40% 左右，其中松子、杏仁、榛子、葵花子等达 50% 以上，坚果类当中的脂肪多为不饱和脂肪酸，富含必需脂肪酸，是优质的植物性脂肪。碳水化合物的含量较少，多在 15% 以下，但栗子、腰果、莲子中的含量较高，在 40% 以上。坚果类是维生素 E 和 B 族维生素的良好来源，包括维生素 B_1、维生素 B_2、烟酸和叶酸，黑芝麻中维生素 E 含量多可达 50.4 mg/100 g，在栗子和莲子中含有少量维生素 C。坚果富含钾、镁、磷、钙、铁、锌、硒、铜等矿物质，铁的含量以黑芝麻为最高，硒的含量以腰果为最多，在榛子中含有丰富的锰；坚果中锌的含量普遍较高。

3. 野果　野果在我国蕴藏十分丰富，这类资源亟待开发利用。野果含有丰富的抗坏血酸、有机酸和生物类黄酮，如沙棘、金樱、猕猴桃、刺梨、番石榴等。

（二）果品的合理利用

水果除含有丰富的维生素和矿物质外，还含有大量的非营养物质，可以防病治病，也可致病。食用时应予注意。如梨有清热降火、润肺去燥等功效，对于肺结核、急性或慢性气管炎和上呼吸道感染患者出现的咽干喉痛、痰多而稠等有辅助疗效，但产妇、胃寒及脾虚泄泻者不宜食用。又如红枣，可增强机体抵抗力，对体虚乏力、贫血者适用，但龋齿疼痛、下腹胀满、大便秘结者不宜食用。杏仁中含有杏仁苷，柿子中含有柿胶酚,若食用不当,可引起溶血性贫血、消化性贫血、消化不良、柿结石等疾病。

鲜果类水分含量高,易于腐烂,宜冷藏。坚果水分含量低而较耐储藏,但含油坚果的不饱和程度高,易受氧化或滋生霉菌而变质,应当保存于干燥阴凉处,并尽量隔绝空气。

杏

【成分和营养作用】　杏的营养较丰富,含糖量达 10% 左右,并含有苹果酸、柠檬酸、胡萝卜素、蛋白质、钙、磷、铁,及维生素 A、B 族维生素、维生素 C 等,挥发油成分有月桂烯、松油醇、牦牛儿醇、芳香醇、橙花醛等。鲜食可促进胃肠蠕动,开胃生津。杏仁较杏肉有更高的使用价值,其所含蛋白质、脂肪酸、微量元素、维生素等都较杏肉多,并含有丰富的脂肪油,除了药用、食用外,还可用于工业方面。

【食疗功效】　果肉性热,味甘酸,可润肺定喘、生津止渴,可治慢性支气管炎。甜杏仁性平,味甘,有止咳润肠功效,可治肺虚咳嗽、肠燥便秘等症。苦杏仁性微温,味苦,有毒,有止咳平喘、润肠通便的作用,可治实证咳喘及津亏肠燥大便不通。

【常用食疗方】　百合杏仁粥　杏仁 10 g,百合适量,粳米适量。将杏仁、百合、粳米洗净后,放入锅中加适量水同煮,煮至粥稠烂即可食用。润肺止咳,清心安神,适用于产后虚热、干咳劳嗽。

【饮食宜忌】　阴虚内热者不宜多食。

【古代文献论述】　王桢《农书》:"凡杏熟时,榨浓汁,涂盘中晒干,以手摩刮收之,可和水调麨食,亦五果为助之义也。"

【现代研究】　苦杏仁含苦杏仁苷 2%～4%,甜杏仁不含或仅含 0.1%,甜杏仁含油量较苦杏仁高。苦杏仁经酶水解后产生氢氰酸,对呼吸中枢有镇静作用,故可止咳喘,但具有毒性,须注意用量。

> ### 李 子 <

【成分和营养作用】 李子的营养成分与桃相似,略低于桃,含有丰富的碳水化合物及钙、磷、铁等各种矿物质;还含有天门冬素、谷酰胺、丝氨酸、甘氨酸、脯氨酸、苏氨酸、丙氨酸、γ-氨基丁酸等重要氨基酸。

【食疗功效】 性平,味甘酸,有生津清瘰热之功,治久劳津伤、虚热内生之证;有活血利水功效,可治肝硬化腹水。

【常用食疗方】 李子果汁 新鲜李子,蜂蜜,牛奶。将李子去核后放入果汁机内绞汁,倒入牛奶中,加适量蜂蜜调味即可。具有生津止渴作用,对于夏季或干燥季节因津液不足导致的口渴、咽干有明显缓解作用。

【饮食宜忌】 胃炎、胃溃疡患者及痰湿体质、气虚体质者宜慎食。

【古代文献论述】 《滇南本草》:"李子,味甘、酸。治风湿,气滞血凝。叶治金疮,水肿。不可多食,伤损脾胃。"

【现代研究】 李子可促进消化酶及胃酸的分泌,增加胃肠蠕动。

> ### 桃 <

【成分和营养作用】 桃子含铁量较高,并含有糖(包括葡萄糖、果糖、蔗糖、木糖),蛋白质,脂肪,膳食纤维,胡萝卜素,维生素 C,维生素 B_1,维生素 B_2,烟酸,柠檬酸,苹果酸及钙、磷等物质。桃肉味香甜略酸,有利于增进食欲和消化。食桃可增加人体对铁的吸收,对皮肤代谢有促进作用。

【食疗功效】　性温,味甘酸。有生津润肠的作用,适用于津伤肠燥便秘等症,具有活血消积的功效,用于瘀血肿块等症;还有益气血、润肤色的作用,适用于老年体虚及美容。此外,未成熟的果实亦供药用,称为碧桃干,有养阴敛汗作用,可治阴虚盗汗。

【常用食疗方】　清新桃子茶　桃子 2 个,柠檬 1 个,红茶茶叶 10 g。桃子去皮、核,切成薄片,红茶冲泡后滤去茶叶备用。将煮好的桃汁、冲泡好的茶汤按约 1∶1 的比例一同倒入玻璃罐中,挤入几滴柠檬汁,搅拌均匀即可。具有清爽舒畅、补血养气功效。适用于咽喉不适以及气血亏虚导致的便秘、轻度失眠或睡眠不佳者。

【饮食宜忌】　气血两亏、病后体虚人群尤为适宜;糖尿病患者、孕妇不宜多食。

【古代文献论述】　《饮膳正要》:"桃,味辛甘,无毒。利肺气,止咳逆上气,消心下坚积,除卒暴击血,破癥瘕,通月血,止痛。桃仁止心痛。"

＞　乌　梅　＜

【成分和营养作用】　成熟的乌梅含有柠檬酸、苹果酸、糖等成分。其含钾量尤较一般水果为高。乌梅中含苹果核、柠檬酸、酒石酸、琥珀酸、β-谷甾醇、蜡醇、三萜成分等。

【食疗功效】　性温,味酸。有收敛肺气、涩肠止泻、生津止嗽、安蛔驱虫等功能,可用于肺虚久咳、虚热烦渴、久疟、久泻、便血、尿血、血崩、蛔厥腹痛等症。

【常用食疗方】　酸梅汤　乌梅适量,用水泡发,加糖熬制,冷却后即成,具有生津止渴、除烦安神之效,时时饮用,可缓解夏暑心烦口渴,或高温失水过多及久泄久痢、肺虚久咳不止等症。

【饮食宜忌】 胃炎、胃溃疡、胃酸分泌过多患者忌食。

【古代文献论述】 《本草经集注》:"梅实,味酸,平,无毒。主下气,除热烦满,安心,肢体痛,偏枯不仁,死肌,去青黑痣,恶疾。止下痢,好唾,口干。"

【现代研究】 乌梅中所含成分对炭疽杆菌、白喉杆菌、葡萄球菌、枯草杆菌、肺炎球菌、大肠埃希菌、痢疾杆菌有明显的抑制作用;对变形杆菌、伤寒杆菌、副伤寒杆菌、铜绿假单胞菌、霍乱杆菌、真菌等也有效。乌梅能使胆囊收缩,促进胆汁分泌,还有一定的抗过敏作用。

> ## 橄　榄 <

【成分和营养作用】 橄榄除含有少量蛋白质、脂肪、糖类外,其含钙和钾量尤为丰富,微量元素如镁、铁、锌等亦多。维生素含量比苹果还多,并含有鞣酸等物质,多作为零食用以补充营养,并以独特的清香气息,起着激发食欲、舒畅情绪的作用。

【食疗作用】 性平,味酸、涩、苦、甘,可谓"五味"俱全。具有清肺生津利咽的作用,用于肺热咽喉肿痛等症;并具解毒的功效,能解酒及河豚鱼、鳖诸毒。有止咳镇惊的作用,用于出血、癫痫等症。

【常用食疗方】 橄榄萝卜茶　橄榄 250 g,萝卜 500 g。将橄榄和萝卜洗净,萝卜切成小块,与橄榄一同加水煎煮,去渣取汁。每日 1 剂,代茶饮用。具有清肺利咽功效,对上呼吸道感染、流行性感冒、急性咽喉炎、急性扁桃体炎及支气管炎等具有一定的防治作用。

【饮食宜忌】 胃寒痛、虚痛患者忌服。长期食橄榄会刺激胃酸分泌,可能会导致消化不良、干呕,严重时会导致胃痛,因此不能长期吃或者大量吃橄榄。

【古代文献论述】《滇南本草》："橄榄,味甘、酸,性平。治一切喉火上炎、大头瘟症。能解湿热春温,生津止渴,利痰,解鱼毒、酒积滞,神效。"

【现代研究】　橄榄除对大脑神经有镇惊作用外,更有对痢疾杆菌的抑制作用,并有收敛、消炎及减少渗出的作用,对于溃疡创面的恢复很有益处。橄榄核仁中各营养成分含量十分丰富,尤其是其中的蛋白质和脂肪含量之和高达 82.3%,因此也是制备营养保健油的优质原料。

樱　桃

【成分和营养作用】　樱桃含铁量很高,是苹果、梨的 20 倍以上。此外,还含有蛋白质、糖、磷、胡萝卜素及维生素 C 等物质。铁是人体血液血红蛋白的重要成分,食樱桃可增加铁的摄入量,从而起到补血的作用。

【食疗功效】　性温,味甘。有补中益气的作用,可用于病后体虚气弱、脾胃功能失调。有祛风湿的功效,多与酒合用,治疗风湿腰腿疼痛。樱桃还有透疹的作用。

【常用食疗方】　樱桃酒　用鲜樱桃 1 000 g、独活 50 g、威灵仙 30 g 泡入白酒中,1 个月后食用,每次 10 枚,每日 2 次,连续食完。可治疗风湿引起的肢体关节疼痛、屈伸不利等。

【饮食宜忌】　贫血、体质虚弱、面色无光华者尤为适宜;有溃疡症状、易上火、糖尿病患者慎食。

【古代文献论述】《证类本草》："味甘。主调中,益脾气,令人好颜色。"

《滇南本草》："樱桃,味甘、酸,性微寒。治一切虚症。能大补元气,滋润皮肤。久服延年益寿。浸酒服之,治左瘫右痪,四肢不仁,风湿腰腿疼痛。"

> **杨 梅** <

【成分和营养作用】 杨梅含有丰富的维生素 C、葡萄糖、果糖、柠檬酸、苹果酸、草酸、乳酸、蜡质等物质,均作为营养素为机体所利用,并可增加胃中酸度,增进食欲。

【食疗作用】 性温,味甘酸。有生津解渴、和胃消食之效。常在酒后饭余食之以醒酒、消食,有止呕作用,用于胃肠功能失调、霍乱吐泻、痢疾等。杨梅还具有止血生肌的功效,治刀伤出血、各种烧烫伤,是一种很好的药用水果。

【常用食疗方】 杨梅汤 鲜杨梅洗净,加入适量水共煎,半小时后加入白糖冷却即成。也可将鲜杨梅与白糖等量混合捣烂放入瓷罐中密封 1 周,吃时用冷开水调和,服之可醒酒消食积,还可预防中暑、治疗腹泻。

【饮食宜忌】 血热火旺者不宜多食用。忌与生葱同食。

【古代文献论述】 《本草纲目》:"盐藏、蜜渍、糖收皆佳……用以酿酒,号为梅香酎,甚珍重之。"

【现代研究】 实验研究证明,杨梅对大肠埃希菌、痢疾杆菌等细菌有抑制作用,有收敛消炎的功效。

> **龙眼(桂圆)** <

【成分和营养作用】 龙眼含有葡萄糖、蔗糖、酒石酸和维生素 A、B 族维生素及少量脂肪、腺嘌呤、胆碱等,还含有蛋白质及多种氨基酸。所含物质除营养全身外,特别对脑细胞有一定的补养作用。据美国学者研究发现,龙眼有助于增强记忆,消除疲劳。

【食疗功效】 性温,味甘。有益心脾、补气血、安心神的作用,用于久病体虚,年老及产后虚弱、心悸、健忘、失眠等症;也有生津滋润五脏的作用,可治疗阴虚津伤之证。

【常用食疗方】　鲜龙眼　新鲜龙眼生食,每日适量,连食3～7日,可治疗阴虚津伤、心中烦热、口燥咽干、咳嗽痰少等症。

【饮食宜忌】　神经性或贫血引起的心跳加快、失眠头晕者,健忘、记忆力低下者,产后体虚乏力的女性均为适宜;上火、炎症患者,痤疮、疖疮患者不宜过食。

【古代文献论述】　《药性四百味歌括》:“龙眼味甘,归脾益智,健忘怔忡,聪明广记。”

【现代研究】　研究发现,龙眼对大脑皮质有镇静作用,对癣菌有抑制作用。

> **荔　枝** <

【成分和营养作用】　荔枝含有较多的葡萄糖、游离的精氨酸、色氨酸和蛋白质,还有脂肪、维生素 B_1、维生素 B_2、维生素 C、烟酸、柠檬酸、蔗糖、果胶及钙、磷、铁等物质,有较高的营养价值,是珍贵的滋补品。实验研究证明,荔枝对大脑细胞有补养作用,并有利于皮肤细胞新陈代谢,改善色素的分泌及沉积。

【食疗功效】　性平,味甘酸。有生津和胃的作用,用于胃燥气逆、津液不足之证,具补养气血的功效,可补肝肾、健脾胃,用治病后体虚等证;还有消痈止血的作用,治疗疔疮恶肿、瘰疬溃烂及外伤出血;并可用于神经衰弱、年老体虚之症。

【常用食疗方】　荔枝淮山莲子粥　干荔枝肉 50 g,怀山药 50 g,莲子 25 g(捣碎),粳米 200 g。先把干荔枝肉、怀山药和莲子加水先煮 20 min,然后加入粳米煮粥。粥煮至软烂适宜后加入适量冰糖调味即可食用。具有温补脾肾功效,治疗五更泻疗效显著,并可缓解胃脘疼痛、肝气郁结等。

【饮食宜忌】　产妇、老人、体质虚弱者尤为适宜;糖尿病患者慎食。

【古代文献论述】 《滇南本草》："荔枝,味甘、微酸,性温,无毒。止烦渴,美颜色,通神健气。鲜者极甘美,食之令人不厌,虽多亦不伤人,惟食之过饱,鱼汤尤良。干者,经火焙,过多食,发虚热动血,令牙痛口疼,火病人尤忌之。"

> 枣 <

【成分和营养作用】 鲜枣含糖量 20%～40%,干枣高达60%以上。维生素 C 含量也名列诸果品前茅,成熟枣果维生素 C 含量是柑橘的 10 倍,梨、苹果的 100 倍,桃的 200 倍。还含有维生素 B、维生素 PP、蛋白质、脂肪、有机酸、钙、磷、铁、胡萝卜素等。现代研究表明,食枣可提高人的免疫能力,促进白细胞的新陈代谢,有降低血清胆固醇和增加血清总蛋白及白蛋白的作用,从而具有延缓衰老与延年益寿的作用。

【食疗功效】 性温,味甘。传统中医认为大枣有补中益气、养血安神的作用,用于治疗脾胃虚损、心血不足所致的形疲乏力、心烦失眠等症,还有治疗贫血、血小板减少症、白细胞减少症的作用。

【常用食疗方】 红枣炖鸡蛋 红枣 20 枚,鸡蛋 1 个,红糖30 g。将红枣、鸡蛋和红糖一同放入水中炖煮,每日 1 次。适用于产后调养,具有益气补血之功效。

红枣百合粥 红枣、百合与粳米一同煮粥,临睡前食用,有助于安神入眠。

【饮食宜忌】 中老年人、体弱者、女性尤为适宜;腹胀气滞者、糖尿病患者不宜食用。

【古代文献论述】 《神农本草经》:大枣"补中益气,强力,除烦闷……久服不饥,神仙"。

【现代研究】　枣有预防输血反应、降低血清谷丙转氨酶水平等作用。现代药理研究表明,大枣具有抗变态反应、镇静、保肝、抗炎、延缓衰老等多方面药理作用。

　　研究发现,同一个品种的枣,随着品质由优变劣,枣中糖的含量逐渐减少,酸、纤维素、果胶等含量逐渐增加。酸枣是栽培枣的原生种,在中国分布十分广泛,特别是在北方的山区产量较大。酸枣中纤维素、果胶、矿物质及维生素 C 的含量多,且酸度大,有益于开发酸甜适口的功能性保健品。尖枣中果糖含量占还原糖的 50%。果糖具有保健功能,食用后不致影响血糖迅速上升,对于糖尿病患者和一些不宜食糖过多的老年人非常适用。枣中纤维素含量也很高,是良好的膳食纤维素资源。枣中还含有丰富的钙、磷、铁等矿质营养成分,可维持和调节人体中矿物质水平,这种具有双向调节作用的食补方式,较之单纯的补给更为安全合理。

＞　枇　杷　＜

【成分和营养作用】　枇杷含有丰富的胡萝卜素,可增强人的视力,维护表皮健康;孕妇适量食用有助于促进胎儿发育。还含有蛋白质、糖类、钙、磷、维生素 C、维生素 B、纤维素、果胶等物质,所含的苹果酸、柠檬酸可增进食欲,帮助消化。

【食疗功效】　性凉,味甘、酸。有润肺止咳的功效,治疗肺热咳嗽、衄血、咯血等症;有和胃生津的作用,用于胃热口干、呕逆食少等症。

【常用食疗方】　枇杷膏　取适量鲜枇杷,将果肉榨汁,取其一半核仁捣碎或加枇杷叶适量包煎后取汁,与适量冰糖在文火上合熬,成膏状即可。每次服 10～20 mL,每日 2 次,治疗肺中有热引起的咳嗽、咯血等症。

【饮食宜忌】 多痰咳嗽、脾虚腹泻者不宜多食。多食亦助湿生痰。

【古代文献论述】《滇南本草》:"枇杷,味甘,平。治肺痿痨伤吐血、咳嗽吐痰、哮吼。又治小儿惊风发热,神效。"

> ## 梨 <

【成分和营养作用】 梨主要含有果糖、葡萄糖和苹果酸、柠檬酸等有机酸,还含有蛋白质、脂肪、矿物质(如钙、磷、钾、钠、镁、铁)以及维生素 B_1、维生素 B_2、维生素 C 等品种甚多的营养成分,体弱人群及老年人可常食用生梨作为滋补养生之法。

【食疗功效】 性凉,味甘、微酸。有生津解渴、止咳化痰、清热降火、养血生肌、润肺去燥、解除酒毒等功效,可治热病津伤烦渴、消渴、燥热咳嗽、痰热惊狂、噎膈、便秘等症。梨对于肝阳上亢型高血压患者较为适宜,经常食用,有滋阴清热、降压、减轻头昏目眩和心悸、耳鸣等作用。对肝炎患者则有保肝、助消化、促进食欲之功效。

【常用食疗方】 雪梨冰糖蜂蜜饮 雪梨 1 个,冰糖适量,蜂蜜少许。雪梨洗净后去皮去核,切成小块,放入适量清水中煮开后转小火煮 30 min,加入冰糖搅拌至溶解,最后加入少量蜂蜜搅匀即可。此饮具有润肺止咳、化痰平喘的功效,适用于慢性气管炎、百日咳、慢性咽炎等病。

【饮食宜忌】 咳嗽、痰稠、慢性支气管炎患者尤为适宜。慢性肠炎、胃寒者及糖尿病患者不宜多食。

【古代文献论述】《本草经集注》:"梨,味苦,寒。多食令人寒中,主治金疮,乳妇尤不可食。"

《滇南本草》:"梨者,利也。其性下行流利也。切片治汤火伤处,贴之如神,亦能治中风不语,寒症热疾,大小便不通,或胃中痞块食积,霍乱吐泻,小儿偏坠,疼痛即止。但味甘不可多食。取汁服之,定喘止咳。"

> **苹　果** <

【成分和营养作用】　苹果中果糖含量是所有水果中最高的,并含有苹果酸、枸橼酸、酒石酸、鞣酸、纤维素、果胶、钙、磷、铁、钾等物质。还含有蛋白质、脂肪、多种维生素,对人体补益较大。实验研究发现,苹果所含果胶是一种较好的血浆代用品,苹果酸可以抑制癌细胞的扩散。

【食疗功效】　性凉,味甘酸,有健脾益胃的功效,治疗不思饮食、脘闷纳呆等症;有补养心气的功效,可用于中气不足、精神疲倦;具有生津润燥止渴的作用,治疗暑热心烦的口渴、咳嗽等。

【常用食疗方】　苹果酱　古人称玉容丹。苹果去皮核,捣烂过滤取汁于砂锅中文火熬,结成膏状后加入少量蜂蜜,搅匀装瓶即可。可通五脏六腑,走十二经络,调营卫通神明,解瘟疫而止寒热。经常食用有健脾益气、养心悦神的作用,可以缓解热病伤津、口渴烦躁,脾虚脘腹闷胀、大便溏泄,及贫血引起的头晕、乏力等症。

【饮食宜忌】　胃寒、脾胃虚弱患者不宜生食,建议以煮食为佳。

【古代文献论述】　《滇南本草》:"苹果,气味甘、微酸,无毒。主治脾虚火盛,补中益气。同酒食治筋骨疼痛,用蜜酿,久服延年之品也。"

【现代研究】　苹果所含有机酸和鞣酸有收敛作用,果胶、膳食纤维有吸收细菌和毒素的作用,可用于止泻;但纤维、有机酸又可刺激肠道使大便松软而通便,故既可止泻又能通便。所含的钾等矿物质有利于钠的排出,对高血压、延缓衰老等有一定作用,并有升高血糖的作用。苹果中的有机酸还能刺激胃液分泌、帮助消化。

> ## 山楂 <

【成分和营养作用】 山楂的维生素 C 含量最为丰富。此外,含有糖类、胡萝卜素、淀粉、苹果酸、枸橼酸、钙、铁等物质。其中,大量的维生素 C 和酸类物质可促进胃液分泌,增加胃内酵素,用于帮助消化、增多食量。

【食疗功效】 性平,味酸甘,有消食和中的作用,可促进消化,对于肉食积滞所致的胃脘饱满胀痛有效;具行气散瘀的功效,可用于产后恶露不尽、闭经、便血等。此外,山楂有杀菌和收敛的作用,可用治痢疾、肠炎的腹泻。与其他药物配合,山楂可用于治疗动脉硬化症、高血压、冠心病及心功能不全等。

【常用食疗方】 山楂饮 取山楂 60 g,炒焦成黑色,然后加入茶叶、生姜适量,与水煎半小时左右,加白糖饮服,每日 1 剂,分 3 次饭前服,连服 5～7 日,可治疗细菌性痢疾、肠炎腹泻腹痛等。

【饮食宜忌】 适宜于消化不良、心血管疾病患者。孕妇、胃酸分泌过多者不宜食用。

【古代文献论述】 《滇南本草》:"山楂,味甜酸,性寒。消肉积滞,下气,吞酸,积块。"

【现代研究】 实验证明,山楂具有扩张冠状动脉、舒张血管、兴奋中枢神经系统的作用,有利于降血脂、降血压、强心、收缩子宫,也有明显的抑制各型痢疾杆菌、铜绿假单胞菌的作用。

> ## 葡萄 <

【成分和营养作用】 葡萄含有大量维生素 C 和丰富的葡

萄糖、果糖,也含有少量蔗糖、木糖,还含钙、磷、铁及蛋白质、脂肪、多种维生素、酒石酸、柠檬酸、草酸、苹果酸、胡萝卜素等物质。葡萄所含物质对大脑神经有补益兴奋作用;大量食用葡萄可补充人体能量,治疗神经衰弱和疲劳过度,并有利尿作用。葡萄还具有某种维生素 PP 的活性。

【食疗功效】　性平,味甘酸,具滋阴生津的功效,用于热病伤阴及杂病肝肾阴虚等证;有补益气血的作用,适用于脾胃虚弱、气血不足之证;有强筋骨、健精神作用,可缓解腰腿酸软、精神疲乏等症;还有利湿通淋之效,适用于风湿痹痛、小便不利、淋病、水肿等症。

【常用食疗方】　拔丝葡萄　葡萄 250 g,鸡蛋清 3 个,干淀粉、面粉、白糖各适量,花生油 500 g。将葡萄挂蛋白糊后,放入油锅慢炸,沥油。净锅放火上,放入适量清水,加入白糖,炒至糖变色能拉出丝时,倒入炸好的葡萄,挂匀糖浆,起锅装入抹上一层芝麻油的盘内,配凉开水上桌即成,具有补气血、强筋骨的作用,适合气血虚弱、精神疲惫、血虚心悸、风湿痹痛、腰膝无力及贫血、神经衰弱者食用。无病者食之,有滋养强壮,令人壮健耐饥的作用,又为滋补强壮和老年人保健食品。

【饮食宜忌】　适宜神经衰弱、过度疲劳、体倦乏力、形体羸瘦者食用。

【古代文献论述】　《证类本草》:“葡萄,味甘,平,无毒。主筋骨湿痹,益气倍力,强志,令人肥健,耐饥,忍风寒。久食轻身不老延年。可作酒,逐水,利小便。”

猕猴桃

【成分和营养作用】　猕猴桃含有较多的糖分,也含有一定量蛋白质、类脂、钠、钾、磷、钙、镁、铁等,还含有多种维生素和胡萝卜素等,其中最为引人注目的是维生素 C 的含量,每 100 g 鲜果可含高达 100～420 mg 或更高含量的维生素 C。据研究,猕猴桃所含物质不仅能提供机体营养需要,而且可防止亚硝酸等致癌物质产生,对人体十分有益。

【食疗功效】 性寒,味甘、微酸。有清热止渴的作用,用于里热引起的烦热、口渴等症;有通淋利尿的功效,适用于小便淋漓不通、石淋等症。此外,猕猴桃有降低血胆固醇和三酰甘油的作用,对消化道肿瘤、高血压、心血管疾病有较好的辅助防治作用;并具有滋补强身、健脾止泻的作用,适用于身体虚弱、久病大虚、脾虚泄泻之症。

【常用食疗方】 猕猴桃汁 取鲜猕猴桃 200 g,去皮绞汁,每日早晚各 1 次,用于小便不通或淋漓、短赤、疼痛等症,也可用于内热、关节疼痛等症。

【饮食宜忌】 脾胃虚寒者慎服。

【古代文献论述】 《证类本草》:"猕猴桃,味酸,甘,寒,无毒。止暴渴,解烦热,冷脾胃,动泄辟,压丹石,下石淋。热壅反胃者,取汁和生姜汁服之……猕猴桃,今永兴军南山甚多,食之解实热,过多则令人脏寒泄。十月烂熟,色淡绿,生则极酸,子繁细,其色如芥子,枝条柔弱。"

香 蕉

【成分和营养作用】 香蕉除含碳水化合物外,也含有蛋白质、脂肪、灰分,还含有多种维生素和果胶、钙、磷、铁和多种酶,并含有少量 5-羟色胺、去甲肾上腺素及二羟基苯乙胺等。有增强体质和抵抗疾病的作用。非洲人认为,常吃香蕉可使皮肤柔软、头发乌黑、眼睛明亮、预防疾病、延年益寿。

【食疗功效】 性寒,味甘。有清热凉血、生津止渴之功,适用于温热病口渴、心烦躁动等症；有润肠通便作用，可缓解肠燥便秘。煮熟连皮食用对痔疮出血有一定疗效。还能合金创、解酒毒。

【常用食疗方】 香蕉粥 香蕉 250 g，冰糖、粳米各 100 g，小火煮成粥即成。具有养胃止渴、滑肠通便、润肺止咳之功，适合津伤烦渴、肠燥便秘、痔疮出血、咳嗽日久及习惯性便秘、高血压病、动脉硬化症者等食用。无病者食之，可起到补脾润肺、强壮身体的作用。

【饮食宜忌】 香蕉中含有较多的钠和钾，肾脏疾病或肾功能不全者不宜多食；香蕉糖分较高，糖尿病患者应控制食用量。

【古代文献论述】《本草纲目拾遗》："粤地湿热，人多染麻风，所居室人不敢处，必种香蕉木本结实者于院中……蕉种甚多，子皆甘美，以香牙蕉为第一，名龙奶奶者，乳也。言若龙之乳，不可多得，然食之寒气沁心，颇有邪甜之目。"

【现代研究】 香蕉对降低血压有辅助作用，对细菌真菌有抑制作用。香蕉中还含有噻苯哒唑，具有广谱驱肠寄生虫作用，食大量香蕉能清除肠寄生虫。所含 5-羟色胺、去甲肾上腺素，可降低胃酸，对胃溃疡的改善有利。

核桃仁

【成分和营养作用】 核桃仁含有大量具有特殊结构的脂肪油、蛋白质和较多碳水化合物，如磷脂、亚油酸甘油酯、赖氨酸、亚麻酸等，均为大脑组织及机体代谢的重要物质。还含有胡萝卜素、维生素 A、B 族维生素、维生素 C、维生素 E，及矿物质磷、铁、镁等。实验证明，喂食用核桃可使动物体重增加，血清白蛋白增加。

【食疗功效】 性温，味甘。对大脑神经有补养作用，可治神经衰弱;有补肾固精之功,适用于腰痛脚软、阳痿遗精、须发早白等症;能温肺定喘,可缓解喘咳;有消石利尿功效,适用于尿道结石、小便不利之症;还可润肠通便,治肠燥便秘。此外,还有消疮肿、制铜毒作用。

【常用食疗方】 龙眼肉核桃粥 粳米 100 g,龙眼肉、核桃仁各适量。将粳米淘洗干净,与龙眼肉、核桃仁同入锅中,加适量水,文火煮粥。补血、养心、健脾、安神,适用于辅助治疗高血压伴失眠、乏力、健忘等症。

【饮食宜忌】 尤适宜脑力劳动者和青少年。腹泻、阴虚火旺者不宜多食。

【古代文献论述】 《食疗本草》:核桃"通润血脉,骨肉细腻"。

> **板 栗** <

【成分和营养作用】 板栗含蛋白质、脂肪、碳水化合物、灰分、淀粉、酶、钙、磷、铁、钾、矿物质及多种维生素(如维生素 C、维生素 A、维生素 B_1、维生素 B_2、胡萝卜素、烟酸等)。现代医学认为,板栗含不饱和脂肪酸和多种维生素,有助于对抗高血压、冠心病、动脉硬化等疾病。

【食疗功效】 性温,味甘。可补肾壮腰、强筋健骨,适用于肾虚所致的腰膝酸软、腿脚不遂、小便多等症;有活血、止血、消肿之功,适用于外伤骨折、瘀血肿胀、筋骨疼痛、皮肤生疮等;具健脾养胃之效,适用于脾胃虚寒引起的慢性泄泻。

【常用食疗方】 板栗粥 板栗肉、大米适量共煮粥,加白糖调食,或盐、味精调食,常食可补肾气、强筋骨。可以改善腰膝酸软、小便频数、气虚引起的疲劳、乏力、慢性泄泻等症。

【饮食宜忌】 脾胃虚弱、脾肾阳虚者服食均有益,但脾虚兼有腹胀、消化不良者、便秘者不宜多食。

【古代文献论述】《证类本草》:"栗,味咸,温,无毒。主益气,厚肠胃,补肾气,令人耐饥。"

白　果

【成分和营养作用】　白果的碳水化合物含量与大枣相近,而蛋白质、脂肪均远高于大枣,还含有丰富的钙、磷、铁、核黄素、胡萝卜素、多种氨基酸等营养素。尚含少量氰苷、赤霉素及细胞激动素样物质。

【食疗功效】　性平,味苦、甘、涩。主要具有收敛固涩作用,能敛肺止咳定喘,适用于咳嗽气急等哮喘发作的病症;具有固精之效,有助于遗精、早泄证治;能缩尿,用以治疗遗尿、小便频数;还能涩带,可缓解女子带下赤白等病症。

【常用食疗方】　白果布丁　白果 200 g,香草粉、发酵粉各少许,面粉 250 g,鸡蛋 6 个,白糖、黄油各适量。具有补脾止泻、养心安神之功,适合脾虚泄泻、心烦失眠、久病体虚及无病强身者食用。本品补益强壮,养生作用较好,日常养生保健多用。

【饮食宜忌】　有实邪者禁服。生白果中含有银杏毒素,通过加热才能降低其毒性。儿童、孕妇及过敏人群慎用。

【古代文献论述】《滇南本草》:"白果,味甘、平,性寒。乃阴气而生,故夜间开花。不可多食⋯⋯生食引疳,热食温肺、定咳嗽、缩小便。多食壅气发胀而动风。小儿多食,昏迷发惊。"

【现代研究】　实验表明,白果对多种葡萄球菌、链球菌、白喉杆菌、炭疽杆菌、枯草杆菌、大肠埃希菌、伤寒杆菌有不同程度的抑制作用,对真菌亦有抑制作用。它所含的果酚甲有短暂降压作用,并使血管通透性增加。

> **榛 子** <

【成分和营养作用】 榛子肉中含油 $50\%\sim77\%$,并含较多蛋白质和碳水化合物。此外,含磷量居诸果之首,含钾、铁等亦名列前茅,尚含少量生物碱、灰分等。

【食疗功效】 性平,味甘。有补气、健脾、止泻、明目、驱虫等功效,可用于气虚脾弱、食欲不振、神疲乏力,或脾虚、纳少便溏或体弱眼花、视物不清者;小儿疳积,伴有虫积者亦可用。

【常用食疗方】 榛子羹 榛子(去壳)15 g、藕粉 $30\sim50$ g、白糖适量,先将榛子炒黄,不可炒焦,研成细末,拌入藕粉内,用滚开水冲后,加糖调匀食用。一般作为早餐或点心,时时服食,用于病后体虚、食少、易于疲倦者。

【饮食宜忌】 榛子中富含油脂和蛋白质,过量食用可能导致肥胖或加重腹胀。

【古代文献论述】 《证类本草》:"榛子,味甘,平,无毒。主益气力,宽肠胃,令人不饥,健行。"

> **榧 子** <

【成分和营养作用】 榧子富含脂肪油,含脂量与花生、芝麻相近,其中有大量不饱和脂肪酸,并含有葡萄糖、多糖及鞣质、草酸等,且含有挥发油,故气香味甘。

【食疗功效】 性平,味甘。主要有驱虫、润肠与消食等功效。对于驱除蛔虫、绦虫、蛲虫、钩虫等有效。因能润肠通便,故习惯性便秘、病后伤津引起的肠燥便秘,或因便干而引起的肛裂和痔疮出血亦可食用。因能开胃消食,对于消化障碍、食欲不振,尤其小儿既有食欲不振又有虫积腹痛者,最为适宜。此外,尚有止肺燥咳嗽、强筋骨、行气血和明目等作用。

【常用食疗方】 榧子二仁饮 榧子、胡麻仁、火麻仁各10 g。将三者一同放入锅中,加适量水煎煮,去渣取汁饮用。每日1剂。润燥清肺,通腑利肠,适用于秋燥咳嗽、燥结便秘等。

【饮食宜忌】 腹泻或大便溏薄者慎用。榧子中含有一种生物碱,有促进宫缩的作用,孕妇禁用。

【古代文献论述】 《本草纲目》:"榧实,气味甘,平,涩,无毒。性热,同鹅肉食,生断节风,又上壅人,忌火气。又云:榧子皮反绿豆,能杀人也。主治:常食,治五痔,去三虫蛊毒,鬼疰恶毒。食之,疗寸白虫。消谷,助筋骨,行营卫,明目轻身,令人能食。"

> **松 子** <

【成分和营养作用】 松子含有丰富的脂肪油,含脂肪量在水果类中仅次于核桃仁,其中主要是油酸酯与亚油酸酯,而且蛋白质含量也较高,包括有多种必需氨基酸。此外,尚含碳水化合物、矿物质与挥发油等。

【食疗功效】 性平,味甘,具有补养、滋润脏腑与肌肤的作用。因能润肺,故有助于缓解咽干喉痛、干咳少痰的肺燥咳嗽,兼能润泽皮肤。因能滋润肠胃,故口干舌燥、大便干燥秘结者较为适用。还能入肝肾,滋养肝肾之阴,凡肝肾阴虚而见头晕眼花,或见盗汗、心悸、虚弱者,皆宜服用。

【常用食疗方】 松子仁粥 松子(去壳)30 g、粳米 60～100 g、蔗糖适量。先用粳米如常法煮粥,将熟之前放入松子,煮至粥成,加糖作早点或夜点心服用,连食 1～3 周或经常食用。本粥生津润燥,用于病后体虚肠燥所致的便秘,老人、产妇、热病恢复期患者尤为适宜。

【饮食宜忌】 松子中油脂和热量较高,过量食用容易导致肥胖和心血管疾病。建议每日食用量控制在 $20\sim30$ g 为宜。

【古代文献论述】 《本草纲目》:"松……其子大如柏子,惟辽海及云南者,子大如巴豆可食,谓之海松子。""海松子,仁,气味甘,小温,无毒。主治:骨节风,头眩,去死肌,变白,散水气,润五脏,不饥。逐风痹寒气,虚羸少气,补不足,润皮肤,肥五脏。"

> ## 石 榴 <

【成分和营养作用】 石榴含有糖分,多种维生素及铁、磷、钾等物质,可补充机体之需要。含有石榴酸等多种有机酸,能帮助消化吸收、促进食欲。还含有雄酮、雌二醇、甘露醇等,实验表明,具雌激素样作用。

【食疗功效】 性温,味甘酸涩。有生津止渴的作用,可用于津伤、口渴、烦热等症;有杀虫止痢的功效,可杀三虫(绦虫、蛔虫、蛲虫),治小儿疳积、久痢久泄等症。

【常用食疗方】 治痢方 取酸石榴 2 只,捣烂绞汁,与适量生姜、茶叶与水同煎,每次 50 mL,每日 2 次,连饮 $1\sim2$ 周。治疗痢疾、腹泻有明显效果。

【饮食宜忌】 实邪者慎服。石榴含糖量较高,血糖控制不佳者不建议食用。

【古代文献论述】 《证类本草》:"安石榴,味甘、酸,无毒。主咽燥渴,损人肺,不可多食。酸实壳,疗下痢,止漏精。石榴皮,使,味酸,无毒。能治筋骨风,腰脚不遂,行步挛急,疼痛。主涩肠,止赤白下痢。石榴,温。多食损齿令黑。"

【现代研究】 石榴所含物质对痢疾杆菌有抑制、杀灭作用,对体内寄生虫有麻痹作用。

❭ 菠 萝 ❬

【成分和营养作用】　菠萝含有丰富的果糖、葡萄糖、蛋白质、柠檬酸、各种维生素及钙、磷、铁、钾等物质。果汁中含的菠萝朊酶及和胃液相似的酵素,可分解蛋白质,帮助消化。李时珍认为菠萝最大的作用是健脾胃、固元气。古代养生家亦有以菠萝为食求长寿的情况。但菠萝中含一些有机酸,可引起人体产生不适,食用前应用盐水浸泡,促进有机酸分解,减少不利因素。

【食疗功效】　性平,味甘酸。有生津和胃的作用,用于暑热津伤、口干咽燥、心烦不安、胃肠不适等症;有补脾胃、固元气、益气血、强精神的作用,用于脾胃两虚、神疲乏力、纳呆、腰膝酸软等症;还具消肿祛湿功效,可用于肾炎水肿、高血压、咳嗽痰多等症。

【常用食疗方】　菠萝膏　鲜菠萝 3 只去皮捣烂绞汁,将汁于火上煎稠,加入 1 500 g 蜂蜜,搅匀,冷却装瓶,每次 15 mL,每日 2 次,连续服完,治脾肾气虚、倦怠神疲、消渴、小便不利、头目昏花等症。

【饮食宜忌】　溃疡病患者、肾脏病患者、凝血功能障碍者慎食。

【古代文献论述】　《台湾府志》:"凤梨,叶薄而阔,而缘有刺,果生于叶丛中,果皮似波罗蜜而色黄,味甘而微酸,先端具绿叶一簇,形似凤尾,故名。"

【现代研究】　菠萝有加速溶解组织中的纤维蛋白和蛋白凝块功能,从而改善局部血液淋巴循环,达到消炎、消肿的作用。

❭ 柿 子 ❬

【成分和营养作用】　柿子含有蔗糖、葡萄糖、果糖、蛋白质、脂肪、淀粉、瓜氨酸、果胶、单宁酸及多种维生素和多种矿物质；维生素 C 和碘的含量较高，柿霜还含有甘露醇，是一种物美价廉的大众化水果。

【食疗功效】　性寒，味甘涩。有润肺止咳的作用，治肺痨咳嗽及各种虚损咳嗽；具清热生津的功效，可清肺胃蕴热、消渴等症；还有化痰软坚的作用，治各种痰核瘰疬。

【常用食疗方】　酿柿子　柿子 8 个，菠萝 100 g，葡萄干、核桃仁、蜜枣各 50 g，膨松体奶油 200 g，白糖 250 g。柿子洗净，挖出柿肉，切成丁。菠萝、蜜枣均切成碎丁。核桃仁切碎，与葡萄干一起放入盆内，加入白糖拌匀，再分别配入柿子肉。食用时挤上膨松体奶油即成。具有润肺止咳、养胃生津、补气养血之功，适用于阴虚燥咳、胃燥口渴、大便干燥、气血虚弱及无病强身者食用。本品甘寒滋润，故风寒咳嗽及痰湿内盛者不宜食用。

【饮食宜忌】　柿子中含有大量的鞣酸和果胶，空腹食用容易与胃酸反应生成凝固物，最后形成胃结石。因此，最好在饭后或摄入其他食物之后再食用柿子。

【古代文献论述】　《图经本草》："柿南北皆有之，其种亦多……诸柿食之皆美而益人。"

【现代研究】　柿子对中枢神经有镇静作用，具镇咳、祛痰功效。柿子也是高血压、慢性支气管炎、动脉硬化等疾患人群的保健水果之一。还可将柿子制成治疗甲状腺肿的制剂。

＞　无花果　＜

【成分和营养作用】　无花果含有丰富的葡萄糖、果糖、蔗糖、柠檬酸，少量延胡索酸、琥珀酸、丙二酸、草酸、苹果酸、奎宁酸、蛋白质、脂类等；还有多种维生素、铁、钙、磷、钾、钠等物质。

【食疗功效】　性平，味甘。有健脾胃、清湿热的作用，可用于胃肠湿热诸证,具消肿解毒的功效,治疗各种疔疮肿痛等。有润肠通便作用,可治疗便秘。

【常用食疗方】　无花果粥　无花果 10 个,粳米 100 g,冰糖适量,同煮,小火熬至成粥。具有健脾益胃、清肺利咽之功,适宜于脾胃虚弱、食欲不振、消化不良、泄泻下痢、肺热咳嗽、咽喉肿痛及痔疮出血者食用。

【饮食宜忌】　如空腹食之过多,可形成胃石症,故不宜多食。

【古代文献论述】　《滇南本草》:"无花果,味甘,性平。无毒。主治开胃健脾,止泄痢疾,亦治喉痛。熬水洗疮,最良。采叶,敷疮神效。"

【现代研究】　无花果对癌细胞有抵抗作用。对高血压、冠心病、动脉硬化等老年常见病有促进改善的作用。近年发现,无花果果质中含有抗肿瘤成分,可抑制癌细胞的生成进程。有降低血脂、三酰甘油的作用。此外,无花果对痢疾杆菌有一定的抑制作用。

> 草　莓 <

【成分和营养作用】　草莓含有蛋白质、果糖、蔗糖、葡萄糖、柠檬酸、苹果酸、氨基酸、胡萝卜素、膳食纤维、各种维生素及钙、磷、钾和多种微量元素等物质。较突出的是草莓含有大量维生素 C,其含量比西瓜、苹果、葡萄高 10 倍左右。

【食疗功效】　性平,味甘酸。有润肺生津的作用,可治疗肺燥伤津等证;有健脾和胃的功效,用于脾胃虚弱之证;还具有补血益气的功效,对气血不足之虚弱证有效;有凉血解毒之效,适用于红白痢疾、尿血、疮疖、月经失调、胸内脓血等症。

【常用食疗方】　冰糖炖草莓　鲜草莓 100 g,冰糖 50 g。将草莓放入碗内,加入冰糖及适量清水。隔水炖约 20 min 即成。具有润肺止咳、生津止渴之功,适宜于肺燥咳嗽、干咳少痰、津伤口渴者食用。本品滋润,食之易助湿生痰,痰湿内盛者不宜食用。

【饮食宜忌】 胃酸分泌过多,尿结石者不宜多食。

【现代研究】 草莓的营养价值高,对防治动脉硬化、高血压、冠心病、坏血病、结肠癌等有较好的效果。

阳桃(洋桃)

【成分和营养作用】 阳桃含蔗糖、果糖、葡萄糖,其含糖量居诸鲜果之首。此外,还含有苹果酸、柠檬酸、草酸、B 族维生素、维生素 C、微量脂肪等。

【食疗功效】 性凉,味甘、酸。阳桃鲜食,生津止渴;蜜制阳桃甘酸味美,又可保存久远。本品还有下气和中、祛风热、利小便、解毒等功效,治风热咳嗽、小便热痛、疟母痞块(脾脏肿大)、口糜牙痛、石淋尿少、酒毒、食毒等。

【常用食疗方】 取阳桃 2 个,生食,每日 2 次。阳桃具有生津止渴、清热利咽的功效,可缓解咽喉疼痛。

【饮食宜忌】 高血压、糖尿病、肾结石患者不宜食用阳桃。

【古代文献论述】 《本草纲目》:"五敛子,释名五棱子、阳桃。时珍曰:五敛子出岭南及闽中,闽人呼为阳桃。其大如拳,其色青黄润绿,形甚诡异。实,气味:酸、甘、涩,平,无毒。主治:风热,生津止渴。"

芒 果

【成分和营养作用】 芒果含有糖、蛋白质、粗纤维、灰分,也含有硫胺素、核黄素、叶酸、钙、磷、铁、胡萝卜素,及维生素 B_1、

维生素 B_2 等。还有芒果酮酸、异芒果醇酸、阿波酮酸、没食子酸、木樨皮素、芒果苷等。

【食疗功效】　性平,味甘、微酸。有益胃生津、止渴止呕、利尿之效,治胃阴不足、口渴咽干、小便不利等症。可预防结肠癌及由于饮食中缺乏含膳食纤维的食品造成的疾病。

【常用食疗方】　芒果饮　芒果 1～2 个。将芒果洗净后水煎,代茶饮用。可辅以治疗慢性咽喉炎,声音嘶哑。

【饮食宜忌】　芒果含糖量较高,糖尿病患者慎食。中医认为芒果可归为发物,肿瘤患者避免过量食用。

【现代研究】　实验证实,芒果苷有祛痰、止咳作用及抗癌作用。未成熟果实能抑制葡萄球菌、大肠埃希菌。

＞　桑　椹　＜

【成分和营养作用】　桑椹中主要含有糖和多种维生素,包括胡萝卜素,维生素 B_1、维生素 B_2、维生素 C 和烟酸等。还含苹果酸、鞣质和钙质等。桑椹的油脂主要由亚油酸和少量硬脂酸、油酸等构成。

【食疗功效】　性寒,味甘。具有养血、滋阴清热、祛风湿、补肝肾、强腰膝和乌须发等功效,可用于血虚、面色㿠白、头晕、眼花、疲乏无力,或血不养心、失眠、健忘之症,亦可用于阴虚内热、潮热盗汗、干咳少痰等症;肝肾亏虚、腰酸腿软、遗精早泄,或须发早白等症者,亦可服用。此外,肾虚挟风湿、关节酸痛、行走无力者,亦可用。

【常用食疗方】　桑椹汁　鲜桑椹捣汁,即可饮用,每日一小盅,连饮数周,治腰腿酸痛无力。

【饮食宜忌】　桑椹性寒,脾胃虚寒者应避免食用或少吃桑椹。

【古代文献论述】《食疗本草》:"桑椹,性微寒。食之补五脏,耳目聪明,利关节,和经脉,通血气,益精神。"

《本草纲目》:"桑椹,主治:单食,止消渴。利五脏关节,通血气。久服不饥,安魂镇神,令人聪明,变白不老。"

莲 子

【成分和营养作用】 莲子属于药食两用食材。莲子富含淀粉和棉籽糖,含糖量与龙眼相当,而蛋白质和脂肪含量高于龙眼;还含有多种维生素和钙、磷、铁等无机盐,能供给机体足够的能量和多种营养素。

【食疗功效】 味甘,性涩而平。能健脾益气、固涩肠道,用以治疗脾虚泄泻。能养心安神,可治疗失眠、心悸不安;有补肾固涩之功,可治疗肾虚男子遗精、女子带下、崩漏等症。

【常用食疗方】 莲心茶 莲子心 1.5 g,开水泡代茶,随时饮服。能清心火、安心神、固肾精、降血压,用于心火旺而见失眠、心烦、舌尖较红者,亦可用于有梦的遗精,血压高伴心烦、睡眠差者,也可用作辅助治疗。

【饮食宜忌】 实热积滞,大便燥结者忌服。

【古代文献论述】《证类本草》:"莲子,性寒,主五脏不足,伤中气绝,利益十二经脉血气。生食微动气,蒸食之良。"《本草蒙筌》:"莲子,味甘、涩,气平、寒。无毒。生食微动气,蒸食能养神。"

【现代研究】 在鲜莲的必需氨基酸组成中,绝大多数莲子品种中赖氨酸的含量最高。而赖氨酸在普通食物或膳食中,尤其在淀粉含量高的果蔬粮食中,是第一限制性氨基酸,提示鲜莲可补充这些食物赖氨酸摄取的不足,提高蛋白质的生物效用。莲子中的甲硫氨酸和胱氨酸含量远远低于其他氨基酸的含量,含硫氨酸是莲子的第一限制性氨基酸。

> 芡 实 <

【成分和营养作用】 芡实是一种药食两用食材。含有比较全面的营养成分，首先是多量的淀粉，及少量的蛋白质、粗纤维与脂肪，同时还含有胡萝卜素、核黄素、抗坏血酸和钙、磷、铁等多种营养素。

【食疗功效】 性涩而平，味甘。能健脾固涩，适用于脾虚泄泻，尤其是久泻不止者；有益肾涩精之功，一方面可治遗精、早泄；一方面可治小便多或失禁；又因有一定的祛湿功能，加之能固涩，故对女子脾肾虚弱、湿浊下注引起的白带过多症，也可使用。

【常用食疗方】 芡实白果汤 芡实 30 g(炒黄)、白果 6 g、海螵蛸 12 g，水煎服，每日 1 剂，连用 1～3 周，治脾肾虚亏、湿热下注、妇女带多、色白不稠者。

【饮食宜忌】 便秘患者不宜食用芡实。

【古代文献论述】 《本草纲目》："芡实，气味甘、平、涩，无毒。小儿多食，令不长。生食多，动风冷气。食多不益脾胃，兼难消化。主治：湿痹，腰脊膝痛，补中，除暴疾，益精气，强志，令耳目聪明。久服，轻身不饥，耐老神仙，开胃助气，止渴益肾，治小便不禁，遗精白浊带下。"

> 椰 子 <

【成分和营养作用】 椰浆含有葡萄糖、果糖、蔗糖、脂肪、蛋白质、维生素 C 和铁、磷、钙、钠、钾、镁等，其中含钾与镁略多些。椰子肉中含油量高达 35%～40%，并含一定量碳水化合物、蛋白质，还含维生素 B_1、维生素 B_6、维生素 C、维生素 E 等。

【食疗功效】 椰浆性温,味甘,但又具有清暑生津止渴功效,故也有认为椰浆性质属凉的观点,夏季炎热,汗多伤津,口干渴,尿黄少者,服本品能解渴除热。椰浆还有利水作用,尿少浮肿者可服。兼具止血作用,可治吐血。

椰肉性平,味甘,具有益脾胃的功效,而且和椰浆一样,能驱肠虫,可辅助治疗绦虫、姜片虫等寄生虫感染性疾病。

【常用食疗方】 鲜椰酒 服新鲜椰子浆,不拘量,随时饮服。可治暑热伤津、发热性疾病汗出较多、耗伤津液、口渴心烦、尿色深黄者;并可治心功能不全引起的水肿,因椰浆利水消肿,故可作为心衰辅助治疗。

【饮食宜忌】 椰子中的糖分和脂肪含量较高,肥胖者和血糖控制不佳者应少食或不食。

【古代文献论述】 《图经本草》载:"椰子岭南州郡皆有之……肤内裹浆四五合如乳,饮之冷而动气酝人。壳可为器。肉可糖煎寄远,作果甚佳。"

> 甘 蔗 <

【成分和营养作用】 甘蔗的主要成分是蔗糖,还含有其他碳水化合物、多种氨基酸,特别是含有多种必需氨基酸,对于补充机体需要具有重要意义。还含维生素 B_1、维生素 B_2、维生素 B_6、维生素 C,和钙、磷、铁等无机盐以及延胡索酸、琥珀酸、苹果酸、柠檬酸等有机酸等营养素。

【食疗功效】 性寒,味甘,具清热、生津、润燥、降气之效。入肺经,清肺热、润肺燥,可缓解肺热咽喉肿痛,亦适用于肺阴虚、肺燥虚热、干咳少痰,甚至咯血之症;入胃,清胃热、生胃津、降胃气,可用于胃热津伤、舌红少苔、口干渴之症;亦可用于干呕频频、心烦口干、大便燥结和中酒毒者。

【常用食疗方】　甘蔗粥　甘蔗汁 500 g，粟米 50 g。甘蔗汁、适量清水、粟米，用旺火煮沸后，改用小火煮至成粥。具有润肺止咳、生津止渴的作用。适用于肺热咳嗽、津伤口渴及热病烦渴。本品滋润，痰湿咳嗽者不宜食用。

【饮食宜忌】　糖尿病患者及脾胃虚寒、胃腹寒痛者不宜食用。

【古代文献论述】　《证类本草》："甘蔗，味甘，平，无毒。主下气和中，助脾气，利大肠。"

《滇南本草》："甘蔗，味甘、酸。治一切百毒诸疮，痈疽发背，捣烂敷之。汁，治心中恍惚，神魂不定，中风失音，头发黑晕，冲开水下。又熬饧食，和胃更佳。"

【现代研究】　实验表明，甘蔗中所含多糖类，对小鼠艾氏癌和肉瘤‑180 有抑制作用。

＞　橙　子　＜

【成分和营养作用】　橙子果肉含较多的葡萄糖、果糖、蔗糖，含蛋白质与脂肪很少。此外，还含胡萝卜素、硫胺素、核黄素、烟酸、抗坏血酸等多种维生素以及苹果酸、柠檬酸、枸橼酸等有机酸，对调节人体的新陈代谢十分有利，其皮中所含的橙皮苷，能降低毛细血管的脆性，有防止微血管出血的作用。

【食疗功效】　果肉性凉，味甘。有清热生津作用，可用于热病伤津、身热汗出、口干舌燥；能行气化瘀，用于肝气不舒、胁肋疼痛、心情抑郁，亦可用于妇女乳汁不通，局部红肿结硬块者。果皮性温，味辛苦，能行气化痰，用于咳嗽多痰或伴胸闷者。

【常用食疗方】　甜橙莲子羹　甜橙 300 g，发好莲子 150 g，白糖、湿淀粉各适量。适量清水、白糖煮沸，撇去浮沫，用湿淀粉勾芡,放入蒸熟莲子、甜橙。搅拌均匀,起锅装入碗中即成。具有开胃健脾之功。适宜于脾胃虚弱、食欲不振、腹胀泄泻与无病强身者食用。又能解酒,饮酒过度宜食。

【饮食宜忌】 橙子不宜与牛奶同食,其果酸成分可与牛奶中的蛋白质发生反应,形成不易消化的物质,影响营养吸收。高钾血症患者不宜食用。

【古代文献论述】 《本草纲目》:"其皮可以熏衣,可以和菹醯,可以为酱荠,可以蜜煎,可以糖制为橙丁,可以蜜制为橙膏。嗅之则香,食之则美,诚佳果也。"

> ## 橘 子 <

【成分和营养作用】 橘子含有丰富的糖类和多种维生素、胡萝卜素、核黄素、枸橼酸、苹果酸、钙、磷等物质,其中维生素 C 的含量较高。还含有橙皮苷、柠檬萜等。橘子作为水果饮料有增进食欲、帮助消化、振奋精神、调节体液等作用。

【食疗功效】 性平,味甘酸。具有生津止渴的作用,用于胃肠燥热之证;具有和胃利尿的功效,适用于腹部不适、小便不利等症;有润肺化痰的作用,适用于肺热咳嗽之症。

【常用食疗方】 橘子汁 鲜橘绞汁 30 mL,每日饮服 2 次,连饮数日,可健脾和胃、清肺胃蕴热,治口渴烦热、胸膈痞满、呕逆食少。长期饮服,可提高自身抗病能力,并对皮肤有滋养作用。还可利小便、消水肿。橘子汁擦面,可使面部皮肤柔嫩,有美容作用。

【饮食宜忌】 橘子不宜与萝卜同食,因为萝卜进入人体后会迅速产生一种硫酸盐物质,并很快代谢产生一种抗甲状腺的硫氰酸物质。橘子中的类黄酮物质会在肠道被分解,转化成羟苯甲酸和阿魏酸,它们可以加强硫氰酸对甲状腺的抑制作用,从而诱发或导致甲状腺肿。橘子不宜与牛奶同食。

【古代文献论述】　《滇南本草》：“橘子皮，味苦、辛，性温。行气，消痰，降肝气，治咳嗽，治疝气等症。（附方）治咳嗽，橘子叶刮蜜在背上，火焙干，煨吃。”

【现代研究】　橘子有抑制葡萄球菌的作用，可使血压升高，兴奋心脏，抑制胃肠、子宫蠕动，还可降低毛细血管的脆性，减少微血管出血。

＞　柠　檬　＜

【成分和营养作用】　柠檬含有柠檬酸、苹果酸、奎宁酸、橙色苷、柚皮苷、鞣酸及钙、磷、铁、胡萝卜素，还含有各种维生素及脂类、糖分等物质。所含成分除提供营养素外，还可促进胃中蛋白分解酶的分泌，增加胃肠蠕动，有助消化吸收。橙皮苷、柚皮苷还可调节大脑神经等作用。

【食疗功效】　性平，味酸。有生津止渴的作用，多用于暑月烦渴、神疲乏力等症。具有安胎作用，可用于胎动不安。具有利尿消肿、降低血脂等作用，对高血压、心血管疾病有辅助治疗作用。

【常用食疗方】　柠檬汁　柠檬去皮核绞汁，用冷开水调和，加入适量白糖，作为暑日高温的清凉饮料，时时服用，可消暑生津、除烦安神，亦可用于暑热呕吐、食欲不佳等症。孕妇胎动不安、水肿、小便不利，频频饮服，也有一定效果。

【饮食宜忌】　胃溃疡、胃酸分泌过多者忌食。

【古代文献论述】　《病科全书》：“病家之宜食：柠檬（除痰宜食）。”

【现代研究】　研究发现，柠檬中所含成分有抑制子宫收缩的功效。其所含橙皮苷、柚皮苷还有抗炎作用。

> **柚 子** <

【成分和营养作用】 柚子含有丰富的糖类,并有柚皮苷、枳属苷、新橙皮苷、挥发油等,也含磷、铁、鞣酸、胡萝卜素,及维生素 B_1、维生素 B_2、维生素 C 等物质,其中以维生素 C 的含量较突出,是梨子的 10 倍左右。其他成分和营养作用与橘子差不多。

【食疗功效】 性寒,味甘酸。有消食和胃的作用,可生津止渴、化食积、助消化。具理气化痰的功效,可用于气滞腹胀、咳嗽痰多之症;也有解酒毒作用,可去饮酒人口中的酒气。对糖尿病、高血压等有辅助作用。

【常用食疗方】 鲜柚汁 取柚子剥皮去核绞汁,每日饮服 50 mL,连饮数日,可治疗口臭、呃逆上气、上腹部不适、孕妇食少无味等症;亦可用于酒后饭余消食醒酒;对低血糖有一定疗效。

【饮食宜忌】 脾胃虚寒、泄泻患者忌服。

【古代文献论述】 《本草乘雅半偈》:"橘柚,气味辛温平,无毒。主治:主胸中瘕热逆气,利水谷。久服去臭,下气,通神。今人指此为柚子,此则橘柚合称之本义。"

【现代研究】 柚子果汁中含胰岛素样成分,可降低血糖,其所含柚皮苷具有抗炎、解痉、抑制病毒、镇痛、镇静以及较强的增加胆汁分泌的作用。

> **金 橘** <

【成分和营养作用】 金橘与橘子所含成分基本相似,此外还有金柑苷。金橘中所含的维生素 C 80%存在于果实皮中,其健脾助消化、增进食欲的功效比橘子、柚子更为显著。

【食疗功效】　性平,味甘酸。有生津利咽的作用,适用于热病口干、咽痛等症;具理气化痰的功效,用于气滞胸脘、痞满不适、咳嗽痰多等症;有消食醒脑之功,可治食滞胃呆、酒醉口渴神迷等症。

【常用食疗方】　金橘茶　取金橘 500 g,用刀切片晒干,与 250 g 绿茶混合同放罐中密封 1 个月即可。每日取 25 g 泡水喝,治疗咽喉肿痛、口干咽燥、舌痛牙痛,或用作醒酒用。

【饮食宜忌】　避免空腹食用,不宜与牛奶、萝卜同时服用。

【古代文献论述】　《本草纲目》:"金橘,生吴粤、江浙、川广间。或言出营道者为冠,而江浙者皮甘肉酸,次之。气味:酸、甘、温,无毒。主治:下气快膈,止渴解酲,辟臭。皮尤佳。"

> 甜　瓜 <

【成分和营养作用】　甜瓜含有大量的糖分及一定量的蛋白质、脂肪,以及胡萝卜素、维生素 A、维生素 B_1、维生素 B_2、维生素 C 等;还含有钙、磷、铁等矿物质。此外,尚有柠檬酸等有机酸以及球蛋白。甜瓜中还含有可以把不溶性蛋白质转变为可溶性蛋白质的转化酶,对支持肾脏病患者的营养很有益处。

【食疗功效】　性寒,味甘。能清暑热、解烦渴、利小便,可治暑热烦渴、三焦壅塞、小便不利。甜瓜子可化瘀散结、生津润燥,具有良好的驱虫作用。

【常用食疗方】　甜瓜汁　将适量甜瓜洗净去皮去籽,切块后放入榨汁机中榨汁,可加入蜂蜜或砂糖少许,榨汁后分次饮用。适量饮用甜瓜汁可以有效缓解暑热带来的不适,如胸膈满闷、食欲不振、烦热口渴等症。

【饮食宜忌】　甜瓜特别适合需要补充维生素和矿物质的人群,如孕妇、哺乳期妇女、儿童等。同时,甜瓜的清凉口感也适合体质偏热、易上火的人群食用,特别适合夏季食用。糖尿病患者不宜多食。

【古代文献论述】 《食疗本草》:"甜瓜,寒,有毒。止渴,除烦热,多食令人阴下湿痒,生疮。动宿冷病,发虚热,破腹。"

西 瓜

【成分和营养作用】 西瓜含有蛋白质、瓜氨酸、丙氨酸、谷氨酸、精氨酸、果糖、蔗糖、葡萄糖和维生素 A、维生素 B、维生素 C 等,以及苹果酸、甜菜碱、腺嘌呤、钾、钙、磷、铁、粗纤维等。还含有乙醛、丁醛、异戊醛、己醛等挥发性成分。

【食疗功效】 性寒,味甘。具有清热消暑、生津止渴、利尿作用。酷暑盛夏时,人体汗出易多,心中烦热、口渴、尿黄而少,食用西瓜不仅能解渴,消除心中烦热,也有助于小便变得清长。西瓜还有通调大便的作用。夏暑发热类疾病如咽喉肿痛、口舌生疮和风火牙痛等皆宜进食西瓜。西瓜子仁具有清肺润燥、润肠和降压作用,可用于肺燥咳嗽、肠燥便秘与高血压病患者。西瓜外皮色翠绿,称为"西瓜翠衣",具有较强的清热利湿作用,并能减少胆固醇在动脉壁上的沉积,故可用于湿热重或有水肿者,动脉硬化者亦可常服。

【常用食疗方】 瓜皮汤 西瓜皮 30 g。将西瓜皮放入锅中,加水 2 碗,煎至 1 碗,即可饮用。每日 2 次分服。主治夏季咽干喉痛。

西瓜玉米须煎 西瓜 1 个(约 3 000 g),玉米须约 125 g。将西瓜洗净切开,瓜瓤切细后,同玉米须一起放入锅内冷水中,煎煮至胶状时,用纱布去渣滓,再加冷开水,煎熬至黏稠麦芽状,装入玻璃罐中,每次 50 g,开水融化服用,每日 1～2 次。治口腔舌癌热毒红肿。

【饮食宜忌】　糖尿病患者及脾胃虚寒、湿盛便溏者慎食。

【古代文献论述】　《本草纲目》："（西瓜）今则南北皆有……其色或青或绿，其瓤或白或红，红者味尤胜……其瓜子曝裂取仁，生食、炒熟俱佳。皮不堪，亦可蜜煎、酱藏。"

【现代研究】　研究发现，西瓜果实中含有大量的番茄红素，接近甚至超过鲜食番茄果实中番茄红素的含量，且可直接被人体吸收，而番茄中的番茄红素只有经过热加工处理才能被人体吸收，因此，西瓜是膳食番茄红素的良好来源。

> ## 枸杞子 <

【成分和营养作用】　枸杞子是一种常用的药食两用食材。果实含胡萝卜素，维生素 A、维生素 B_1、维生素 B_2、维生素 C，以及烟酸、钙、β-谷固醇、亚油酸等。叶含芸香苷、肌苷、谷氨酸、天门冬氨酸、脯氨酸、绿原酸、酪氨酸、精氨酸等。枸杞子为著名的滋养强壮品，具有轻微抑制脂肪在肝细胞内沉积和促进肝细胞新生的药理作用，亦有补养益智作用。

【食疗功效】　枸杞子性平，味甘。能滋补肝肾、补虚生精、清热、止渴、祛风明目、延年益寿，对体虚乏力、神疲、血虚眩晕、心悸、肾虚阳痿、性功能低下、神经衰弱有效，也是糖尿病患者的营养、保健食品。

【常用食疗方】　枸杞子银耳羹　枸杞子 25 g，银耳 10 g，冰糖 200 g，糖桂花少许。枸杞子以温水浸泡 5 min。锅内加入清水、冰糖、枸杞子、银耳，炖约 30 min，再放入糖桂花。本品具有滋补肺肾、润肺止咳之功，适宜于肺肾阴虚、虚劳咳嗽、头昏耳鸣、腰膝酸软、遗精及肺结核者食用。无病者食之，则具有滋养强壮、润泽肌肤、延缓衰老之功效。

【饮食宜忌】　实热体质人群不宜食用。高血压患者慎用。

【古代文献论述】 《神农本草经》:"枸杞子……久服,坚筋骨,轻身不老。"

【现代研究】 枸杞子对环磷酰胺所致的白细胞减少,有明显升高白细胞作用。还有抗脂肪肝、拟胆碱样作用(如兴奋呼吸、降低血压作用)。

向日葵子

【成分和营养作用】 向日葵子含大量脂肪油,其中尤以亚油酸甘油酯、亚麻仁油酸甘油酯为最多。也有软脂酸、硬脂酸、磷脂、β-谷甾醇等,种仁中的糖大多为可溶性单糖、双糖和三糖,还含有柠檬酸、酒石酸、绿原酸、奎宁酸、咖啡酸等有机酸和β-胡萝卜素,均为机体所需的有效物质,其特殊香味能增加食欲。

【食疗功效】 性平,味甘。具有止痢透脓之功,可治血痢痈疮,能润肠驱虫,可治便秘、蛲虫;还有降血脂作用,治高血压、高脂血症等。

【常用食疗方】 桑麻葵子丸 桑叶(研末)、黑芝麻、向日葵子各100 g。黑芝麻、向日葵共研,与桑叶末拌匀,用熟蜜制成丸,早晚各10 g,时时服食,治疗肠燥便秘。

【饮食宜忌】 动脉硬化、高脂血症、神经衰弱、失眠者宜适当食用;但多食易导致口燥咽干,故肺阴不足、慢性咽炎患者等不宜多食。

【古代文献论述】 《本经逢原》:"冬葵子,向日葵子也。甘寒滑,无毒。《本经》主五脏六腑寒热、羸瘦,破五癃,利小便。向日葵质坚耐寒,入冬不凋,故名冬葵。性滑利窍,能治脏腑寒热,羸瘦,破五淋,利小便。妇人乳房胀痛,同砂仁等分为末,热酒服三钱,其肿即消。"

花　生

【成分和营养作用】　花生含有丰富的脂肪油、蛋白质、人体所必需的 8 种氨基酸、维生素 E、维生素 B_1、维生素 K 及铁、钙、卵磷脂等，也含一定量糖分。脂肪油中不饱和脂肪酸占 80% 以上，甾醇能降低胆固醇，滋润皮肤；维生素 E 可延缓衰老，维生素 B_1 能营养神经纤维；卵磷脂对大脑有补益作用，且可协助降低胆固醇。花生中的钙、铁对儿童、孕妇、产妇有很大益处。花生衣具有抗纤维蛋白溶解、加强毛细血管收缩、增加血小板含量并改善其功能、调整凝血因子缺陷的作用，此外尚含有少量纤维素等。

【食疗功效】　性平，味甘。能润肺止咳，治咳嗽少痰；有养血止血之功，治贫血及各种出血症，能健脾利尿和胃，治脾虚反胃、白带多、水肿等症；还可催乳、增乳，治疗产后乳汁不足；可润肠通便，用于肠燥便秘。

【常用食疗方】　花生衣红枣汤　花生衣 18 g，红枣 10 枚，同煎服，每日 1 剂，连服 1～3 周，可治肾炎水肿。

花生炖猪蹄　花生 60 g，猪蹄 1 只，同入砂锅中，加水适量，放入葱、姜、盐、料酒，先用武火煮沸后，再用文火煨炖至蹄肉烂熟即可。分数次服食，可治乳汁不足。

【饮食宜忌】　脾胃虚弱、滑肠便溏者慎服。

【古代文献论述】　《本草备要》："落花生，补脾润肺。辛能润肺，香能舒脾。果中佳品，出闽广。藤生花，落地而结实，故名。炒食。"

【现代研究】　常服花生可降低胆固醇，防治高血压。此外，花生衣具有收敛作用，可治各种出血，可用于制作中成药制剂，如宁血糖浆、止血针剂。

芝 麻

【成分和营养作用】 芝麻含脂肪油达 60%，油中含油酸、亚油酸、棕榈酸、花生酸、廿二酸、廿四酸等的甘油酯，大部分为不饱和脂肪酸，对老人和婴幼儿尤适宜。蛋白质含量也较高，与赤豆相近，还有芝麻素、芝麻酚、卵磷脂、维生素 E、维生素 B_1、铁、磷、钙等。尤其维生素 E 含量较其他食物多。维生素 E 可延缓衰老，对改善血液循环、促进新陈代谢亦有较好的效果。亚油酸具有调节胆固醇的功效，与维生素 E 并存则可加强降低胆固醇的作用，延年益寿。

【食疗功效】 性平，味甘。具有滋养肝肾、润燥滑肠之功，治肝肾不足的眩晕、须发早白、腰膝酸软、妇人乳少等症；有补肺气、益脑髓之功，治咳嗽痰少、失眠多梦等症；可降低胆固醇，防治动脉硬化、高血压等；外用可解毒生肌。

【常用食疗方】 黑芝麻冰糖饮 黑芝麻 125 g，冰糖 30 g。将黑芝麻与冰糖共捣烂，每次用开水冲服 15～30 g，早晚各服 1 次。具有生津润肺止咳的功效，适宜有乏力、气短、腰酸腿软、干咳无痰等症状的人群服用。

黑芝麻核桃饮 核桃仁、黑芝麻各 500 g，蜂蜜适量。将核桃仁和黑芝麻炒熟后共捣烂研碎，早晚空腹时用少许蜂蜜调服。具有补益肝肾、润肠通便的功效，尤其适合老年人习惯性便秘，或伴有腰酸、耳鸣、乏力等症状的人群食用。

【饮食禁忌】 尤其适宜于身体虚弱、贫血、心血管疾病患者、习惯性便秘者等。慢性肠炎、便溏腹泻者宜慎食。

【古代文献论述】 《本草求真》："胡麻（《本经》名巨胜子，《千金》名乌麻子，即黑芝麻。专入脾肺，兼入肝肾），本属润品，故书载能填精益髓，又属味甘，故书载能补血暖脾耐饥。"

《得配本草》："芝麻,即胡麻,一名巨胜。甘,平。入足三阴经血分。补精髓,润五脏,通经络,滑肌肤,治尿血,祛头风,敷诸毒不合,并阴痒生疮。"

【现代研究】　动物实验表明,芝麻对子宫有兴奋作用,对肾上腺皮质功能有抑制作用,有增加血细胞比容的倾向,还有致泻作用。

第四节　水产类食物

水产类是蛋白质、无机盐和维生素的良好来源。水产品是指由水域中人工捕捞、获取的水产资源,如鱼类、软体类、甲壳类、海兽类和藻类等动植物。其中,可供人类食用的水产资源加工而成的食品,称为水产食品。

水产动物种类繁多,全世界仅鱼类就有 2.5 万～3 万种,海产鱼类超过 1.6 万种。水产食用资源与人类饮食关系密切。从巨大的鲸鱼到游动的小虾,许多都具有丰富的营养价值。这些丰富的海洋资源作为高生物价的蛋白质、脂肪和脂溶性维生素来源,在人类的营养领域具有重要作用。

在种类繁多的海洋动物资源中,可供人类食用、具有食用价值的主要有鱼类、鲸类、甲壳类和软体类及海龟类。

(一) 鱼类

按照鱼类生活的环境,可以把鱼分为海水鱼(如鲱鱼、鳕鱼、狭鳕鱼等)和淡水鱼(如鲤鱼、鲑鱼):根据生活的海水深度,海水鱼又可以分为深水鱼和浅水鱼。按体形分,可以把鱼简单地分为圆形的(如鳕鱼、狭鳕鱼)或扁的(鳎鱼、大菱鲆、太平洋鲽鱼)。

1. 鱼类主要营养成分及组成特点

(1)蛋白质：鱼类蛋白质含量为 15%～22%,平均 18% 左右,其中鲨鱼、青鱼等含量较高,在 20% 以上。蛋白质主要分布于肌浆和肌基质;肌浆主要含肌凝蛋白、肌溶蛋白、可溶性肌纤维蛋白、肌结合蛋白和球蛋白;肌基质主要包括结缔组织和软骨组织,含有胶原蛋白和弹性蛋白。鱼类蛋白质的氨基酸组成较平衡,与人体需要接近,利用率较高,生物价可达 85%～90%,其中多数鱼类缬氨酸含量偏低。

除了蛋白质外,鱼还含有较多的其他含氮化合物,主要有游离氨基酸、肽、胺类、胍、季铵类化合物、嘌呤类和脲等。

(2)脂类：脂肪含量为 1%～10%,平均 5% 左右,呈不均匀分布,主要存在于皮下和脏器周围,肌肉组织中含量甚少。不同鱼种含脂肪量有较大差异,如鳕鱼含脂肪在 1% 以下,而河鳗脂肪含量高达 10.8%。

鱼类脂肪多由不饱和脂肪酸组成,一般占 60% 以上,其中的 n-3 多不饱和脂肪酸存在于鱼油中,主要是二十碳五烯酸(EPA)和二十二碳六烯酸(DHA)。DHA 和 EPA 大多是在深海鱼油中提取。DHA 和 EPA 有降血脂、抑制血小板凝集、降血压、提高生物膜液态性、抗肿瘤、抗炎、免疫调节、促进平滑肌收缩、防止动脉硬化、防止阿尔茨海默病等作用。

(3)碳水化合物：碳水化合物的含量较低,约 1.5%。有些鱼不含碳水化合物,如鲳鱼、鲢鱼、银鱼等。碳水化合物的主要存在形式为糖原。鱼类肌肉中的糖原含量与其致死方式有关,捕后即杀者糖原含量最高;挣扎疲劳后死去的鱼类,体内糖原消耗严重,含量降低。除了糖原之外,鱼体内还含有黏多糖类。这些黏多糖类按有无硫酸基分为硫酸化多糖和非硫酸化多糖,前者如硫酸软骨素、硫酸乙酰肝素、硫酸角质素;后者如透明质酸、软骨素等。

（4）维生素：鱼肉含有一定数量的维生素 A 和维生素 D，维生素 B_2、烟酸等的含量也较高，而维生素 C 含量则很低。一些生鱼制品中含有硫胺素酶和催化维生素 B_1 降解的蛋白质，因此大量食用生鱼可能造成维生素 B_1 的缺乏。鱼油和鱼肝油是维生素 A 和维生素 D 的重要来源，也是维生素 E 的一般来源。

（5）矿物质：鱼类矿物质含量为 1‰～2‰，其中硒和锌的含量丰富，此外，钙、钠、氯、钾、镁等含量也较多。海产鱼类富含碘，有的海产鱼含碘 $500～1\ 000\ \mu g/kg$，而淡水鱼含碘仅为 $50～400\ \mu g/kg$。

2. 鱼类的合理利用

（1）防止腐败变质：鱼类因水分和蛋白质含量高，结缔组织少，较畜禽肉更易腐败变质，特别是青皮红肉鱼，如鲐鱼、金枪鱼，组氨酸含量高，一旦变质，可产生大量组胺，能引起人体组胺中毒。鱼类的多不饱和脂肪酸含量较高，所含的不饱和双键极易氧化破坏，能产生脂质过氧化物，对人体有害。因此打捞的鱼类需及时保存或加工处理，防止腐败变质。保存处理一般采用低温或食盐来抑制组织蛋白酶的作用和微生物的生长繁殖。

（2）防止食物中毒：有些鱼含有极强的毒素，如河豚鱼，虽其肉质细嫩，味道鲜美，但其卵、卵巢、肝脏和血液中含有极毒的河豚毒素，若加工处理方法不当，可引起急性中毒而死亡。故无经验的人，千万不要"拼死吃河豚"。

（二）软体动物类

软体动物按其形态不同，可以分为双壳类软体动物和无壳类软体动物两大类。双壳类软体动物包括蛤类、牡蛎、贻贝、扇贝等；无壳类软体动物包括章鱼、乌贼等。

软体动物蛋白质含量多数在 15％左右，其中螺蛳、河蚬、蛏子等较低,为 7% 左右,河蟹、对虾、章鱼等较高,在 17% 以上。蛋白质中含有全部必需的氨基酸,其中酪氨酸和色氨酸的含量比牛肉和鱼肉高。在贝类肉质中还含有丰富的牛磺酸,其含量普遍高于鱼类,尤以海螺、毛蚶和杂色蛤为最高,新鲜可食部中含有 500～900 mg/100 g。

脂肪和碳水化合物含量较低。脂肪含量平均 1% 左右,其中蟹、河虾等较高,在 2% 左右,其他多在 1% 以下。碳水化合物平均 3.5% 左右,其中海蜇、鲍鱼、牡蛎、螺蛳等较高,在 6%～7%,其他多数在 3% 以下。

维生素含量与鱼类相似,有些含有较多的维生素 A、烟酸和维生素 E。在河蟹和河蚌中含有较多的维生素 A,在泥蚶、扇贝和贻贝中含有较多的维生素 E,维生素 B_1 的含量与鱼类相似,普遍较低。

矿物质含量多在 1%～1.5%,其中钙、钾、钠、铁、锌、硒、铜等含量丰富。钙的含量多在 150 mg/100 g 以上,其中河虾高达 325 mg/100 g,钾的含量多在 200 mg/100 g 左右,在墨鱼中可达 400 mg/100 g。微量元素以硒的含量最为丰富,许多如海虾、海蟹、牡蛎、贻贝、海参等中,硒的含量都超过 50 μg/100 g,在牡蛎中高达 86.64 μg/100 g;铁的含量以鲍鱼、河蚌、田螺为最高,可达 19 mg/100 g 以上。在河蚌中还含有丰富的锰,高达 59.61 mg/100 g。水产动物的肉质一般都非常鲜美,这与其中所含的一些呈味物质有关。鱼类和甲壳类的呈味物质主要是游离的氨基酸、核苷酸等;软体类动物中的一部分如乌贼类的呈味物质也是氨基酸,尤其是含量丰富的甘氨酸。贝类的主要呈味成分为琥珀酸及其钠盐。琥珀酸在贝类中含量很高,干贝中达 0.14%,螺中达 0.07%,牡蛎中达 0.05%。此外,一些氨基酸如谷氨酸、甘氨酸、精氨酸、牛磺酸,以及 AMP、Na^+、K^+、Cl^- 等也为其呈味成分。

> **黄　鱼** <

【成分和营养作用】　黄鱼的蛋白质含量较高,并含脂肪、灰分、钙、磷、铁、硫胺素、核黄素、烟酸、碘等,其中磷、碘等含量尤高。黄鱼有其独特鲜味,作为菜肴,可增进食欲。此外,鱼鳔中含高黏性的胶体蛋白和黏多糖物质。

【食疗功效】　性平,味甘、咸。有开胃、益气、填精、调中止痢、明目安神等功效,可治久病体虚、少气乏力、面黄羸瘦、目昏神倦、纳食减少等症。黄色的白脬,可炒炼成胶,再焙黄如珠,称鱼鳔胶珠,具有大补真元、调理气血之效,对消化性溃疡、肺结核、肾结核、再生障碍性贫血、脉管炎等均有疗效。

【常用食疗方】　葱姜黄鱼　黄鱼 1 条约 250 g(去内脏,洗净),生葱 4 根,生姜 4 片。将以上原料共炖熟食用,连食数日,可治食欲不振、神倦乏力或脾虚下痢。

杏仁黄鱼　黄鱼 1 条约 250 g(去内脏,洗净),茶叶、杏仁各 3 g。将以上原料煮熟食用,连食数日,可治眩晕、头痛、肢体水肿。

黄鱼羹　莼菜 30 g,黄鱼 1 条约 250 g。将以上原料炖烂熟,制成羹汤,食鱼喝羹,时时服食,可治久病体虚、少气乏力、纳食减少等症。

【饮食宜忌】　身体虚弱者,老少及孕妇均可适当食用;过敏体质者、哮喘患者慎食。

【古代文献论述】　《饮膳正要》:“黄鱼不可与荞面同食。”

> **带　鱼** <

【成分和营养作用】　带鱼富含蛋白质、脂肪,也含较多钙、磷、铁、碘,以及维生素 B_1、维生素 B_2、维生素 A 等多种营养成分。所含蛋白质能与猪肉、牛肉媲美。其脂肪成分中含有多种不饱和脂肪酸,能增强皮肤表皮细胞的活力,使皮肤细嫩、光洁,具有美容的效果。带鱼所含的卵磷脂可增强记忆力,还可控制脑细胞的死亡,对老年人大有益处。

【食疗功效】 性温,味甘。有暖胃、补虚、润肤、祛风、杀虫之功效,对于脾胃虚弱、消化不良、皮肤干燥者最为适宜。由于带鱼肥嫩少刺,易于消化吸收,更是老人、儿童和孕妇的理想食品。

【常用食疗方】 带鱼木瓜汤 鲜带鱼(去肠脏)、生木瓜各250 g。鲜带鱼、生木瓜(剥去绿色瓜皮,除去白色瓜核,切成条状),加清水适量煎汤,饮汤食鱼及木瓜,连食数日,可治产后乳汁过少。

带鱼小米粥 带鱼500 g,小米粥、油盐适量。将带鱼蒸熟去骨,加调料,在铁锅内用小火炒成带鱼松。每次将带鱼松15 g放入小米粥中拌匀,加油盐少许服食,常服对神经衰弱者有效。

【饮食宜忌】 湿疹、痛风、系统性红斑狼疮、气喘、咳嗽患者不宜食用。

【古代文献论述】 《本草纲目拾遗》:"带鱼,味甘性平,和中开胃。"

【现代研究】 带鱼鳞经酸化处理后,可提取 6-硫化鸟嘌呤,用于制作治疗急性白血病、胃癌、淋巴肿瘤等的药剂。

鲳 鱼

【成分和营养作用】 鲳鱼含蛋白质、脂肪、碳水化合物、钙、镁、磷、铁及胆固醇等。其含糖量居诸鱼之首。

【食疗功效】 性温,味甘、淡。具有益气养血、柔筋利骨的功效,用于治疗消化不良、贫血、筋骨酸痛、头晕心悸、失眠健忘、四肢麻木等症。

【常用食疗方】　栗子鲳鱼汤　鲳鱼 1 条 250 g,栗子肉 10 只。将以上原料共煮,食鱼、吃栗、饮汤,时时服食,可治筋骨疼痛、足软无力。

扁豆鲳鱼汤　鲳鱼 1 条 250 g,扁豆 30 g,葱、姜、盐、味精适量。鲳鱼、扁豆加葱、姜共煮,加盐、味精调味,食鱼、吃豆、饮汤,时时服食,可治消化不良。该汤加入香菇效更佳。

【饮食宜忌】　对鲳鱼过敏者应避免食用,以免诱发如出现皮肤瘙痒、红斑、丘疹等症状。鲳鱼腹中的鱼子有毒,不能食用。

【古代文献论述】　《本草纲目》:“鲳鱼,肉,气味:甘,平,无毒。主治:令人肥健,益气力。”

鳗　鱼

【成分和营养作用】　鳗鱼含丰富蛋白质、脂肪、钙、磷、铁,也含丰富的维生素 A、维生素 B$_1$、维生素 B$_2$、维生素 C、烟酸等。脑、卵巢及脊髓中含脑磷脂、卵磷脂及胆固醇。从肌肉中还分离得肌肽和鹅肌肽,并含挥发性碱性氮。鱼身黏滑液中含多糖,多糖中含葡萄糖胺,半乳糖胺、葡萄糖醛酸。鳗肝含维生素 A、维生素 B$_1$、维生素 B$_2$尤其丰富,如每 100 克鳗肝含维生素 A 15 000 IU,维生素 B$_1$ 1 300 μg,维生素 B$_2$ 2 500 μg。

【食疗功效】　性平,味甘。具有滋补强身、祛风湿、平疮毒和活血通络等功效,用于治风湿痹痛、骨蒸劳热、脚气、风疹、疮疡、痔漏、小儿疳积、虫积腹痛及气管炎、肝硬化、神经衰弱、产后风气和贫血等病症。

【常用食疗方】　炖海鳗　海鳗、糖、酒适量。海鳗去内脏洗净,于锅内煎黄,加糖和酒炖透,食之,每日适量,连食数日,可治虚劳骨蒸、关节肿痛、脚气风疹等症。

鳗鲡贝母汤　鳗鲡1条(重200～250 g),芡实、百合、白茅根各15 g,百部10 g。将以上原料用水煮服,日服2次,连食数周,可治结核低热、咳嗽日久。

【饮食宜忌】　鳗鱼含有较为丰富的脂肪及嘌呤,高脂血症、痛风或高尿酸血症人群不适合食用。

【古代文献论述】　《证类本草》:"《日华子》云:海鳗,平,有毒。治皮肤恶疮疥,痔,痔瘘。又名慈鳗、狗鱼。"《本草从新》:"鳗鲡,补虚杀虫。甘平。去风杀虫(虫由风生,故风从虫)。治骨蒸劳瘵,湿痹风瘙,阴户蚀痒。"

> 马面鱼 <

【成分和营养作用】　马面鱼含有丰富的蛋白质,比带鱼、大黄鱼、鲫鱼含量还高,与青鱼的含量差不多,且易被人体吸收,吸收率高达97%。此外,还含钙、磷、铁和维生素 A、维生素 B_1、维生素 B_2、维生素 B_{12}、维生素 C、烟酸等人体所必需的营养物质。

【食疗功效】　性平,味甘。有和胃止痛、消炎止血之功效,可治胃病、乳腺炎、消化道出血等症。

【常用食疗方】　美味鱼松　马面鱼、盐、糖、味精适量。将马面鱼蒸熟,汤倒出备用,将鱼骨拆除,再根据口味加盐、糖、味精等,放入锅内翻炒,至炒成鱼松,再将蒸鱼汤倒入,炒至汁干即成,时时服食,可治小儿营养不良、食欲不振。

【饮食宜忌】　过敏体质者、哮喘患者、出血性疾病、肝硬化、皮肤病患者及结核病患者宜慎食。

> 鲈 鱼 <

【成分和营养作用】　鲈鱼含较多蛋白质、脂肪,也含有碳水化合物、钙、磷及微量元素铜、铁,还有丰富的烟酸、维生素 A、维生素 B_1、维生素 B_2 和灰分等。

【食疗功效】　性温,味甘。有健脾胃、补肝肾、止咳化痰和促使手术后的伤口生机愈合之功效,常用于治疗慢性胃病、脾虚泄泻、小儿疳积、消化不良、水气、风痹、消瘦等症状,还有安胎作用,治胎动不安。

【常用食疗方】　鲈鱼汤　鲈鱼、葱、姜适量。鲈鱼开膛,洗净,取 30～60 g,水沸后下鱼、葱、姜,约 1 h 即成,饮汤吃鱼肉,每日 3 次,连食 3～5 日,可治妇女妊娠水肿、胎动不安者。

黄芪炖鲈鱼　鲈鱼 1 条(重 250～500 g),黄芪适量。黄芪切片后置于鱼上,然后隔水炖熟,连汤及鱼同食,连食 3～5 次可见效,可促使手术后伤口愈合、元气恢复及治疗脾胃气虚、消瘦等症。

【饮食宜忌】　贫血、头晕、水肿患者尤为适宜;皮肤病患者、生疮疡患者宜慎食。

【古代文献论述】　《证类本草》:"鲈鱼,平,补五脏,益筋骨,和肠胃,治水气。"

＞　刀　鱼　＜

【成分和营养作用】　刀鱼含蛋白质、脂肪、碳水化合物、无机盐及有利于儿童大脑发育的微量元素锌、硒等。药理研究证明,刀鱼所含锌、硒能促进血液中免疫应激淋巴细胞的增加,临床上也证实了刀鱼有益于提高人体对化疗的耐受力。

【食疗功效】　性平,味甘。有补中益气、活血之效,可治脾胃虚寒、中气不足所致瘦弱无力、食减腹胀、呃逆喘促等症。

【常用食疗方】　刀鱼馄饨　刀鱼、葱、姜、盐、水、白胡椒粉、黄酒适量,鸡蛋 1 个。去除刀鱼头、内脏及鳞片,用手去除中间的骨刺和背脊上的刺,用刀剁成泥状,加入葱、姜一起剁。加入鸡蛋、白胡椒粉、黄酒等调味料,沿一个方向搅拌至黏稠。用馄饨皮包好馄饨,可作成金鱼状或元宝型,放入沸水中煮至浮起,可以加入一些小棠菜心或其他蔬菜调味。肉馅细嫩,滋味鲜美,可治脾胃虚弱、气血不足、食纳不佳、腹胀等病证。

【饮食宜忌】 痰湿内盛或患有疥疮瘙痒者忌食。

> **银　鱼** <

【成分和营养作用】 银鱼含较高蛋白质,少量脂肪、碳水化合物,富含钙、磷、铁和各种维生素等。经干制后的银鱼所含营养素更高,其中以钙含量最高,超过了其他一般鱼类的含量,为群鱼之冠。研究资料证实,食用富钙食品可有效预防大肠癌的发生。

【食疗功效】 性平,味甘。具有滋阴补肾、益肺止咳、宽中健胃、利水补虚之功效,可用于治疗营养不良、消化不良、小儿疳积、腹胀水肿等症。

【常用食疗方】 香葱银鱼汤　银鱼 120 g,葱、姜适量。银鱼与葱、姜煎汤服用,时时服食,适量常服,对体弱消瘦有效,也适用于脾虚泄泻、消化不良、营养不良、胃寒疼痛等症。

【饮食宜忌】 皮肤性疾病及过敏体质者忌食。

【古代文献论述】 《本草求真》:"银鱼(专入脾胃)。即书中所云鲙残鱼者是也。气味甘平。不入治疗。大者不过三四寸,身圆无鳞,洁白如银。小者尤胜。鲜食最美,曝干亦佳。作羹食之,可以宽中健胃,而无油腻伤中之患。"《要药分剂》:"莱菔,治肺痿吐血,同羊肉银鱼煮食,治劳瘦咳嗽。"

> **鲤　鱼** <

【成分和营养作用】 鲤鱼富含蛋白质和多种游离氨基酸,

含有多种维生素、钙、磷、铁、肌酸、磷酸肌酸,还含有挥发性含氮物质、挥发性还原性物质、组胺,以及组织蛋白酶 A、组织蛋白酶 B、组织蛋白酶 C。鲤鱼中蛋白质的含量随季节变化有所不同,夏日含量最丰富,故有"春桂夏鲤"之说;冬季,其体内蛋白质和部分氨基酸的含量均有降低,胱氨酸、组氨酸、谷氨酸、甘氨酸、肌氨酸等减少,而赖氨酸、精氨酸、天门冬氨酸尚恒定。

【食疗功效】　性平,味甘。具有开胃健脾、利尿消肿、清热解毒、止咳平喘、下乳安胎等功效,适用于水肿胀满、黄疸、脚气、咳嗽和乳少等病症,特别对孕妇的水肿、胎动不安有良效。

【常用食疗方】　赤小豆鲤鱼汤　鲜红鲤 1 条(约 500 g),赤小豆 50 g。先将赤小豆炖熟,然后将鲤鱼去鳞及肠杂,切碎,加好调料,拌匀,即入赤小豆汤中,文火滚几次,取出温热服食,每日 1 剂,连服数日,适用于妊娠水肿。

醋炖鲤鱼　鲤鱼 1 条(重 500 g,去鳞及内脏),醋 50 mL、茶叶 30 g。将以上原料共放入锅内加水炖熟,连食数剂,有助于缓解慢性肾炎、水肿。

【饮食宜忌】　系统性红斑狼疮、淋巴结核、恶性肿瘤、小儿痄腮、荨麻疹及皮肤病等患者应忌食。

【古代文献论述】　《本草图经》:"鲤鱼,生九江池泽,今处处有之。即赤鲤鱼也……唐方多用治产妇腹痛,烧灰,酒调服之。兼治血气,杂诸药用之。"《饮膳正要》:"鲤鱼汤,治黄疸。止渴,安胎。"

【现代研究】　临床报道证明,鲤鱼对门静脉性肝硬化腹水或水肿、慢性肾炎水肿均有利尿消肿效果。

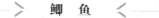

鲫　鱼

【成分和营养作用】　鲫鱼含蛋白质丰富,含脂肪、碳水化合物少量,也含钙、磷、铁、多种微量元素、硫胺素、核黄素、烟酸、维生素 B_{12} 等;鱼肉中含很多水溶性蛋白质和蛋白酶;鱼油中含有大量维生素 A 与甘碳五烯酸等。这些物质均可影响心血管功能,降低血液黏稠度,促进血液循环。

【食疗功效】 性温,味甘。具有益气健脾、利尿消肿、清热解毒、通络下乳等功效,可用于食欲不振、消化不良、呕吐、乳少、子宫脱垂、四肢无力以及慢性肾小球肾炎水肿和营养不良性水肿等病症的调补和治疗。先天不足、后天失调以及产后、术后、病后体质虚弱者,经常吃鲫鱼有益于虚体恢复。

【常用食疗方】 鲫鱼羹 鲫鱼 2 条(约 500 g),陈皮、砂仁、核桃各 5 g,大蒜瓣 10 g,葱、盐、酱油适量。切开鲫鱼腹,填入陈皮、砂仁、大蒜瓣、核桃、葱、盐、酱油适量。将鲫鱼放入锅中煎黄,加水煮成羹,除去鱼腹中物,吃鱼喝汤,有醒脾暖胃功效,适用于脾胃虚寒的慢性腹泻、慢性痢疾等症,也可治产妇少乳。

【饮食宜忌】 外感疾病患者发作期、皮肤病患者宜慎食。

【古代文献论述】 《食疗本草》:"鲫鱼,食之平胃气,调中,益五脏,和莼作羹食良。"

《证类本草》:"鲫鱼,主诸疮,烧以酱汁和涂之,或取猪脂煎用,又主肠痈……鲫鱼,味甘,温。止下痢。"

〉 青 鱼 〈

【成分和营养作用】 青鱼富含蛋白质、脂肪、灰分、钙、磷、铁、硫胺素、核黄素、烟酸等,营养价值高于其他三大家鱼。此外,还富含核酸。核酸在我们的生命细胞中起着非常关键但又极为复杂的作用;以富含核酸的食品来滋养身体的细胞,有助于长寿;所含锌、硒等微量元素有助于抗癌。

【食疗功效】 性平,味甘。有补气养胃、化湿利水、祛风除烦等功效,用于治气虚乏力、脚气湿痹、烦闷、疟疾、血淋等病症。

【常用食疗方】　青鱼粥　青鱼肉 100 g,粳米 100 g,韭黄 100 g。将青鱼切成薄片,洗净,韭黄切成细小段。将粳米淘洗干净后常规熬成粥。然后加入青鱼片、韭黄、精盐、葱姜末、味精、麻油,稍煮即可。具有健脾和胃功效,适用于气血亏虚导致的各种水肿、肝炎、肾炎、脚气、营养不良、高脂血症、高胆固醇血症等患者食用。

【饮食宜忌】　瘙痒性皮肤病患者及脾胃蕴热、痰浊壅盛等患者宜忌食。

【古代文献论述】　《证类本草》:“青鱼,味甘,平,无毒。肉,主脚气湿痹。”

＞ 草　鱼 ＜

【成分和营养作用】　草鱼富含蛋白质、脂肪、无机盐、钙、磷、铁、硫胺素、核黄素、烟酸等。其营养价值与青鱼相近。

【食疗功效】　性温,味甘。具有暖胃和中、平肝、祛风、治痹、截疟等功效,可治体虚气弱、食少、疟疾、头痛等症。

【常用食疗方】　草鱼汤　草鱼肉 150 g,生姜片 25 g,米酒 100 g。用半碗水煮沸后,放入鱼肉片、姜片及米酒共炖约 30 min,加盐调味趁热食用,卧床盖被取微汗,1 日 2 次,连食数日,可治体虚、伤风感冒、头痛、鼻塞、风寒湿痹等症。

【饮食宜忌】　过敏性疾病、皮肤病、痛风、出血性疾病、肝肾功能严重损伤等患者宜忌食。

【古代文献论述】　《本草纲目》:“鲩鱼,释名鰀鱼、草鱼……俗名草鱼,因其食草也……肉,气味:甘,温,无毒。主治:暖胃和中。”

> 鲢鱼 <

【成分和营养作用】 鲢鱼富含蛋白质及氨基酸,也含脂肪、糖类、热量、灰分、钙、磷、铁、硫胺素、核黄素、烟酸等营养成分,均可为机体所利用。其营养价值与青鱼相近。

【食疗功效】 性温、味甘。具有温中益气、暖胃、泽肤之功能,可用于脾胃气虚所致的纳少、乳少等症。

【常用食疗方】 砂锅鱼头豆腐汤 花鲢鱼头 500 g,豆腐 300 g,冬笋片 100 g,香菇 10 g。将鱼头洗净,剖开,锅中放油烧热后,煎至鱼头两面呈黄色,调味,加入温水煮沸,倾入砂锅中,下豆腐、笋片、香菇等,煮至鱼头熟后,加入调料,适量服食。具有补肾益精的功效。适用于肾阴不足、髓海不充所致心悸、失眠、步态不稳、视物模糊、痴呆等症。

鲢鱼赤小豆汤 鲢鱼 1 条,赤小豆 30 g。鲢鱼去鳞及内脏,洗净,加赤小豆共煮,加调味品食用。具有利水消肿的功效,适用于小便不利、水肿等症。

【饮食宜忌】 过敏性疾病、痛风急性发作期、疮疡类疾病等患者宜忌食。

【古代文献论述】 《本草求真》:"鲢鱼(专入脾肺),性最急迫。开水即跳,与诸鱼性绝不相同。味甘性热。且食诸鱼之遗。故书载能补中益气,而又载其多食则有助长湿热,变生渴热疥疮之病也。"

> 桂鱼 <

【成分和营养作用】 桂鱼,学名鳜鱼,含蛋白质、脂肪、钙、磷、铁、硫胺素、核黄素、烟酸等。其营养价值胜过鲈鱼、鲤鱼等。

【食疗功效】 性平,味甘。益脾胃、补气血、疗虚损、运饮食。可治虚劳体弱、痨疾纳少、肠风下血等症。

【常用食疗方】　清蒸桂鱼　桂鱼 1 条约 120 g,葱、姜、盐、酒适量。桂鱼刮鳞洗净,加入葱、姜、盐、酒,上锅隔水蒸 15 min,每日 1 剂,经常食之,可治肺结核、虚劳体弱。

【饮食宜忌】　体内寒湿盛者、咯血、哮喘等患者宜忌食;肾功能不全者不宜多食。

【古代文献论述】　《证类本草》:"鳜鱼,味甘,平,无毒。主腹内恶血,益气力,令人肥健,去腹内小虫。背有黑点,味尤重。昔仙人刘凭,常食石桂鱼。今此鱼犹有桂名,恐是此也。生江溪间……《食疗》云:平。补劳,益脾胃,稍有毒。"

《本草纲目》:"鳜鱼,主治:腹内恶血,去腹内小虫,益气力,令人肥健。补虚劳,益脾胃,治肠风泻血。"

黑　鱼

【成分和营养作用】　黑鱼的蛋白质含量甚高,还含有多种氨基酸,如组氨酸、3-甲基组氨酸等,并含有少量脂肪和人体不可少的钙、磷、铁和多种维生素。营养成分与青鱼近似。

【食疗功效】　性寒,味甘。有补脾利水、去瘀生新、清热、祛风等功效,可治水肿、脚气、湿痹、小便不利、痔疮、疥癣等症。

【常用食疗方】　黑鱼冬瓜汤　黑鱼 1 条(500 g 以上),冬瓜、葱白适量。黑鱼煮取汁,和冬瓜、葱白作羹食。具有健脾开胃、利尿消肿、清热解毒功效,尤其适合妊娠水肿、形体肥胖及湿气较重的人群。

【饮食宜忌】　适量食用,尤其虚寒体质、孕妇、月经期女性应避免过量食用。

【古代文献论述】　《药性切用》:"鳢鱼,俗名黑鱼,即七星鱼。性味甘寒,利肠下水;疗痔祛风,消妊娠水肿。鳢鱼胆,味苦带甘,点喉痹良。"

> **鲫　鱼** <

【成分和营养作用】　鲫鱼富含蛋白质、脂肪、无机盐、硫胺素、核黄素、烟酸等,也有少量碳水化合物。特别是脂肪含量居鱼类首位,每百克肉中脂肪含量高达 17 g。鳞片下部脂肪尤多,故食用时不必刮去鱼鳞,否则会损失一部分脂肪而降低其营养价值。因其鲜美滋味,能畅脾开胃,增进食欲。

【食疗功效】　性平,味甘。有温中补虚、滋补强身、清热解毒的功效,适用于治疗虚劳咳嗽、气血不足、体弱多病,及烧伤。

【常用食疗方】　火腿鲫鱼　鲫鱼 100 g,竹笋、香菇、火腿适量。将以上原料同蒸,食之,连食数次,可治体虚乏力。

【饮食宜忌】　瘙痒性皮肤病、过敏体质、系统性红斑狼疮、支气管哮喘、肾炎等患者宜慎食。

【古代文献论述】　《本经逢原》:"鲫鱼,甘温无毒。鲫鱼性补,温中益虚而无发毒之虑。"

> **黄　鳝** <

【成分和营养作用】　黄鳝的蛋白质含量较高,铁的含量比鲤鱼、黄鱼高 1 倍以上。也含多种矿物质和维生素,尤其是微量元素和维生素 A 的含量更丰富,它促进新陈代谢活跃,这正是人们认为吃黄鳝"壮阳生精"的缘故。因为黄鳝肉中含有人体所需的多种氨基酸,尤其是组氨酸的含量较高,构成了黄鳝浓郁的鲜美味道。

【食疗功效】　性温,味甘。具有补中益气、疗虚损、除风湿、强筋骨、祛风止痉之功效,用以治虚劳咳嗽、消渴下痢、风湿痹痛、筋骨软弱、化脓性中耳炎等症。鳝血可治面部神经麻痹引起的口眼歪斜和疮癣等症。据报道,黄鳝还含有降血糖的成分,糖尿病患者宜食之。

【常用食疗方】　红烧黄鳝　活黄鳝数条,酒、酱油、味精各适量。将黄鳝剖腹去杂,加酱油、酒、味精烧熟,常食之,可治内痔出血。

【饮食宜忌】　瘙痒性皮肤病、系统性红斑狼疮、肠胃不佳者不宜食用。

【古代文献论述】　《滇南本草》:"鳝鱼,添精益髓,壮筋骨。"

《随息居饮食谱》:"鳝鱼,甘热,补虚助力,善去风寒湿痹,通血脉,利筋骨。"

《本草纲目》:"鳝鱼,味甘大温无毒,主治补中益血、补虚损、妇女产后恶露淋沥,血气不调,羸瘦,止血,除腹中冷气,肠鸣又湿痹气。"

> 泥　鳅 <

【成分和营养作用】　泥鳅富含蛋白质、脂肪、糖类、钙、磷、铁、胡萝卜素、维生素 B_1、维生素 B_2、烟酸等。其中每百克泥鳅肉中含蛋白质 18.43 g,比一般肉类、鱼类要高;维生素 B_1 含量比鲫鱼、黄鱼、虾要高 3～4 倍。还含有一种类似甘碳戊烯酸的不饱和脂肪酸,是抵抗人体血管衰老的重要物质。

【食疗功效】　性平,味甘。具有补益脾胃、暖中益气、祛风利湿、解毒消炎之功效,可用来治疗乏力、消渴、阳痿、小儿盗汗、病毒性肝炎、痔疮、手指疔、疥癣和慢性溃疡久不愈合等症。

【常用食疗方】　泥鳅炖豆腐　泥鳅 100 g,豆腐 2 块、盐、生姜适量。将泥鳅用温水洗净,去内脏,切成段,豆腐切成片,共炖,加少许盐和生姜,泥鳅熟后食用,连食 3～7 日,可辅助治疗湿热所致的黄疸。

【饮食宜忌】 适量食用,尤其以痛风、胃肠功能不全、腹泻、过敏体质者宜慎食。

【古代文献论述】 《滇南本草》:"泥鳅,味甘、淡,性平。煮食,主治五劳、五热,小儿脾胃虚弱,久服可以健胃补脾,令人白胖。治诸疮百癣,通血脉而大补阴分。"

> ## 螃 蟹 <

【成分和营养作用】 螃蟹含蛋白质与猪肉、羊肉、黄鱼、鲫鱼相近;脂肪比一般鱼类、鸡肉为多;碳水化合物比其他鱼虾和一般食物高;维生素A可满足一个成年人1日的需要量;维生素B_2比一般肉类多5～6倍,比鱼类多6～10倍,比蛋类多2～3倍;铁的含量特别高,比一般鱼类高出5～10倍以上。肌肉中含10余种游离氨基酸,其中谷氨酸、甘氨酸、脯氨酸、组氨酸量较多。蟹味鲜美,可增进食欲。梭子蟹所含蛋白质的含量比河蟹更高。

【食疗功效】 性寒,味咸。有清热散血、通经络、解漆毒、续筋接骨、催产下胎和抗结核等功效,适用于跌打损伤、伤筋断骨、瘀血肿疼、漆中毒、胎死腹中、胎盘残留和临产阵缩无力、胎儿迟迟不下等症。

【常用食疗方】 酒蒸螃蟹 河蟹30 g,黄酒适量。河蟹、黄酒蒸熟,日服1次,可治产后血闭。

蓖麻叶炖海蟹 雄海蟹1个,蓖麻细嫩叶15 g,黄酒适量。将以上原料炖服,连服数日,可治风湿性关节炎。

【饮食宜忌】 脾胃虚寒、腹泻患者不宜多食。同时,螃蟹亦属于发物,炎症性疾病、痛风发作期患者不宜多食。

【古代文献论述】 《滇南本草》:"蟹,气味咸,性寒。有小毒。主治胸中邪气热结痛,㖞僻面肿。解结散血,疗漆疮,养精益气,散诸热,治胃气,理经脉,消食。以醋食之,利去五脏中烦闷气,益人,产后肚疼,瘀血不下者,以酒食之。筋骨折伤者,生捣烧熏之。可解鳝鱼毒,治疟疾及黄疸,涂疥疮。"

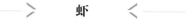

虾

【成分和营养作用】 虾含蛋白质量较高,并含脂肪、碳水化合物、钙、磷、铁、碘、维生素 A、维生素 B_1、维生素 B_2、烟酸等。其中以海虾的营养价值较高,所含的蛋白质高出河虾和猪瘦肉的 20%,所含脂肪比河虾和猪肉低 40% 左右,维生素 A 的含量要比河虾和猪肉高 40%,还含有丰富的延缓衰老的维生素 E 以及碘等。虾皮中含钙量高,是其他食品难以与之媲美的。每百克虾皮含钙 2 000 mL,是肉类食品含钙量的 100 倍以上。虾具有独特鲜美的滋味,可增进食欲。

【食疗功效】 性温,味甘。能补肾壮阳、通乳托毒,适用于肾虚阳痿、腰膝酸软、倦怠无力和妇女产后乳汁缺乏、小儿麻疹、水痘及皮肤溃疡、疮痈肿毒等症。

【常用食疗方】 虾仁蒲公英汤 虾仁、蒲公英各 30 g,白芍 10 g。将以上原料水煎服,连服 5～7 日,可治乳痈及其他疮痈肿毒。

【饮食宜忌】 过敏性疾患人群、支气管炎、哮喘、皮炎患者及老年人宜慎食。

【古代文献论述】 《本草纲目》:"虾,时珍曰:虾,入汤则红色如霞也。气味,甘,温,有小毒。主治:五野鸡病,小儿赤白游肿,捣碎敷之。"

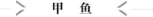

甲鱼

【成分和营养作用】 甲鱼富含蛋白质,并含有脂肪、碳水化合物、无机盐、硫胺素、核黄素、烟酸、维生素 A 等多种营养成分,不仅易于消化吸收,且因热量高,能促进血液循环,抑制肿瘤细胞的生长,提高机体的免疫功能。现代药理研究,鳖能抑制肝脾之结缔组织增生,提高血浆蛋白水平,治肝脾肿大及肝炎合并贫血、白球蛋白比例倒置。

【食疗功效】 性平,味甘,具有滋阴、清热、散结、凉血、益肾、健骨等功效,适用于阴虚、骨蒸、痨热、瘰疬、久疟、久痢、子宫下垂、崩漏、带下诸症。

【常用食疗方】 清蒸甲鱼 甲鱼1只,食用油、盐适量。甲鱼去肝、肠,炖煮,入油、盐少许,食之,连食数只,可治久疟不愈。

又法:甲鱼1只,大蒜10余瓣,槟榔10 g,用清水炖熟,去槟榔,加盐调味,食之,连食数只,辅助以治疗肝硬化腹水。

【饮食宜忌】 心血管疾患人群、阴血亏虚、阴虚内热人群尤为适宜。

【古代文献论述】 《验方新编》:"三日疟方:甲鱼壳用醋炙透,青蒿等分,共研细末。每服三钱,或酒或水,早一时冲服。"

【现代研究】 实验研究发现,甲鱼不同组织部位的营养成分含量各不相同。裙边蛋白质含量最高,其次是卵、肉,肝含蛋白质最少。甲鱼裙边和甲鱼卵不含糖分,裙边含少量的脂肪,脂肪含量从高到低的排序依次是肝、卵、肉。卵中灰分含量最高。甲鱼和鲤鱼相比,甲鱼肉的蛋白略比鲤鱼肉高,脂肪和灰分的含量少于鲤鱼。甲鱼肉中钙和镁的含量非常高,分别达到 612.9 mg/kg、168.7 mg/kg,此外,还含有丰富的钾、钠、碘、磷等矿质元素,含铁量是鲤鱼的 10 倍。

> **墨 鱼** <

【成分和营养作用】 墨鱼含较多蛋白质和多肽类物质,脂肪甚少,还有一定量的碳水化合物、无机盐、维生素、钙、磷、铁等。所含之多肽有抗病毒、抗放射线作用。

【食疗功效】　性平,味咸。有健脾、利水、止血、止带、温经之功效,能治水肿、湿痹、脚气、痔疮和妇女经闭等症。多食乌贼鱼,对提高免疫力,防止骨质疏松,治倦怠乏力、食欲不振,有一定的辅助作用。

【常用食疗方】　墨鱼蹄汤　鲜墨鱼、猪蹄适量。墨鱼不拘量,加猪蹄同炖汤服,连食 3~5 日,可治乳汁少。

【饮食宜忌】　脾胃虚寒人群、痛风、过敏性疾病、皮肤病患者宜慎食。

【古代文献论述】　《本草纲目》:"乌贼鱼,肉,气味:酸,平,无毒。主治:益气强志。益人,通月经。"

〉章　鱼 〈

【成分和营养作用】　章鱼含蛋白质、脂肪很高。脂肪含量约为乌贼鱼的 4 倍、牡蛎的 5 倍。此外也有糖分、磷、钙、铁、碘、维生素等。

【食疗功效】　性平,味甘。具有益气养血、收敛生肌、解毒消肿作用,用于乳少和气血不足以及痈疮肿毒久溃不收的辅助治疗。

【常用食疗方】　姜醋炒章鱼　鲜章鱼 200~300 g,或干章鱼 100~150 g,生姜丝或姜汁、醋、盐适量。新鲜者切成长方形片,干品者则用清水浸泡发开之,放入锅内加油炒,加入生姜丝及少许醋、盐,食之,连食 10 日,可用于气血不足及贫血的补养。

【饮食宜忌】　脾胃虚寒人群、痛风、过敏性疾病、皮肤病患者宜慎食。

【古代文献论述】　《本草纲目》:"章鱼生南海。形如乌贼而大,八足,身上有肉。闽、粤人多采鲜者,姜、醋食之,味如水母……气味甘、咸，寒，无毒。主治：养血益气。"

> **田 螺** <

【成分和营养作用】 田螺含一定量蛋白质、脂肪、碳水化合物、无机盐和硫胺素、核黄素、烟酸、维生素 A 等。其糖类、磷、铁、钙及维生素类的含量均高于蛋品，也远远高于自古以来备受推崇的黄鳝。

【食疗功效】 性寒，味甘、咸，具有清热利水、消暑解渴、滋阴养肝等功效，宜用于治湿热、黄疸、痔疮、细菌性痢疾、婴儿湿疹、目热赤痛、中耳炎、肾炎、消渴症等疾病。

【常用食疗方】 酒汁田螺肉 大田螺 500 g，黄酒 100 g，白砂糖 60 g。先将田螺清水净养 2 日，然后去壳取肉，入锅内炒一下，再加入黄酒，用文火煎煮至一大碗，加入白糖后连肉服食，1次吃完，连吃 2～3 次，可治黄胖、浮肿。

【饮食宜忌】 脾胃虚寒、胃寒病者、便溏腹泻及风寒感冒者、痛风、过敏性疾病、皮肤病患者等不宜食用。

【古代文献论述】 《滇南本草》："田螺，味微咸，性大寒。解酒毒，止呕吐、恶心，反胃。治单腹胀疼，良效。"

> **螺 蛳** <

【成分和营养作用】 螺蛳含有丰富的蛋白质和矿物质，每百克螺蛳含钙 164 mg，超过牛、羊、猪肉的含量 20 多倍；含磷、铁等亦比其他家禽高，还含有硫胺素、核黄素、烟酸、维生素 A等。螺蛳滋味鲜美，可使人增进食欲。

【食疗功效】 性寒，味甘。具有清热、利尿、明目之功效，可治黄疸、水肿、淋浊、消渴、痢疾、目赤翳障、痔疮、肿毒等病症。

【常用食疗方】 螺蛳白菜汤 螺蛳肉 50 g，新鲜白菜叶子

3片。大火烧开后放入螺蛳肉,煮开5 min。放入撕碎的白菜叶片、盐、香油,再煮2 min出锅即可。此汤具有清热解毒、滋补强身疗效,适宜于秋季咽喉干痛、皮肤干燥及免疫力低下人群服用。

【饮食宜忌】　脾胃虚寒、胃寒病者、便溏腹泻及风寒感冒者、痛风、过敏性疾病、皮肤病患者等不宜食用。

【古代文献论述】　《药性切用》:"螺蛳,一名蜗蠃。性味甘寒,泻热明目,利水消肿。螺蛳壳:化痰消积,治胃脘作痛,煅研用。"

【现代研究】　近年来有文献报道,螺蛳中含有某种抗癌物质。

> ## 鲍　鱼 <

【成分和营养作用】　鲍鱼的蛋白质含量颇高,鲜品占有24%,干品高达40%以上,为牛肉和鸡蛋所不及,还有脂肪、碳水化合物、无机盐和多种维生素。

【食疗功效】　性平,味甘、咸。具有滋阴清热、益精明目和调经等功效,可用于治疗阴虚内热、骨蒸劳热、肺虚咳嗽、妇女月经不调、崩漏带下及大便燥结、淋病等病症。

【常用食疗方】　鲍鱼莲子瘦肉汤　鲍鱼干20 g,莲子30 g,猪瘦肉100 g,盐适量。鲍鱼干浸泡洗净切片,莲子去皮去心,猪肉切片加水,慢火炖熟,和盐调味温服,时时服食,可治肺癌或肺结核、阴虚烦热者。

鲍鱼黄芪煎　鲍鱼、黄芪适量。鲍鱼与黄芪适量同煮食,连食数周,可治结核病。

【饮食宜忌】　痛风、过敏性疾病、疮疡疔癣等皮肤病患者不宜食用。

【现代研究】 研究发现,鲍鱼肉中含有鲍灵素Ⅰ和鲍灵素Ⅱ,有较强的抑制癌细胞生长的作用。

> ## 牡蛎肉 <

【成分和营养作用】 牡蛎肉富含蛋白质、脂肪、肝糖和 10 种必需氨基酸、谷胱甘肽、维生素 A、维生素 B_1、维生素 B_2、维生素 D、维生素 E 等,这些成分都有营养皮肤的作用。另外,还含有碘以及铜、锌、锰、钡、磷、钙等。其含锌量之高,可为其他食物之冠,而锌对核酸和蛋白质代谢有益,有助于皮肤胶原、纤维细胞的形成,可使组织愈合,使皮肤细腻密实以及能提高性能力。锌还可促进儿童智育,故牡蛎颇有"益智海味"之称。

【食疗功效】 性平,味甘、咸。具有敛阴潜阳、止汗涩精、化痰软坚等功效,可用治烦热失眠、心神不安、自汗、盗汗、遗精、淋浊等病症。

【常用食疗方】 牡蛎汤 牡蛎肉 15 g,水 200 mL。牡蛎肉加水煎汤,早晚 2 次,连食数日,可治烦热、盗汗、心神不安等症。

醋牡蛎肉 生牡蛎肉、姜醋适量。生牡蛎肉蘸姜醋食,连食数日,用治丹毒、酒后烦热、口渴。

【饮食宜忌】 脾胃虚寒、皮肤病患者、过敏性体质人群、痛风患者等宜慎食。

【古代文献论述】《神农本草经》:"牡蛎,味咸,平。主伤寒寒热,温疟洒洒,惊恚怒气,除拘缓鼠瘘,女子带下赤白。久服,强骨节、杀邪气、延年。一名蛎蛤。生池泽。"

【现代研究】 牡蛎中含有牛磺酸,可促使胆固醇分解而有助于降脂减肥。现代药理研究证明,从牡蛎中可分离出具有抗菌作用的物质,经体内外试验,能抑制化脓性链球菌的生长。

> 淡　菜 <

【成分和营养作用】　淡菜的蛋白质含量特高,干品达59％,其营养价值高于虾、蟹、海参、干贝,有"海中鸡蛋"之称。所含脂肪、蛋白质、矿物质、碳水化合物及维生素等都大大超过黄鱼的含量。淡菜还含有大量的碘,每100 g中含碘120 μg,对甲状腺亢进的患者是极好的保健食品。淡菜所含的脂肪中不饱和脂肪酸较多,特别是甘碳四烯酸占16.6％,对于维持正常机体的生理功能很重要,可促进发育,对皮肤有保护作用,还有降低胆固醇作用。

【食疗功效】　性温,味甘、咸。具有补肝肾、益精血、消瘿瘤、调经血和降血压之功效,可用来治疗虚劳羸瘦、精血衰少、吐血、眩晕、盗汗、阳痿、腰痛、久痢、肠鸣、崩漏、带下等病症,且可为妇女产后滋补之用。

【常用食疗方】　淡菜芹菜汤　淡菜、芹菜各10 g。将以上原料煮汤常喝,可作为高血压、动脉硬化、冠心病患者的辅助治疗。

【饮食宜忌】　海鲜食物过敏者慎用,避免与羊肉、榴莲、荔枝等温热性质的食物同时食用。食用淡菜时不宜大量饮酒,因为酒精与淡菜中的某些成分会产生过多的尿酸,增加患痛风的风险。

【古代文献论述】　《证类本草》:"淡菜,温。补五脏,理腰脚气,益阳事,能消食,除腹中冷气,消痰癖气。亦可烧,令汁沸出食之。多食令头闷目暗,可微利即止。"

> 海　蜇 <

【成分和营养作用】　海蜇除有多量蛋白质,微量脂肪和一定量糖、磷、钙、铁和多种维生素外，尚含胆碱，每1 000 g海蜇含碘达1 320 μg。

【食疗功效】 性平，味咸。具有清热解毒、化痰软坚、祛风、除湿、消积、润肠等功效，常用于治疗痰嗽、哮喘、痞积、头风、大便燥结、白带、膝关节风湿痛、高血压、溃疡病、无名肿毒等症。

【常用食疗方】 雪羹汤 海蜇皮120 g，荸荠360 g，水1 000 mL。海蜇皮漂洗干净，荸荠洗净(连皮用)，加水1 000 mL煎至250 mL，空腹服汤，每次1小碗，每日2次，时时服食，对治疗高血压有良效。

海蜇荸荠汤 海蜇30 g，荸荠、生地各60 g。将以上原料水煎，每日服汤3次，连食数日至数周，可治阴虚痰热，大便燥结。

又法：荸荠与海蜇同煎，去蜇食荸荠饮汤，可治小儿积滞。

【饮食宜忌】 脾胃虚寒者、过敏体质者、皮肤病患者及痛风人群宜慎食。

【古代文献论述】 《医学入门》："水母，俗称海蜇。味咸，无毒。主生气，妇人劳损血滞，小儿风疾丹毒。"

【现代研究】 研究认为，海蜇头原液中有类似乙酰胆碱作用，能减弱心肌收缩力，降低血压，扩张血管。临床报道，用海蜇治疗的200例高血压，结果证明海蜇对各期高血压均有疗效，特别对早期高血压疗效最好，长期服用无副作用。

海 带

【成分和营养作用】 海带含有大量粗纤维和较多糖类，还含有多种有机物和碘、钙、磷、铁、钴、氟等10余种矿物元素，又含胡萝卜素。尤其是碘，每百克海带含量24 mg，而一般成人每日有150 μg左右即可满足需要，含碘量之高在食品中独占鳌头。对儿童、妇女和老人具有重要意义的钙、铁的含量也殊为惊人，每百克中分别高达 1 177 mg 和 150 mg。海带还含有维生素A、维生素 B_1、维生素 B_2、维生素 D 和烟酸等，它所含的蛋白质中包括 18 种氨基酸。

【食疗功效】　性寒，味咸。有软坚化痰、利水泄热等功效，可治瘿瘤、结核、疝瘕、水肿、脚气等症。

【常用食疗方】　*海带汤*　海带 60 g。海带每日 1 剂煮食，经常服食，可治瘿瘤。又法：用海带、海藻各 15 g，小茴香 6 g 煮汤，连续数日至数周，可治睾丸肿痛。冠心病者常饮海带汤和吃海带有益。

海带浸酒　海带 500 g，白酒 1 000 mL。海带切碎，泡入白酒中，浸 1 个月后去渣，每日 1 酒盅，早晚分服，可治淋巴结肿。

【饮食宜忌】　甲状腺肿大、糖尿病、心血管疾病患者均适宜食用；甲状腺功能亢进、肠胃炎患者不宜食用。

【古代文献论述】　《本草纲目》："海带，出东海水中石上，似海藻而粗，柔韧而长。今登州人干之以束器物。医家用以下水，胜于海藻、昆布。气味：咸，寒，无毒。主治：催生，治妇人病，及疗风下水。治水病瘿瘤，功同海藻。"

【现代研究】　海带含有一种贵重的药用物质甘露醇，它是一种很好的渗透性利尿剂，进入人体后，可有效降低颅内压、眼内压，减轻脑水肿、脑肿胀等症，对治疗乙型脑炎、急性青光眼等皆有明显疗效。

海带淀粉硫酸酯为多糖类物质，具有降血脂之功效。据日本北里大学山本一郎教授的报告，海带对抑制大肠癌有比较明显的效果，其治癌成分主要是海带黏液所含有的硫酸多糖，海带因其抑癌作用被列入抗癌食物。此外，海洋研究科学家们发现，海带中的钙具有防止血液酸化作用，而血液酸化正是导致癌变的因素之一。在油腻过多的食物中掺些海带，可以减少脂肪在体内的蓄积,同时可使血中胆固醇的含量降低,因而对血管硬化、冠心病、高血压和肥胖症有一定的预防和辅助治疗作用。海带中的褐藻酸钠盐有预防白血病和骨痛病的作用,对动脉出血亦有止血效能。用乙醚提出一种海带成分,对结核杆菌有抑制作用。

> ## 紫　菜 <

【成分和营养作用】　紫菜中蛋白质含量很高,在海藻类中,它居首位,与俗称"旱田之肉"的大豆所含的蛋白质差不多。和其他食物相比,紫菜所含蛋白质约为蘑菇的 9 倍、大米的 6 倍、面粉的 3 倍。脂肪少量,碳水化合物较多。维生素 A 和 B 族维生素的含量可以和俗称"维生素宝库"的动物肝脏相媲美,甚至超出动物肝脏。所含维生素 A 约为牛奶的 67 倍,比牛肉、猪肝、鸡蛋也高很多。所含钙比干口蘑多 2 倍,核黄素比香菇多 9 倍,维生素 U 是卷心菜的 70 倍。这些维生素能使人体内的各种酶出色地发挥作用,而这些酶又是人体中进行新陈代谢的主要物质。近年研究发现,紫菜可以增强人的记忆力,因为紫菜中含有较丰富的胆碱,它是神经细胞传递信息不可缺少的化学物质,常吃紫菜对记忆衰退有改善作用。此外,还含有胡萝卜素、硫胺素、烟酸、维生素 C、碘等。

【食疗功效】　性寒,味甘、咸。具有化痰软坚、清热利尿、补肾养心、降低血压、促进人体代谢等多种功效,可用于防治动脉硬化、甲状腺肿大、淋巴结核、急性气管炎、咳嗽、湿性脚气等症。对治疗夜盲症和降低胆固醇也有一定作用。民间还常用紫菜作妇女产后催乳剂。患肺脓肿吐臭浓痰的患者,可常嚼干紫菜,有显著疗效。夏天多吃紫菜有消暑热、补身体的作用。

【常用食疗方】　紫菜鹅掌菜汤　紫菜、鹅掌菜各 16 g,夏枯草、黄芩各 10 g。将以上原料煎服,连食数周至 3 个月,可治甲状腺肿。

　　紫菜海藻汤　紫菜、海藻各 15 g,小茴香 6 g。将上料水煎服,连食数周至数月,可治睾丸肿痛、瘿瘤、瘰疬。

　　【饮食宜忌】　贫血、水肿、高血压、高脂血症患者均适宜食用;胃寒、肠胃炎、腹痛者不易多食。

　　【古代文献论述】　《本草纲目》:"紫菜生南海中,主治:热气烦塞咽喉,煮汁饮之。病瘿瘤脚气者,宜食之。"

　　【现代研究】　实验发现,用紫菜直接饲养小白鼠,可见到肝及肾脏胆固醇的含量减少,并看到胆固醇排出量增加,由此证明,紫菜有降低胆固醇的作用。

海　参

　　【成分和营养作用】　海参富含粗蛋白质、蛋白质、黏蛋白、糖蛋白、粗脂肪和脂肪、碳水化合物、氨基酸、钙、磷、铁、碘、维生素等营养成分,胆固醇的含量极微,几乎为零。它所含的极为丰富的碘是构成人体甲状腺素必不可少的元素。所含的软骨素硫酸具有"驻颜"及延缓衰老的作用。药理研究发现,海参中所含海参素为一种抗霉剂,能抑制多种霉菌。粗制海参霉素溶液可抑制某些肿瘤。从海参中还可提取结构类似皂角苷的毒素,对于中风的痉挛性麻痹有效。海参肠含矾,内脏含一种硫酸多糖,亦为独特之处。

　　【食疗功效】　性温,味甘、咸。具有补肾益精、强阳、滋阴、补血、润燥、调经、养胎、利产等功效,适用于精血亏损、虚弱劳怯、阳痿、梦遗、早泄、小便频数、各种失血后之贫血、外伤出血、肠燥便秘、肺结核、神经衰弱等症,并可用于催奶。

　　【常用食疗方】　冰糖海参羹　水发海参 30 g,加冰糖适量。

将上料炖烂，每日早晨空腹服食，疗程不限，可治高血压、血管硬化。

【饮食宜忌】 高血压、冠心病、肝炎、肾炎、糖尿病等患者均适宜食用。感冒、咳嗽、气喘、急慢性肠炎患者则不宜多食。

【古代文献论述】 《本草纲目拾遗》："海参……甘温。食物宜忌：味甘咸，补肾经，益精髓，消痰涎，摄小便，壮阳疗痿，杀疮虫。生百脉血。"

【现代研究】 不同品种的海参有不同作用，如刺参、梅花参有补肾、治水肿的作用；黑乳参可用于月经不调或产后催乳。海参中提取的黏多糖经试验能抑制癌细胞的生长和转移。

> **牛　蛙** <

【成分和营养作用】 牛蛙含一定量蛋白质、氨基酸、肽类、脂肪、钙、磷、铁、硫胺素、烟酸，以及维生素 A、维生素 B_1、维生素 B_2、维生素 B_{12}、维生素 C 等成分。牛蛙肉中含有磷肌酸、三磷酸腺苷、肌酸、糖原等。从黑斑蛙的皮、肉中可分离三种肽，其中一种为缓激肽，可使离体子宫收缩。

【食疗功效】 性凉，味甘。有补虚损、解热毒、利水气、消浮肿之功效，可治痨热、水肿、疳疾、水臌、噎膈、痢疾、小儿热疮等症。

【常用食疗方】 牛蛙粥　牛蛙肉 100 g，粳米、盐适量。牛蛙肉、粳米加水煮成稀粥，放盐少许，调味服食，经常食用，可治身体虚弱、食欲不振、小儿疳疾、消瘦。

牛蛙韭菜根汤　青蛙 2 只，韭菜根 3～5 根。青蛙、韭菜共煮水半碗，分 3 次服，早晚各服 1 次，连食数剂，可治心源性或肾源性水肿。

【饮食宜忌】 脾胃虚寒者、痛风、过敏性疾病、皮肤病等患者宜慎食。

【古代文献论述】　《本草纲目》："蛙,气味甘,寒,无毒。主治：小儿赤气,肌疮脐伤,止痛,气不足。"

> **蜗　牛** ◀

【成分和营养作用】　蜗牛含有丰富蛋白质,1 000 g 蜗牛里含有粗蛋白质 180 g,而 1 000 g 鸡蛋中只含 125 g 粗蛋白质。蜗牛还含有大量的维生素和多种微量元素,是一种高蛋白质、低脂肪,有很高营养价值的食品。

【食疗功效】　性寒,味咸。有清热、消肿、解毒、利尿、平喘、软坚、制疳等功效,民间多用来治疗痔漏、喉风肿痛、脱肛、夜尿、哮喘等病。

【常用食疗方】　焗蜗牛　蜗牛、盐、胡椒粉、柠檬片、白酒、黄油。取新鲜蜗牛,洗净,焯水后取出蜗牛肉,去除沙粒和内脏部分;加入盐、胡椒粉、柠檬片、白酒等调料腌制。在蜗牛壳内先涂抹一层融化的黄油,然后将腌好的蜗牛肉装回壳中,再覆盖上一层黄油。将装好的蜗牛放入预热至 180℃ 的烤箱中,烤制约 15 min,直到壳内的黄油开始沸腾。取出蜗牛,表面撒上面包糠,再次放入烤箱烤 2～3 min,直到面包糠呈金黄色。本品有助于益气健脾、养血生津,并适用于流行性腮腺炎、瘰疬等患者以缓解症状。

【饮食宜忌】　脾胃虚寒者、痛风、过敏性疾病、皮肤病等患者宜慎食。

【古代文献论述】　《本草经集注》："蜗牛,味咸,寒。主治贼风喎僻,蜿跌,大肠下脱肛,筋急及惊痫。"

《本草蒙筌》："蜗牛,味咸,气寒。有小毒。末春雨霁,多生池泽草间;盛夏日炎,自悬树木叶下。头有四角,故以牛名。背负壳而行,行则头角并出;遇物惊便缩,缩乃首尾俱藏。"

> **发 菜** <

【成分和营养作用】 发菜含有丰富的蛋白质、淀粉、碳水化合物、钙、铁等。它的蛋白质含量比猪肉高出 1 倍,淀粉含量比鸡蛋高出 35 倍,钙的含量更是惊人,每 500 g 发菜含钙 12 000 mg,在食品中堪夺魁首。

【食疗功效】 性寒,味甘。发菜除了具有助消化、解积腻、清肠胃等作用外,还具有止血、降压等功效,是辅助治疗高血压、佝偻病、鼻衄和某些妇女病的良好食品。手术后的患者食用发菜可使伤口早日愈合。发菜对营养不良、贫血、斑秃、慢性气管炎以及癌瘤、瘿肿等症也有一定疗效。

【常用食疗方】 发菜牡蛎汤 发菜、夏枯草各 15 g,牡蛎 30 g,水煎服,连食数周至数月,可治瘿瘤结气。

【饮食宜忌】 脾胃虚寒者,痛风、过敏性疾病、皮肤病等患者宜慎食。

【古代文献论述】 《闲情偶寄》:"菜有色相最奇而为《本草》《食物志》诸书之所不载者,则西秦所产生之头发菜是也,浸以滚水,拌以姜醋,其可口倍于藕丝、鹿角菜。"

第五节　肉禽蛋奶类食物

肉禽类包括畜肉类和禽肉类,前者指猪、牛、羊等的肌肉、内脏及其制品,后者包括鸡、鸭、鹅等的肌肉及其制品。畜禽肉的营养价值较高,饱腹作用强,可加工烹制成各种美味佳肴,是一种食用价值很高的食物。

（一）肉禽类食物的营养价值及合理利用

1. 畜肉类的营养价值　畜肉类是指猪、牛、羊等牲畜的肌肉、内脏及其制品，主要提供蛋白质、脂肪、无机盐和维生素。动物因其种类、年龄、肥瘦程度以及部位的不同，营养素分布有一定差异。肥瘦不同的肉中脂肪和蛋白质变动较大，动物内脏脂肪含量少，蛋白质、维生素、无机盐和胆固醇含量较高。畜肉类食物除了营养素含量丰富，消化吸收率也高。

（1）蛋白质：畜肉蛋白质含量为 $10\%\sim20\%$，按蛋白质在肌肉组织中存在部位的不同分为肌浆中的蛋白质（占 $20\%\sim30\%$）、肌原纤维中的蛋白质（占 $40\%\sim60\%$）、间质蛋白（占 $10\%\sim20\%$）。畜肉类蛋白质含有丰富的必需氨基酸，并且在种类和比例上接近人体需要，易于消化吸收，属于优质蛋白质。存在于结缔组织中的间质蛋白，主要是胶原蛋白和弹性蛋白，其必需氨基酸组成不平衡，色氨酸、酪氨酸、甲硫氨酸含量很少，蛋白质的利用率低。畜肉中含有可溶于水的含氮浸出物，包括肌凝蛋白原、肌肽、肌酸、肌酐、嘌呤、尿素和氨基酸等，使肉汤具有鲜味，成年动物含量较幼年动物高。

（2）脂肪：畜肉的脂肪含量因牲畜的肥瘦程度以及部位有较大差异。如猪里脊肉含脂肪 7.9%，猪硬肋含脂肪 $54.4\%\sim57.1\%$，猪小排含脂肪 $25.3\%\sim32.7\%$，牛五花肉含脂肪 5.4%，牛腩含脂肪 29.3%，牛里脊肉（牛柳）含脂肪 5.0%，羊肉脂肪含量较低，为 $2\%\sim7\%$。畜肉内脏脂肪含量一般低于 5%。畜肉类脂肪以饱和脂肪酸为主，熔点较高，主要成分是三酰甘油、少量卵磷脂、胆固醇和游离脂肪酸。动物内脏胆固醇含量较高，一般为瘦肉的 $4\sim5$ 倍。脑组织胆固醇含量非常高，如 100 g 猪脑中含胆固醇 2 574 mg，100 g 牛脑中含胆固醇 2 447 mg。

（3）碳水化合物：畜肉中的碳水化合物以糖原形式存在于肌肉和肝脏中，含量极少。宰杀后，由于酶的分解作用，糖原含量逐渐减少，乳酸增多，pH 值下降。乳酸具有杀菌作用，在畜肉成熟过程中发挥重要作用。

（4）矿物质：畜肉矿物质总含量占 $0.8\% \sim 1.2\%$，其中钙含量低，含铁、磷较多，铁以血红素铁的形式存在，生物利用率高，是膳食铁的良好来源。

（5）维生素：畜类食物中含有丰富的脂溶性维生素，是人体维生素 A 和维生素 D 的主要来源。畜肉中还含有较多的 B 族维生素如维生素 B_1、维生素 B_2、维生素 B_{12} 和叶酸等。肝脏是含维生素最丰富的器官。

2. 禽肉类的营养价值　禽肉包括鸡、鸭、鹅、鸽、鹌鹑等的肌肉、内脏及其制品。

禽肉的营养价值与畜肉相似，不同在于脂肪含量较少且熔点较低，含有 20% 的亚油酸，易于消化吸收。禽肉蛋白质的氨基酸组成接近人体需要，含量约为 20%，质地较畜肉细腻且含氮浸出物多，故禽肉炖汤的味道较畜肉鲜美。

3. 肉禽类的合理利用　肉禽类蛋白质营养价值较高，含有较多的赖氨酸，宜与谷类食物搭配食用，以发挥蛋白质的互补作用。为了充分发挥畜禽肉营养作用，还应注意将畜禽肉分散到每餐膳食中，不应集中食用。

因畜肉的脂肪和胆固醇含量较高，脂肪主要由饱和脂肪酸组成，食用过多易引起肥胖和高脂血症等疾病，因此畜肉在膳食中的比例不宜过多。但是禽肉的脂肪含不饱和脂肪酸较多，故老年人及心血管疾病患者宜选用禽肉。内脏含有较多的维生素、铁、锌、硒、钙，特别是肝脏，维生素 B_2 和维生素 A 的含量丰富，因此宜经常食用。

（二）蛋类的结构、营养价值及合理利用

蛋主要指鸡、鸭、鹅、鹌鹑、火鸡等的蛋。各种蛋的结构和营养价值基本相似，其中食用最普遍的是鸡蛋。我国居民蛋类及其制品人均摄入量为 23.7 g（城市 33.2 g，农村 20 g）。蛋类在我国居民膳食构成中约占 2.4%，主要提供高营养价值的蛋白质。蛋类制品主要有皮蛋、咸蛋、糟蛋、冰蛋、干全蛋粉、干蛋白粉、干蛋黄粉等。

1. 蛋的结构　蛋类的结构基本相似，主要由蛋壳、蛋清（蛋白）和蛋黄三部分组成。以鸡蛋为例，每只鸡蛋重量约 50 g，蛋壳占 11%，由 96% 的碳酸钙、2% 的碳酸镁、2% 的蛋白质组成。蛋壳厚 300～340 μm，布满直径为 15～65 μm 的细孔，表面覆以一层厚约 10 μm 的胶质薄膜，在壳的内面紧贴一层厚约 70 μm 的间质膜。在蛋的钝端间质膜分离成一气室。蛋壳的颜色因鸡的品种而异，由白到棕色，与蛋的营养价值无关。蛋清占 57%，包括两部分，即外层的稀蛋清和包在蛋黄周围胶冻样的稠蛋清。蛋黄占 32%，表面包围有蛋黄膜，由两条韧带将蛋黄固定在蛋的中央。

2. 蛋的营养价值　蛋类蛋白质含量约为 12.8%。蛋清中蛋白质为胶状水溶液，由卵白蛋白、卵胶黏蛋白、卵球蛋白等组成；蛋黄中蛋白质主要是卵黄磷蛋白和卵黄球蛋白。鸡蛋蛋白含有人体所需的各种氨基酸，且氨基酸组成模式与合成人体组织蛋白质所需模式相近，易消化吸收，其生物学价值达 95，是理想的优质蛋白质。在评价食物蛋白质营养价值时，常以鸡蛋蛋白质作为参考蛋白。

蛋类含糖较少，蛋清中主要含有甘露醇和半乳糖；蛋黄则主要含葡萄糖，多以与蛋白质结合的形式存在。

蛋类脂肪主要存在于蛋黄内，呈乳融状，大部分为中性脂肪,还有一定量的卵磷脂和胆固醇。钙、磷、铁等矿物质和维生素 A、维生素 D、维生素 B_1 及维生素 B_2 多集中在蛋黄内。铁含量虽然较高,但与卵黄磷蛋白结合,吸收率不高,仅为 3%。维生素 D 的含量随季节、饲料组成和所受光照时间不同而有一定变化。

3. 蛋类的合理利用　在生鸡蛋蛋清中含有抗生物素蛋白和抗胰蛋白酶因子,前者能与生物素在肠道内结合,妨碍生物素的吸收,食用后可引起食欲不振、全身无力、毛发脱落、皮肤发黄、肌肉疼痛等生物素缺乏的症状;后者会抑制胰蛋白酶的活力,妨碍蛋白质的消化吸收,故不可生食蛋清。烹调加热可破坏这两种物质,消除他们的不良影响。但是蛋不宜过度加热,否则会使蛋白质过分凝固,甚至变硬变韧,形成硬块,反而影响食欲及消化吸收。

蛋黄中的胆固醇含量较高,大量食用能引起高脂血症,是动脉粥样硬化、冠心病等疾病的危险因素,但蛋黄中还含有大量的卵磷脂,对心血管疾病有防治作用。因此吃鸡蛋要适量。据研究,每人每日吃 1~2 个鸡蛋,对血清胆固醇水平既无明显影响,又可发挥禽蛋其他营养成分的功用。

(三)奶类、奶制品的营养价值及合理利用

奶类是一种营养成分齐全、组成比例适宜、易消化吸收、营养价值高的天然食品,能满足初生婴儿生长发育的全部需要。乳类食品中牛奶最普遍,适合母乳不足的婴儿、老年人和体弱者。在当前我国及发达国家,奶与奶制品已成为人们日常饮食的重要组成部分,是膳食钙、维生素 A、维生素 D 以及优质蛋白质的重要来源。我国目前奶及奶制品的人均摄入量为 26.5 g(城市 65.8 g,农村 11.4 g),大大低于发达国家水平,积极发展乳品工业对于改进我国人民膳食构成、提高优质蛋白质和钙的摄入量具有重要意义。

1. 奶类的营养价值 奶类是由水、脂肪、蛋白质、乳糖、矿物质、维生素等组成的复杂乳胶体，奶味温和，具有由低分子化合物如丙酮、乙醛、二甲硫、短链脂肪酸和内酯形成特有的香味。牛奶的相对密度（D_4^{20}）平均为 1.032，相对密度大小与奶中固体物质含量有关。奶的各种成分除脂肪含量变动较大外，其他成分基本是稳定的，故相对密度可作为评价鲜奶的简易指标。除牛奶外，还有羊奶和驼奶，营养素构成相近。

（1）蛋白质：牛奶中蛋白质含量平均为 3.0%，由 79.6% 的酪蛋白、11.5% 的乳清蛋白和 3.3% 的乳球蛋白组成。酪蛋白与钙、磷结合形成胶粒，在正常奶的酸度（pH＝6.6）下以胶体状态存在，当酸度增加，pH 达到 4.6 时，酪蛋白会形成沉淀。乳清蛋白对热不稳定，受热发生凝固，对酪蛋白具有保护作用。

乳球蛋白与机体免疫有关。奶蛋白消化吸收率为 87%～89%，生物学价值为 85，属优质蛋白质。牛奶中蛋白质含量较人乳高，而且，酪蛋白与乳清蛋白的构成与人乳相反，一般利用乳清蛋白改变其构成比，使之近似母乳蛋白质的构成。

（2）脂肪：乳脂肪含量约为 3.0%，以微粒状的脂肪球分散在乳浆中，吸收率达 97%。乳脂肪中脂肪酸组成复杂，短链脂肪酸（如丁酸、己酸、辛酸）含量较高，是乳脂肪风味良好及易消化的原因。油酸占 30%，亚油酸和亚麻酸分别占 5.3% 和 2.1%。此外，还含有少量的卵磷脂、胆固醇。

（3）碳水化合物：牛奶中的碳水化合物主要为乳糖，有调节胃酸、促进胃肠蠕动和促进消化液分泌的作用，还能促进钙的吸收和肠道乳酸杆菌繁殖，抑制腐败菌的生长，抑制龋齿发生。乳糖酶可将乳糖分解为葡萄糖和半乳糖，动物出生后，消化道中乳糖酶含量很高，随后逐渐减少。有些人消化道中乳糖酶缺乏，饮用大量牛奶后发生腹泻、腹痛等症状,称为乳糖不耐受症。我国儿童乳糖酶缺乏发生率约为 87%,乳糖不耐受发生率约为 30%。乳糖不耐受者可以采用适当方法食入牛奶,如少量多次、同时食入乳糖酶或谷类食品,以及饮用酸奶或其他奶制品。

(4)矿物质:牛奶中矿物质含量为 0.7%~0.75%,主要为钙、磷、镁、钾、钠、硫等,特别是钙的含量丰富且容易吸收,是钙的良好来源。铁不能经过乳腺进入乳汁,所以奶类铁含量很低,用牛奶喂养婴儿时应注意铁的补充。

(5)维生素:奶中含有人体所需的各种维生素,其含量与奶牛的饲养方式有关,放牧散养牛奶中维生素 A、维生素 D、胡萝卜素和维生素 C 含量明显高于棚内饲养。

2. **奶制品的营养价值**　奶制品包括巴氏杀菌乳(消毒牛乳)、奶粉、炼乳、酸奶、奶油、奶酪等。

(1)巴氏杀菌乳:巴氏杀菌乳是将新鲜牛奶经过过滤、加热杀菌后分装出售的饮用奶,除维生素 B_1 和维生素 C 有损失外,营养价值与新鲜牛奶差别不大。

(2)奶粉:奶粉分为全脂奶粉、脱脂奶粉和调制奶粉。全脂奶粉是将鲜奶消毒后除去 70%~80% 的水分,采用喷雾干燥法加工成雾状颗粒,使产品溶解性能良好,对蛋白质性质、奶的色香味及其他营养成分影响较小,适合普通人群。脱脂奶粉的生产工艺同全脂奶粉,但原料奶需经过脱脂过程,脂溶性维生素有损失,适合于腹泻的婴儿及要求低脂膳食的人群。调制奶粉通常指母乳化奶粉,以牛奶为基础,按照人乳模式加以调制,使各种营养素的含量和比例接近母乳。针对不同人群推出的孕妇奶粉、中老年奶粉等也属于调制奶粉。

(3)酸奶:酸奶是一种发酵制品,消毒鲜奶接种乳酸杆菌或双歧杆菌,30℃经 4~6 h 培养发酵而成,乳糖变为乳酸,蛋白质凝固,脂肪部分水解,形成独特的风味。酸奶营养丰富且易消化吸收,还可刺激胃酸分泌;乳酸杆菌和双歧杆菌为肠道益生菌,可抑制肠道腐败菌繁殖,对机体健康有重要作用。酸奶特别适合于乳糖不耐受者、消化系统功能不良者、婴幼儿及老年人。

(4)炼乳:是一种为保存新鲜牛乳而炼制的奶制品。依其在加工中是否添加蔗糖分为甜炼乳和淡炼乳两种。甜炼乳在牛奶中加入 15%～16%蔗糖,然后浓缩到原体积的 40%。含糖量高,保质期长,适合野外工作者。淡炼乳是将牛奶浓缩到原体积 1/3 后装罐密封,经加热灭菌后制成具有保存性的乳制品,除维生素 B_1 损失外,其营养价值与鲜奶几乎相同,适合于喂养婴儿。近年来,随着我国奶业的发展,炼乳已逐渐退出乳制品的大众消费市场,多在制作蛋糕、蛋挞、布丁等甜品时运用。

(5)奶油:奶油是由牛奶中分离的脂肪制成的产品,一般含脂肪 80%～83%,含水量低于 16%。主要用于佐餐和面包、糕点制作。

(6)奶酪:也称干酪,指原料乳经消毒后,再用乳酸菌发酵的产品。产品富含蛋白质、脂肪,维生素 A、核黄素、维生素 E、钙、磷、铁等含量也较鲜奶丰富。

(7)奶茶:是由牛奶或羊奶与茶叶熬制而成的饮品。将砖茶如红茶捣碎,放入铜壶或水锅中煮制,待茶烧开后,加入鲜奶,沸时不断用勺扬茶,直到茶乳充分交融,除去茶叶,加盐或糖即成,滋味醇厚浓郁。需注意,制作奶茶所使用的奶粉及相关配料均为高热量食物,一杯奶茶与一瓶可乐的含糖量相当,故应注意控制奶茶摄入。

3.奶类及奶制品的合理利用 鲜奶水分含量高,营养素种类齐全,十分有利于微生物生长繁殖,因此须经严格消毒灭菌后方可食用。消毒方法常用煮沸法和巴氏消毒法。传统的煮沸法是将奶直接煮沸,设备要求简单,可达消毒目的,但对奶的理化性质影响较大,营养成分有一定损失,多在家庭使用。大规模生产时采用巴氏消毒法。巴氏消毒常用两种方法,即低温长时消毒法和高温短时消毒法,前者将牛奶在 63℃ 下加热 30 min;后者在 90℃加热 1 h。不规范地进行巴氏消毒虽对奶的组成和性质无明显影响,但对热不稳定的维生素如维生素 C 可损失 20%~25%。

此外,奶应避光保存,以保护其中的维生素。研究发现,鲜牛奶经日光照射 1 min 后,B 族维生素很快消失,维生素 C 也所剩无几。即使在微弱的阳光下,经 6 h 照射后,B 族维生素也仅剩一半,而在避光器皿中保存的牛奶不仅维生素没有消失,还能保持牛奶特有的鲜味。因此,牛奶常保存在避光纸盒或有色器皿之中。

> ＞ **猪　肉** ＜

【成分和营养作用】　猪肉为我国汉族人民的主要肉食品,具有丰富的营养和馨香美味,是良好的食用佳品。主要含脂肪,含量从 28.8%~90.8%,平均比牛羊肉高 2.5 倍,并含有一定量的蛋白质、碳水化合物、维生素 B_1、维生素 B_2、磷、钙、铁等;猪肉能提供热量,每 500 g 可产生 2 902 kcal 热量。

【食疗功效】　性平,味甘、咸。能补肝肾,治眩晕、腰酸等症;滋阴液,治热病热退津液亏虚之症;润肌肤、利二便,治皮肤干燥、二便不利;止消渴,治消渴多饮之症;益气血、倍精神,治贫血消瘦、体质虚弱之症。

【常用食疗方】　猪瘦肉汤　猪精瘦肉 250 g。猪肉切小块,急火煮汤,吹净浮油饮用。常服可治津枯血少、火灼燥渴、干咳便秘、阴虚消渴等。

猪肉炖黑豆　猪肉（瘦）200～250 g，黑豆 250 g，浮小麦 50 g。将猪肉切块，浮小麦纱布包，与黑豆共炖，加少量调味品，饮汤食肉，连食数日甚至数周。可用于体虚自汗、盗汗的补养和食疗。

【饮食宜忌】　肥胖、心血管疾病患者应控制摄入量，不宜过食。

【古代文献论述】　《本草纲目》："豕，释名，猪，豚……主治：疗狂病久不愈。压丹石，解热毒，宜肥热人食之……弘景曰：猪为用最多，惟肉不宜多食，令人暴肥，盖虚肌所致也。震亨曰：猪肉补气，世俗以为补阴误矣，惟补阳尔。今之虚损者，不在阳而在阴。以肉补阴，是以火济水。盖肉性入胃便作湿热，热生痰，痰生则气不降而诸证作矣。"

＞　猪　心　＜

【成分和营养作用】　猪心的蛋白质含量是猪肉的 2 倍，而脂肪含量仅为猪肉的 1/10。此外，也有较多的钙、磷、铁、维生素、烟酸等成分。可用来加强心肌营养，增强心肌收缩力。

【食疗功效】　性平，味甘、咸。具有安神定惊、养心补血之功，可治惊悸、怔忡、自汗、不眠等症。

【常用食疗方】　葱爆猪心　猪心、香葱、花椒、辣椒及适量料酒、酱油等调料。将猪心切开洗净，切成薄片腌制。爆香花椒，加入辣椒、煮熟的猪心、葱段、姜片和调好的料汁，翻炒均匀即可。具有养心安神、益气滋阴之效。

人参猪心　猪心 1 个（带血剖开）、人参、当归各 60 g。将人参、当归装入猪心中煮熟，去两味药，只吃猪心，治心虚多汗不眠者。

【饮食宜忌】　适合心虚多汗、自汗、惊悸恍惚、怔忡、失眠多梦之人。高胆固醇血症者忌食。

【古代文献论述】《本草纲目》："猪心，心虚咯血，包沉香、半夏末，煨食。"

> **猪　肝** <

【成分和营养作用】　猪肝的蛋白质含量比猪心更高，而含脂量则甚少。肝淀粉含量不仅比瘦肉高，而且甚易水解为葡萄糖，含铁量为猪肉的 18 倍，还含有丰富的矿物质、微量元素及维生素 A、硫胺素、核黄素、烟酸、抗坏血酸等成分。故补血作用甚强，对血衰体虚、视力不足的人有滋补作用。

【食疗功效】　性平，味苦。有补肝、养血、明目之功，用于血虚萎黄、夜盲、目赤、乳肿、脚气等症。

【常用食疗方】　猪肝羹　猪肝 1 叶，葱白 1 把，鸡蛋 3 个，豆豉适量。猪肝细切，去筋膜，葱白去须、切碎，以豆豉汁同煮作羹，临熟，打入鸡蛋，经常食用可治肝脏虚弱、远视无力。

猪肝菠菜汤　猪肝 60 g，菠菜 250 g。猪肝、菠菜煮汤，加调味品，适量服食，连食数周。可治贫血、夜盲症等。

【饮食宜忌】　痔疮、便血、习惯性便秘、坏血病、高血压、贫血、糖尿病、夜盲症患者以及皮肤粗糙、过敏、松弛者尤为适宜。尿路结石患者、肠胃虚寒者、肾功能衰弱者、肾炎患者、肾结石患者则不宜多食。

【古代文献论述】《本草纲目》："时珍曰：肝主藏血，故诸血病用为向导入肝。《千金翼》治痢疾有猪肝丸，治脱肛有猪肝散，诸眼目方多有猪肝散，皆此意也。"

> **猪　肺** <

【成分和营养作用】　猪肺除含一定量蛋白质、脂肪外，还含有钙、磷、铁、硫胺素、核黄素、烟酸等。

【食疗功效】　性平,味甘。有补肺之功,治肺虚、久嗽、痰喘、咯血等症。

【常用食疗方】　炒猪肺　猪肺1具,麻油适量。猪肺切片,以麻油炒熟,加适量调味品,分2次同粥共食,连食数日,治肺虚咳嗽。

猪肺汤　猪肺500 g,麻黄根15 g。猪肺、麻黄根共炖服汤,连食数日,治风寒久咳、肺虚盗汗等。

【饮食宜忌】　适合肺虚咳嗽、痰多、气喘等呼吸系统疾病患者;不适合肺热、痰黄黏稠等症状的呼吸系统疾病患者。

【古代文献论述】　《本草述钩元》:"猪肺,味甘。气微寒。(得大麻仁良)疗肺虚咳嗽。竹刀片切。麻油炒熟。同粥食。治肺虚嗽血。煮肺。蘸薏苡仁末食之。"

> ## 猪　肚 <

【成分和营养作用】　猪肚的蛋白质含量为猪肉的1.5倍,并含一定量脂肪和糖分,也含有多种维生素。

【食疗功效】　性温,味甘。具有补虚损、健脾胃之功能,可治虚劳羸弱、泄泻、下痢、消渴、小便频数、小儿疳积,及带浊、遗精等症,有胃膜素等消化活性物质,对胃黏膜有一定保护作用。

【常用食疗方】　猪肚丸　白术、牡蛎(烧)各120 g,苦参90 g,共为细末,以猪肚1个,煮熟研成膏作成梧桐子大的丸。每次30~40丸,米汤送下,1日3~4次,连续服完。治男子肌瘦气弱、咳嗽渐成痨瘵。

【饮食宜忌】　高脂血症、高血压患者不宜多食猪肚。湿热痰滞内蕴患者忌服。

【古代文献论述】　《饮膳正要》:"猪肚,主补中益气,止渴。"

《证类本草》："猪肚，微温。孟诜云：肚，主暴痢虚弱。《日华子》云：肚，补虚损，杀劳虫，止痢。酿黄糯米蒸捣为丸，甚治劳气并小儿疳蛔黄瘦病。"

猪 肠

【成分和营养作用】 猪肠含一定量蛋白质，碳水化合物含量甚微，脂肪以小肠含微量，而大肠含量较高，小肠尚含钙、磷、铁等矿物质。

【食疗功效】 性微寒，味甘。有润燥通便、祛肠内脏毒等功效，可治便血、血痢、痔疮、脱肛等症，也能止咳呕，治噎膈及反胃、小便频数等。

【常用食疗方】 炖猪肠 猪肠1副，香蕉树芯（如无，可用香蕉皮代用），共炖，食肠饮汤，时时服食，可治内痔、脱肛等症。

【饮食宜忌】 高血压、高脂血症、糖尿病以及心脑血管疾病患者不宜多食。脾虚便溏者慎用，以免加重腹泻症状。

【古代文献论述】 《本草述钩元》："猪肠：味甘，气微寒。润肠治燥。调血痢脏毒，去大小肠风热。多食动冷气。"

猪 蹄

【成分和营养作用】 猪蹄含有丰富的胶质蛋白，其他成分与猪肉相仿。

【食疗功效】 具有补血、通乳、托疮、祛寒热等作用，可治乳少、痈疽、疮毒等症。还有滑肌肤、填肾精、健腰脚等功效。

【常用食疗方】 猪蹄汤 母猪蹄1只。把母猪蹄粗切，加水煮熟，弃肉分数次喝汤，连食3～4只，能治乳汁少。又法：加通草15 g同煮，可治乳痈、发背等初起红肿等症。

葱炖猪蹄 猪蹄1只，葱15 g，盐适量。猪蹄加葱煮熟，放少许盐,分数次食之,连食数只,可治痈疽、疮毒、毒攻手足肿痛。

【饮食宜忌】 产妇、哺乳期妇女可以适量食用,因猪蹄具有催乳作用。猪蹄脂肪和胆固醇含量较高,动脉粥样硬化及高血压病患者应少食或不食猪蹄。胃肠消化功能较弱的老年人不宜过食。

【古代文献论述】 《本草纲目》:"蹄:气味甘、咸,小寒,无毒。主治:煮汁服,下乳汁,解百药毒,洗伤挞诸败疮。滑肌肤,去寒热。煮羹,通乳脉,托痈疽,压丹石。煮清汁,洗痈疽,渍热毒,消毒气,去恶肉,有效。洗痈疽有猪蹄汤数方,用猪蹄煮汁去油,煎众药蘸洗也。"

猪 骨

【成分和营养作用】 猪骨含有蛋白质、脂肪、维生素等,尤以含钙量为高,对于骨骼生长有一定营养作用,其汤味鲜香,还能增进食欲。

【食疗功效】 具有补肾强筋骨作用,可治骨骼生长发育不良、骨折等病症,并能治下痢、疮癣等患。

【常用食疗方】 猪骨汤 猪骨适量。猪骨打碎煎汤饮服,可治佝偻病,骨折后生长不良等症。

【饮食宜忌】 适合老年人食用。猪骨不宜长时间熬制,避免蛋白质大量丢失。

【古代文献论述】 《本草纲目》:"骨,主治:中马肝、漏脯、果、菜诸毒,烧灰,水服方寸匕,日三服。颊骨:烧灰,治痘陷;煎汁服,解丹药毒。"

猪 肤

【成分和营养作用】 猪皮的营养价值比猪肉高,其蛋白质含量为猪肉的 2.6 倍,碳水化合物比猪肉高 4 倍多,脂肪仅为猪肉的一半。特别是猪皮中富含胶原蛋白质和弹性蛋白,胶原蛋白占肉皮蛋白质的 85% 左右,具有改善人皮肤组织细胞的贮水功能,能使皮肤不易皱缩。弹性蛋白可使皮肤保持弹性。常吃肉皮,不但可减少皮肤皱缩,还可延缓皮肤细胞的衰老,使皮肤光泽、柔润、细腻。

【食疗功效】 性凉,味甘。具有利咽喉、消肿痛、清心肺、除烦满等功效,可治咽痛、胸满、心烦等症。

【常用食疗方】 猪肤膏 猪皮、白蜜、粳米粉适量。猪皮放入水中煮,去渣加白蜜、粳米粉,熬糊合成膏;少量频频温服,可治下痢后阴虚、咽痛、胸满心烦等症。

猪皮红糖饮 猪皮 60～120 g,黄酒、红糖适量。取猪皮,加黄酒或酒酿少许,文火煮烂加红糖分数次调服,连服数日,可治痔血、便血、妇女崩漏所致失血性贫血等症。

【饮食宜忌】 适用于少阴病、下利、咽痛、胸满、心烦等症状的缓解。此外,对于贫血、白细胞减少症等也有一定的辅助治疗效果。若无心烦,咽痛兼证者不宜食用。脾胃虚寒者慎用。

【古代文献论述】 《汤液本草》:"猪肤,气寒,味甘。入足少阴经。《液》云:猪皮,味甘,寒。猪,水畜也,其气先入肾。解少阴客热,是以猪肤解之,加白蜜,以润燥除烦;白粉,以益气断痢。"

猪　脑

【成分和营养作用】 猪脑含有较高的蛋白质、氨基酸、脂肪,也含有少量糖分,含钙、磷、铁比肉多,还含有维生素 B_1、维生素 B_2 和烟酸等。

【食疗功效】 性平,味甘。有补骨髓、益虚劳、滋肾补脑作用,可治眩晕、偏正头风、神经衰弱等病症。外用可治冻疮、皲裂等症。

【常用食疗方】　枸杞猪脑汤　猪脑1个,枸杞子30 g,明天麻15 g。将以上料共煮汤分数次服食,连服数个。治老人头眩、耳鸣及脑震荡后遗症。

【饮食宜忌】　高脂血症、高胆固醇血症者宜慎食。

【古代文献论述】　《本草纲目》:"脑:气味甘,寒,有毒。时珍曰:《礼记》云,食豚去脑。"《孙真人食忌》云:"猪脑损男子阳道,临房不能行事。酒后尤不可食。《延寿书》云:今人以盐酒食猪脑,是自引贼也。主治:风眩脑鸣,冻疮。主痈肿,涂纸上贴之,干则易。治手足皲裂出血,以酒化洗,并涂之。"

猪　血

【成分和营养作用】　猪血含丰富的蛋白质,比猪肉的蛋白质含量高1倍,比鸡蛋的蛋白质含量还高。含氨基酸达18种之多,其中包括人体不能自身合成的全部8种氨基酸,特别是富含一般植物蛋白所缺少的精氨酸、粗氨酸、赖氨酸和色氨酸等。所含铁有良好的补血作用;所含微量元素铬可防治动脉硬化;所含微量元素钴,可防止恶性肿瘤的生长。

【食疗功效】　性平,味咸。有祛头风、止眩晕、养血止血、利大肠等功效,治中满腹胀等。近年也有用治宫颈糜烂等症。

【常用食疗方】　酒炒猪血　猪血60 g,清酒适量。清酒和猪血同炒,连服数次,可治下血、吐血。

【饮食宜忌】　高胆固醇血症、高血压、冠心病患者应少食或不食。上消化道出血阶段忌食,以免混淆黑便的情况。

【古代文献论述】　《本草纲目》:"血,气味:咸,平,无毒。主治:生血:疗贲豚暴气,及海外瘴气。中风绝伤,头风眩晕,及淋沥。猝下血不止,清酒和炒食之。清油炒食,治嘈杂有虫。压丹石,解诸毒。《发明》:时珍曰,按陈自明云:妇人嘈杂,皆血液泪汗变而为痰,或言是血嘈,多以猪血炒食而愈,盖以血导血归原之意尔。此固一说,然亦有蛔虫作嘈杂者,虫得血腥则饱而伏也。"

【现代研究】 经研究发现,从猪血中分离出的一种名为"创伤激素"的物质,这种物质可将坏死和损伤的细胞除掉,并能为受伤部位提供新的血管,从而使受伤组织痊愈,恢复正常功能。这种激素对于器官移植、心脏病、癌症的治疗有重要作用。

火 腿

【成分和营养作用】 火腿的脂肪含量较猪肉低而蛋白质含量为猪肉的 2 倍。无机盐含量较高。其鲜美滋味能开胃增食,且能增添食品色、香、味。

【食疗功效】 性平,味甘、咸。有健脾开胃、生津益血、补肾壮阳等功效,可治虚劳怔忡、胃口不佳、虚痢、久泻、漏疮、疮疡久不愈合等症,火腿能促进生肌长肉,加速愈合。

【常用食疗方】 火腿川椒汤 火腿肉 30 g,川椒 6 g。火腿肉煎汤,入川椒,撇去上面浮油,乘热食肉饮汤,每日 1 次,连食 5～7 日,能下气,疗噎膈、腹痛。

【饮食宜忌】 火腿含盐量较高,有慢性肾炎、腹水、水肿等症状的人群不宜食用。火腿中含亚硝酸盐等可能对胎儿有害的物质,孕妇应尽量避免食用。老年人由于生理功能较弱,对高蛋白食物的吸收较慢,宜适量食用。

【古代文献论述】 《本草纲目拾遗》:"李化楠《醒园录》有腌火腿法:每十斤猪腿,配盐十二两,极多加至十四两,将盐炒过,加皮硝末少许,乘猪盐两热,擦之令匀,置大桶内,用石压之,五日一翻,候一月将腿取起,晾有风处四、五个月可用;金华做火腿,每斤猪腿配炒盐三两,用手将盐擦完,石压之,三日取出又用手极力揉之,翻转再压再揉,至肉软如绵,挂风处,约小雪后至立春后,方可挂起不冻。"

牛　肉

【成分和营养作用】　牛肉因种类、性别、地区、饲养方式等不同,其成分含率差距甚大。含蛋白质较多,脂肪较少。此外,还含维生素 B_1、维生素 B_2、钙、铁等,也含有一定量胆固醇。不仅能提供大量热量,而且牛肉蛋白质含量较猪肉高 2 倍多,所含必需氨基酸甚多,黄牛肉还含肽类、肽酸、黄嘌呤、牛磺酸、乳酸、糖原等,因此营养价值甚高,故古人认为牛肉有补气养血作用。

【食疗功效】　水牛肉性凉,黄牛肉性温。能补脾胃、益气血、强筋骨,可治脾胃虚弱、消化功能欠佳;或久病体虚、神疲乏力、气短唇白、面色萎黄、手足不温、畏寒怕冷、腰膝酸软;或疮疡、手术后创口久不愈合等症。

【常用食疗方】　牛肉汤　牛肉 60 g,大米 30 g,五香粉、盐适量。牛肉切薄片,加入五香粉、盐适量,与大米煮成粥食用,每日 1～2 次,连食 1～3 周,主治体虚乏力、筋骨酸软。

【饮食宜忌】　身体虚弱、贫血、体软无力、目眩、免疫功能不全者尤为适宜。

【古代文献论述】　《本草求真》:"牛肉,补脾固中。牛肉(专入脾),本属土,若属黄牛,色犹得正。治能补土固中,益气止渴。功与黄芪无异。"

《韩氏医道》:"黄牛肉,补气,与锦黄芪同功。"

> 牛 肚 <

【成分和营养作用】 牛肚含有一定量蛋白质、少量脂肪和灰分,也含有钙、磷、铁、硫胺素、核黄素、烟酸等。其营养成分仅略次于牛肉。

【食疗功效】 性平,味甘。能补虚体、益脾胃,治病后虚羸、气血不足、消渴、眩晕等症。

【常用食疗方】 生姜炖牛肚 牛肚 1 只,生姜 60～120 g。将上料共炖烂熟,酌加调味品,分数次服食,可治脾胃不足、恶心胃痛等症。

黄芪炖牛肚 牛肚 1 只,黄芪 60 g。将上料共炖熟,去黄芪吃牛肚喝汤,分 2 日用,连用数剂,可治气血不足、神疲乏力等症。

【饮食宜忌】 适宜气血不足、营养不良、脾胃虚弱者。感染病、肝病和肾病等患者应慎食牛肚。

【古代文献论述】 《金匮要略》:"啖蛇牛毒:牛肚细切,水一斗,煮一升,服,取汗即瘥。"

《普济方》:"用牛肚腊煮食之,利五脏六腑。"

> 牛骨髓 <

【成分和营养作用】 牛骨髓含脂肪量达 95.8%,也含少量蛋白质、灰分、核黄素、硫胺素、烟酸等,脂肪酸种类甚多:如棕榈酸、硬脂酸、十四烯酸、月桂酸、肉豆蔻酸、油酸、亚油酸、不皂化物等。

【食疗功效】 性温,味甘。能润肺、补肾、填髓,治虚劳羸瘦、精血亏损、泄利、消渴,及跌打损伤、手足皲裂等症。

【常用食疗方】 牛髓膏 牛髓、胡桃肉、杏仁泥各 120 g,山

药末 250 g,蜂蜜 500 g。将上料加水适量,同煎成膏。每次服 1
匙,空腹服之,每日 2～3 次,连续服完。能补精润肺、壮阳助胃。

牛骨髓粉 牛骨髓粉、黑芝麻各 500 g,白糖适量。用烤干
之牛骨髓粉、黑芝麻炒香研末,加白糖适量合拌,每次服 9 g,日
服 2 次,长服治痿症。

【饮食宜忌】 高胆固醇血症、肝病、高血压、痛风、痰湿之体
患者少食或不食。

【古代文献论述】 《本经逢原》:"牛骨髓补中填骨髓,久服
增年,能润泽肌肤,黄牛脑和药治头风脑漏。"

> **羊 肉** <

【成分和营养作用】 羊肉富含蛋白质,而脂肪含量仅为猪
肉的一半,也含有少量碳水化合物,并有磷、铁、钙、维生素 B_1、
维生素 B_2 和烟酸、硫胺素、核黄素、胆固醇等成分。羊为冬令
进补之佳肴。由于羊的种类、年龄、营养状况等不同,其营养
价值也有所不同,各种成分均有滋补人体的作用。元代医家
李杲谓"人参补气,羊肉补形"。但羊肉有臊膻怪味,宜与萝卜
同煮,或用甘草、生姜适量去除之,始能发挥特有美味,以利摄
入吸收。

【食疗功效】 性温,味甘。具有补虚益气、温中暖下等作
用,可治阳痿、早泄、经少不孕、产后虚羸、腹痛寒疝、胃寒腹痛、
纳食不化、肺气虚弱、久咳哮喘等症。

【常用食疗方】 当归羊肉汤 羊肉 250 g(切块),当归
30 g,生姜 15 g。将上料加水煎至羊肉烂熟,去渣取汁服,连服
3～5 日。用于脾胃虚寒、里急后重、胁痛,或气血不足、中阳不
振、产后腹中冷痛及腹中寒疝之症。

补中羊肉粥 羊肉 250 g(切成小粒),大米(或粟米)120 g。

将上料加水煮成粥,酌加食盐、生姜、花椒调味,可分 2～3 次服用,用于脾胃虚弱、食欲不振或虚寒呕逆。

【饮食宜忌】 胃寒、气血两虚、骨质疏松、体虚、肾阳亏虚怕冷者尤为适宜;感冒、肠炎、痢疾、高血压、牙痛及一切热性病症者慎食。

【古代文献论述】 《食疗本草》:"羊肉:温。主风眩瘦病,小儿惊痫,丈夫五劳七伤,脏气虚寒。河西羊最佳,河东羊亦好。纵驱至南方,筋力自劳损,安能补益人……妊娠人勿多食。"

> 羊　肝 <

【成分和营养作用】 羊肝含蛋白质、脂肪、碳水化合物、钙、磷、铁、硫胺素、抗坏血酸、维生素 A 等。营养意义相当于猪肝,而各种维生素含量均高于猪肝,尤其是维生素 A 含量为猪肝 3 倍,居肉类食品之首。

【食疗功效】 性凉,味甘、苦。有益血、补肝、明目之功,可治血虚、萎黄羸瘦、肝虚目暗昏花、青盲、障翳、妇人产后贫血、肺结核、小儿疳积、夜盲等病症。

【常用食疗方】 羊肝菠菜汤　羊肝 50～100 g,菠菜 250 g,盐适量。将羊肝切成片,菠菜洗净切段,将锅内水烧开,放少许盐,然后放入羊肝和菠菜,肝熟后饮汤食肝及菜,连食 5～7 添。适用于贫血的辅助治疗,或血虚体质的补养。

羊肝粥　羊肝 1 个(去膜切细),葱叶、生姜各 10 g。将上料用水煮熟,去渣,入米煮粥食,经常食用,治不能远视、便溏、久泄。

【饮食宜忌】 特别适合夜盲症、眼干燥症、青盲翳障、小儿疳眼、目暗昏花或热病后弱视的人群,以及血虚患者和维生素 A 缺乏症者。高脂血症患者应尽量避免食用羊肝。

【古代文献论述】　《食疗本草》："羊肝：性冷。治肝风虚热,目赤暗痛,热病后失明者,以青羊肝或子肝薄切,水浸敷之,极效。生子肝吞之尤妙。"

《饮膳正要》："羊肝,性冷,疗肝气虚热,目赤暗。"

> ## 兔　肉 <

【成分和营养作用】　兔肉含丰富的蛋白质(高于牛、羊、猪肉,亦为完全蛋白质食品),较多的糖类,少量脂肪(胆固醇含量低于多数肉类),及硫、钾、钙、磷、铁、钠、维生素、卵磷脂等成分。兔肉肌纤维细腻疏松,水分多,肉质细嫩,食后 2 h 即能消化,吸收率达 85%。由于兔肉的上述营养成分,有利于人体的皮肤黏膜的健康和代谢,故有"美容肉"之称。

【食疗功效】　性凉,味甘。具有补中益气、凉血解毒的功效,主治脾虚气弱或营养不良、体倦乏力、消渴羸瘦,及胃肠有热、呕逆、便血,且能润肤泽肌。

【常用食疗方】　兔肉补虚汤　兔肉 120 g(切块),党参、山药、大枣各 30 g,枸杞子 15 g。将上料加水共煮至肉熟透,饮汤食肉,连食数日至数周,适用于气血不足或营养不良、身体瘦弱、疲倦乏力、饮食减少。

兔肉山药羹　兔肉 500 g(切块),山药、天花粉各 60 g。将上料加水煎煮,至兔肉烂熟,取浓汁服,口渴即饮,治消渴、身体瘦弱、小便不禁。

【饮食宜忌】　儿童及老年人、营养不良者、气血不足者、肝病患者、心血管疾病患者尤为适宜。脾胃虚寒者不宜服用。

【古代文献论述】　《本草纲目》："兔处处有之,为食品之上味。肉,气味辛,平,无毒。诜曰：酸,冷……弘景曰：兔肉为羹,益人。"

【现代研究】 现代研究表明,常食兔肉可使人体血液中磷脂含量增加,抑制低密度脂蛋白的有害作用,有助于避免冠心病、动脉粥样硬化、高血压等疾病的发生和发展。

> 蛤士蟆 <

【成分和营养作用】 本品含蛋白质量甚高,脂肪少量及多种激素,还有磷、维生素 A、维生素 B、维生素 C 等。更有蛙醇、三磷酸腺苷、二磷酸腺苷等成分,具有较高的强壮作用,有助于提高人体能量,增强免疫力,改善机体营养状况。

【食疗功效】 性微寒,味甘、咸。功能补肾益精,养阴润肺。对体虚营养不良,或小儿疳积、产后虚弱、肺痨吐血、盗汗及肾气虚衰、阴虚精少人群等皆有一定疗效。

【常用食疗方】 雪蛤汤 鲜蛤士蟆 3～5 个,花生 60 g,盐、猪油少许。将鲜蛤士蟆、花生加水煮,加盐、猪油调味服食,连食数剂,具有滋养补虚作用,适用于体虚或疳疾消瘦人群。

【饮食宜忌】 痰湿咳嗽及便溏者宜慎食。

【古代文献论述】 《本草纲目》:"蛤蟆。气味:辛,寒,有毒。主治:邪气,破癥坚血,痈肿阴疮。服之不患热病。主辟百邪鬼魅,涂痈肿及热结肿。治热狂,贴恶疮,解烦热,治犬咬。"

> 鸡 肉 <

【成分和营养作用】 鸡肉的蛋白质含量将近于猪肉的 3 倍,而脂肪含量仅为猪肉的 1/20,含有不饱和脂肪酸及钙、磷、铁、镁、钾、钠、氯、硫、维生素 B_1、维生素 B_2、维生素 C、维生素 E 和烟酸等。还含甾醇、3 -甲基组氨酸等。尤对病后或产后有良好的滋补作用。鸡肉味道鲜美,气清香,可促进食欲。

【食疗功效】 性温,味甘。具有温中益气、补精填髓等功效,可治脾胃虚弱、虚劳羸瘦、纳呆食少、消渴、小便频数、崩漏带下、产后乳少等症。

【常用食疗方】 虫草烧鸡肉 鸡肉 250 g,冬虫夏草 10 g。共煮熟分 2 次食,连食数日。可补虚强身,提高免疫功能,防癌抗癌。

乌骨鸡汤 乌骨鸡 1 只,洗净,于腹内放入当归、熟地、白芍、知母、地骨皮各 10 g,缝合,煮熟后去药,分数次食肉喝汤,断续服用,可治月经不调、潮热盗汗等症。

【饮食宜忌】 适宜于营养不良、畏寒怕冷、乏力疲劳、月经不调、贫血、虚弱等人群。邪毒未清,实证者慎用。

【古代文献论述】《本草经集注》:"鸡肉,味酸,微温。主下气,治狂邪,安五脏,伤中,消渴。"

> 鸭 肉 <

【成分和营养作用】 鸭肉的蛋白质含量略低于鸡肉,而脂肪及碳水化合物含量均高于鸡肉,此外还含无机盐、钙、磷、铁和维生素 B_1、维生素 B_2 等成分。鸭肉历来为补养食品之一,其鲜美滋味亦有增加食欲之作用。

【食疗功效】 性微寒,味甘、咸。具有滋阴养胃、利水消肿之效,对劳热骨蒸、食少便干、水肿、盗汗、咳嗽、遗精及女子经血量少、咽干口渴等症均有疗效。鸭的补益功效与鸭的雌雄、老幼、毛的色泽有关,一般认为绿头雄鸭最补。古人李渔云也说:"诸禽尚雌,而鸭独尚雄""诸禽贵幼,而鸭独贵长"。

【常用食疗方】 全鸭冬瓜汤 鸭 1 只(去毛及内脏),冬瓜 2 000 g(不去皮),猪瘦肉 60 g,海参、芡实、薏苡仁各 30 g,莲叶 1 片。将以上诸料与鸭煮至烂,加调料分数次食用,连食数只,能健脾、补虚、清暑养阴。

【饮食宜忌】 不宜与寒性食物同食,否则加重体内寒气,引起腹痛、腹泻等症状。脾胃虚寒者不宜食用。

【古代文献论述】 《本草述钩元》:"鸭肉,气味甘冷。微毒(嫩者毒,老者良)。补虚除客热,和脏腑,利水道。治水利小便,用青头雄鸭,取水木生发之象。治虚劳热毒,宜乌骨白鸭,取金水寒肃之象也。"

> ## 鸭 血 <

【成分和营养作用】 鸭血含蛋白质、无机盐、维生素等成分,成分和营养作用与鸡血略同。

【食疗功效】 性凉,味咸。具有补血和清热解毒作用,用于失血虚劳,或妇女行经潮热,小儿白痢等症;又用于血热上冲,中风眩晕或药物中毒;并能解金、银、砒霜、鸦片、虫咬诸毒;也可用以防治消化道肿瘤。

【常用食疗方】 热鸭血 鸭血、酒适量。滚酒泡服鸭血,治小儿白痢似鱼冻者。

【饮食宜忌】 患有高胆固醇血症、肝病、高血压和冠心病的患者应该避免食用鸭血。此外,对鸭血过敏的人群也应避免食用。

【古代文献论述】 《本草述钩元》:"鸭血,气味咸冷。用鸡血者取其阳,用鸭血者取其阴。解中砒毒,猝中恶死,或先病痛,或卧而忽绝。"

> ## 鹅 肉 <

【成分和营养作用】 鹅肉的蛋白质含量低于鸭肉,脂肪和糖的含量则高于鸭肉,也含有钙、磷、铁、铜、锰和维生素(A、B_1、B_2、C)等,对身体虚弱、营养不良者,具有较好的滋补功效。

【食疗功效】　性平,味甘。能补虚益气、养胃止渴,为平补之品,适用于脾胃虚弱、中气不足、倦怠乏力、少食消瘦、消渴等症。

【常用食疗方】　鹅肉鱼鳔汤　鹅肉 200～500 g,鱼鳔 30～50 g。鹅肉切块,与鱼鳔共煮,加少量盐以调味,肉熟后分数次饮汤食肉。隔数日食 1 剂,连食数剂,用于阴虚体弱、腰膝酸痛、少气乏力、内热等症的治疗。

【饮食宜忌】　补益及治消渴以白鹅为佳,湿热内蕴、皮肤疮毒者禁食。

【古代文献论述】　《本草纲目》:"江淮以南多畜之。有苍、白二色,及大而垂胡者。并绿眼黄喙红掌,善斗,其夜鸣应更。肉,气味:甘,平,无毒。主治:利五脏。解五脏热,服丹石人宜之。煮汁,止消渴。"

＞　鸽　肉　＜

【成分和营养作用】　鸽肉含有十分丰富的血红蛋白,蛋白质含量高出猪肉的 9.5%。成分和营养作用与鸡类似,而比鸡更易消化吸收,故民间有"三鸡不如一鸽"之说。含脂肪甚低,也含少量灰分,由于含脂低,对老年人或久病体虚者适宜,对血脂偏高、冠心病、高血压者更有益。

【食疗功效】　性平,味甘咸。可补肝肾、益气血、祛风解毒,适用于虚羸、消渴、久疟、妇女血虚、恶疮、疥癣等症。

【常用食疗方】　参归鸽肉汤　鸽 1 只(取肉),党参 15 g,当归 9 g。将以上用料加水煨汤服。鸽肉、党参、当归均能补益气血,并可用于久病虚羸少气或妇女血虚经闭。

【饮食宜忌】　不宜多食。

【古代文献论述】　《本草蒙筌》:"白鸽肉,味咸,气平。无毒。解诸般药毒，除久患疥疮。"

《本草求真》："鸽肉（专入肺肾），味咸气平，性禀金水，故能入肾入肺，为久患虚羸要药。凡人肺肾受伤，多缘经亏气弱，精愈损者，则气益祛。气愈祛者，则精益虚。"

【现代研究】 研究发现，鸽肉对脑力劳动和夜间工作者的神经衰弱有明显疗效。

> **鹌鹑肉** <

【成分和营养作用】 鹌鹑肉含有大量蛋白质，比鸡肉高1/5，含维生素 A、维生素 B_1、维生素 B_2、维生素 C、维生素 D、维生素 E、维生素 K 及卵磷脂、铁及芦丁等含量亦比鸡肉高，脂肪相对较少，食不腻人，对虚体颇有补养作用，其鲜香滋味能令人胃口大开。

【食疗功效】 性平，味甘。能补脾益气、健筋骨、利水除湿，可治虚羸少气、脾虚久痢、疳积、湿痹等症，对营养不良、贫血、结核病、高血压、血管硬化症等患者尤为适宜。

【常用食疗方】 蒸鹌鹑 鹌鹑1只，调料适量。鹌鹑处理洗净，去内脏，加少量盐、油，蒸熟，分早晚2次食，连食5～7日，治小儿消化不良、疳积消瘦。

又法：不加盐，加少量酒，炖食，每日1次，连吃1周，治肾炎水肿。

【饮食宜忌】 特别适合中老年人以及肥胖患者食用。肝病患者慎食。

【古代文献论述】《饮膳正要》："鹌鹑肉不可与猪肉同食，面生黑。鹌鹑肉不可与菌子同食，发痔。"

> **鸡 蛋** <

【成分和营养作用】 鸡蛋的蛋白质是食物中质量、种类、组成平衡中最优良的理想蛋白质,含有人体所需的所有必需氨基酸。并含有一定量脂肪和糖,各种维生素、矿物质等。蛋黄与蛋白相比,蛋黄营养更丰富,脂肪集中在蛋黄中,蛋白中几乎没有脂肪。维生素 A 和维生素 B_2 几乎都存在于蛋黄内。蛋黄中含铁比蛋白中多 20 倍,各种微量元素含量也较高。营养学家认为,鸡蛋与大豆、蔬菜、牛奶等合食,可以更好地促进鸡蛋营养的消化与吸收,使鸡蛋的营养更加全面。

【食疗功效】 性平,味甘。具有滋阴润燥、养血安神、补脾和胃之效,适用于血虚所致的乳汁减少,或眩晕、夜盲,病后体虚、营养不良、阴血不足、失眠烦躁、心悸、肺胃阴伤、失音、咽痛,或呕逆等。亦可治小儿多食谷物糖类引起的腹泻或消化不良症,对胎动不安具有安胎之功。

【常用食疗方】 鸡蛋百合地黄汤 生地黄、麦冬、百合各12 g。将生地黄、麦冬、百合煎汤取汁,冲入鸡蛋 2 只搅匀服,连食 1～3 周,可治阴血不足,失眠心悸。

鸡蛋冰糖汤 鸡蛋 1 个,冰糖适量。将鸡蛋与冰糖用开水冲服,每日 2 次,连服 5～7 日,可治阴虚、失音、咽痛。

【饮食宜忌】 肾炎、胆囊炎患者慎食。

【古代文献论述】 《急救便方》:"毒蛇咬伤,用鸡蛋敲破蛋头合在蛇咬处,蛋变黑色,再用一蛋合之。俟蛋内黄白不甚黑,再用一个合之,即愈。"

> **鸭 蛋** <

【成分和营养作用】 鸭肉所含成分与鸡蛋相似,成分和营养作用亦与鸡蛋略同。

【食疗功效】 性凉,味甘。能补阴、清热。用于阴虚肺燥、咳嗽、痰少、咽干;肺胃津伤,口渴、大便干结;也用于腹泻、痢疾。

【常用食疗方】　冰糖鸭蛋羹　鸭蛋 2 个,冰糖 50 g。将冰糖捶成屑,加沸水溶化,待冷后打入鸭蛋,调匀,上笼用武火蒸 15～20 min 即成,趁温服食。具有润肺止咳、养阴清热的作用,适用于肺阴不足、肺气上逆、痉咳阵作、咳声无力等症。

【饮食宜忌】　肾炎、胆囊炎患者慎食。

【古代文献论述】　《本草纲目拾遗》:"酒二碗,煮鸭蛋二枚,同酒吃,治疟如神。"

《奇方类编》:"治手指头大蛇疮,生鸭蛋二个,蜈蚣一条。焙干为末,分一半入蛋内,套在指上,候热,再换一个。"

鸽　蛋

【成分和营养作用】　鸽蛋含优质蛋白质与脂肪,并含少量糖分、灰分及多种维生素,且易于消化吸收,是理想的营养品。

【食疗功效】　性平,味甘。能补肾养心,用于肾虚或心肾不足所致的腰膝酸软、疲乏无力、心悸失眠等症,并具有润燥、养血、安眠作用。适用于燥咳、咽痛、目赤、胎动不安、产后口渴等症。鸽蛋还有解疮毒和痘毒作用。

【常用食疗方】　鸽蛋龙眼汤　鸽蛋 4 只,龙眼肉、枸杞子各 15 g。将以上用料加冰糖炖熟服食,连食数日至数周,可治肾虚腰膝酸软、失眠、心悸等症。

【饮食宜忌】　宜煮食。体质过敏者慎食。

鹌鹑蛋

【成分和营养作用】　鹌鹑蛋含有的蛋白质和脂肪与鸡蛋相近,而维生素 B_1、维生素 B_2、卵磷脂、铁等均高于鸡蛋,而胆固醇含量低于鸡蛋,并含芦丁和对大脑有益的脑磷脂、激素等。

【食疗功效】　性平,味甘。能补益气血,用于营养不良、贫血、结核病及高血压、血管硬化等，对肝炎、脑膜炎、糖尿病、胃病、哮喘、心脏病、神经衰弱等也有较好的辅助疗效。

【常用食疗方】　银耳鹌鹑蛋羹　银耳 10～15 g（洗净发好），隔水蒸 1 h。鹌鹑蛋 10 个，煮熟后剥去蛋壳，与蒸好的银耳同煮汤，加入冰糖调味即可食用。具有养阴滋润、补气强心功效，适用于头晕眼花、体弱多病、失眠等症。

【饮食宜忌】　煮熟食用；避免与富含鞣酸、草酸的食物同食。

牛　乳

【成分和营养作用】　牛乳除含蛋白质、脂肪、碳水化合物、灰分、钙、磷、铁、硫胺素、核黄素等外，还含烟酸、抗坏血酸、维生素 A、胡萝卜素、吡哆醇、生物素、叶酸、肌醇、乳清酸等。牛乳蛋白主要为磷蛋白、白蛋白、球蛋白，3 种蛋白含全部必需氨基酸。牛乳的脂肪主要为棕榈酸、硬脂酸的甘油酯，也含少量丁酸、乙酸、辛酸等，还含少量卵磷脂、胆甾酸等。牛乳中的糖主要为乳糖，也含葡萄糖等。牛乳中的灰分除钙、磷、铁外，尚有镁、钾、钠、硫酸等微量元素。故牛乳能全面供养人体营养素、供给热量和生长发育要素，提高免疫功能。

【食疗功效】　性平，味甘。具有补虚损、益肺胃、生津润肠等功效，可治虚弱劳损、噎膈反胃、消渴、便秘等症。

【常用食疗方】　牛乳姜汁饮　牛乳、姜汁各半杯。将上料煎取半杯，分 2 次服，治小儿呃逆。

【饮食宜忌】　脾胃虚寒泻泄，中有痰湿者慎服。过敏或乳糖不耐受者慎用，乳糖不耐受者可以选择无乳糖的牛奶或发酵乳来替代。食用牛乳过多会增加肥胖风险。

【古代文献论述】　《新修本草》：“牛乳，微寒。补虚羸，止渴,下气。牛为佳,不用新被饮竟者。"

【现代研究】 用气相色谱质谱法分析其挥发性物质,发现白牦牛和黑白花牛乳中均有 L - 丙氨酸、甲酸丁酯、乙酸异丁酯、L - 水芹烯等愉快乳香物质,而白牦牛乳表现有乳香味的典型成分有：2,3 - 丁二酮、3 - 羟基 - 2 - 丁酮、丙酮、乙酸乙酯、p - 伞花烯、2 - 乙基己醇、己醛等。这些鲜美的香气、甜润的味感和特殊的质构,使白牦牛乳具有独特的浓郁乳香风味。

> **羊 乳** <

【成分和营养作用】 羊乳除含有蛋白质、碳水化合物、灰分、钙、磷、核黄素外,还含有丰富的人体多种必需氨基酸。羊乳中的乳蛋白比酪蛋白多,比牛奶更容易消化。羊乳的脂肪结构中碳链短,不饱和脂肪酸高,且有良好的乳化状态,脂肪球的大小也接近人体,因而有利于机体直接吸收利用。奶羊平时摄入的青草饲料能促进羊乳中维生素 C 与胡萝卜素含量的增高。

【食疗功效】 性温,味甘。具有滋阴养胃、补益肾脏、润肠通便之功,可治虚劳羸弱、消渴反胃、呃逆、口疮等症。外用还可治漆疮等症。

【常用食疗方】 **羊乳山药羹** 羊乳 500 mL,怀山药 30 g。将怀山药急炒微黄,研为细末;羊乳煮沸后,加入山药末,调匀后食用,1 日 1 剂,用于治疗口渴、反胃、腰酸等症。

【饮食宜忌】 痰湿积饮者慎服。

【古代文献论述】 《本草经集注》："羊乳,温。补寒冷虚乏。牛乳、羊乳实为补润,故北人皆多肥健。"

> **燕 窝** <

【成分和营养作用】 燕窝富含蛋白质及多种人体必需的氨

基酸。含氮物质占 57.4％，也含糖分、纤维素，及钙、磷、铁、镁、硫、钾等矿物质和胶质，脂肪微量，对儿童、康复患者和老年人是理想的滋补品，在历代宫廷御用珍馐中被视为无上珍品。

【食疗功效】　性平，味甘。具有滋阴补肾、生精益血、强胃健脾、止带止泻等功效，可用于肺阴虚、肺结核所致的潮热、盗汗、干咳或咳血，以及胃阴不足所致的噎膈反胃、盗汗等症，亦可用于久痢久疟等症。

【常用食疗方】　清炖燕窝　燕窝 6 g，牛奶适量。燕窝水泡发后，隔水炖熟，用牛奶送服，时时服食，可治反胃、呕吐。

燕窝炖银耳　燕窝 6 g，银耳 9 g，冰糖适量。燕窝和银耳用水泡发，漂洗干净，放入适量冰糖，隔水炖熟服用，时时服食，可治肺结核导致的潮热、盗汗、干咳等症。

【饮食宜忌】　外感邪食者忌食。

【古代文献论述】　《本草纲目拾遗》："燕窝，一名燕蔬菜。味甘淡平，大养肺阴，化痰止嗽，补而能清，为调理虚损劳瘵之圣药。一切病之由于肺虚不能清肃下行者，用此皆可治之；开胃气，已劳痢，益小儿痘疹，可入煎药，或单煮汁服。"

【现代研究】　燕窝中含有一种水解糖原蛋白质，可促进免疫细胞的分解。

第六节　调味品类及其他食品

调味品、食用油脂、茶、酒、糖果和巧克力等其他食品，不仅满足食物烹调加工以及人们饮食习惯的需要，也是补充人体营养素的途径，其中有些食品还具有重要的保健功能。了解这些食品的组成特点和营养价值等，对合理选择和利用这些食品具有重要意义。择常见调味品及其他食品予以介绍。

> ### 食 盐 <

食盐的主要成分为氯化钠,不仅可增加食物咸味以促进食欲,食盐中所含钠盐为人体钠盐的主要来源,其他成分多作为微量元素而被机体所利用。长期缺盐可致疲劳无力,食欲不振,甚至虚脱昏厥。炎炎酷暑之际,适量饮入浓度为 0.5% 的盐水有预防中暑之效。

《本草纲目》记载:"时珍曰:盐品甚多。海盐取海卤煎炼而成,气味甘、咸,寒,无毒。主治:肠胃结热喘逆,胸中病,令人吐。伤寒寒热,吐胸中痰癖,止心腹猝痛,杀鬼蛊邪疰毒气。"

健康人群每日摄入 5 g 食盐即可完全满足机体对钠的需要。我国居民平均摄盐量远高于推荐数值,日常生活中应注意控制食盐摄入量。患高血压、心血管疾病、糖尿病、肾脏疾病和肥胖等疾患人群易发生水盐代谢功能失常,高盐饮食将导致钠潴留,应限制钠盐摄入,注意调味清淡。可用无盐酱油代替食盐以促进食欲。

> ### 食 糖 <

日常用的食糖多为蔗糖,用甘蔗或甜菜制成。白砂糖的含糖量为 99% 以上。主要为葡萄糖和果糖,还有微量的蛋白质、多种氨基酸、钙、磷、铁和多种维生素等。白砂糖能增加人体热量。除可增加甜味外,还可提鲜味,降咸味,使菜肴美味可口,增加食欲。白砂糖性微寒,味甘。可润肺生津,治肺燥咳嗽、口干燥渴;有和中益脾之效,治中脘虚痛、脾虚泄泻;外用能清热燥湿,用治脚癣、疖疮、阴囊湿疹。《证类本草》中记载:"沙糖,味甘,寒,无毒……《食疗》云:主心热,口干。多食生长虫,消肌肉,损齿,发疳。不可长食之。"

红糖营养价值较优于白糖。主要含糖类,也含有少量蛋白质、多种氨基酸、脂肪、叶绿素、核黄素、胡萝卜素、烟酸、铁、磷、钙、多种维生素等。其中含铁、钙比白糖高出 3 倍,还含有锰、锌、铬等微量元素,更适用于产妇、儿童及贫血患者食用。红糖作为调料,有增加甜味、上色等作用,可增进食欲。红糖性温,味甘,具有补中缓肝、和中散寒、活血祛瘀等功效,可治脘腹冷痛、痛经、产后恶露不尽;还能散寒祛风,治风寒感冒;外用可清热解毒。《本草易读》载:"红糖,甘,咸,无毒。和中助脾,缓肝润肠。除心腹紧张,却心腹燥热,口干必用,酒毒亦解。"

冰糖基本同白糖,以蔗糖为主,可分解为葡萄糖及果糖等。其清甜滋味使诸多食物得以调味,利于机体摄入。冰糖性平,味甘。有补中益气、润肺止咳之功,可治肺虚久咳、气喘;能降浊解毒,用以治口疮、风火牙痛等症。

饴糖含糖量达 82%,以麦芽糖为主,蛋白质和脂肪含量甚微,主要供人以热量,并以其特殊的香甜滋味及形质配制其他食品,有利于增加食物摄入。《本草经集注》记载:"饴糖,味甘,微温。主补虚乏,止渴,去血",具有缓中补虚、健脾和胃之功,治脾胃虚寒、里急腹痛;也能生津润燥、补肺止咳,治肺虚咳嗽、口渴、吐血、咽痛、便秘、气喘等症;外用还可清热解毒,治疗疮肿毒。

> **酱** <

酱是由豆、麦等经发酵后加盐等制成的糊浆状的调味品,具有刺激食欲的作用,与各种食品调配,能增加菜肴色、香、味作用,给人以特殊营养价值。酱中还因其含有较多蛋白质、脂肪、碳水化合物、灰分、钙、磷、铁、硫胺素、核黄素、烟酸、甲酸、乙酸、琥珀酸、乳酸、曲酸等而有直接营养作用。

豆瓣酱中蛋白质、脂肪等含量高于甜面酱,而甜面酱淀粉成分高于豆瓣酱。酱的蛋白质中除含多肽、肽等形式外,主要为酪氨酸、胱氨酸、丙氨酸、亮氨酸、脯氨酸、天冬氨酸、赖氨酸、精氨酸、组氨酸、谷氨酸等氨基酸。

酱性寒,味咸,有清热除烦之功,治暑热火邪、心胸烦满等症;能解诸毒,可防治鱼、肉、蔬菜、蕈毒、药毒、火毒、蛇、虫、蜂、蜜等毒,并治汤火灼伤未成疮者。《本草经集注》记载:"酱,味咸、酸、冷利。主除热,止烦满,杀药及火毒。酱多以豆作,纯麦者少。今此当是豆者,亦以久久者弥好。"

> **酱　油** <

酱油由酱演变而来,是中国传统的液体调味品。以大豆、脱脂大豆、黑豆、小麦或麸皮,加入水、食盐酿造而成。作为调味品,因具备特殊的色、香、味,对机体起兴奋神经、增进食欲作用。酱油中含有一定量的蛋白质、脂肪和糖类,其中包含多种氨基酸,除豆类本身所含的各种营养成分外,还含有多种维生素,钠、钙、镁、钾、铁等无机盐,及乙醇、有机色素、灰分等。

酱油性寒,味咸。有解热除烦之功,可治疗疔疮初起、暑热烦满等症。能杀一切鱼肉、蔬菜、药物、虫兽之毒,治食物、药物中毒、汤火灼伤、虫兽咬伤。《本草纲目拾遗》记载:"酱油,糟油,以面豆拌罨成黄,盐水渍成之。伏造者味厚,秋油则味薄,陈久者入药良。味咸性冷,杀一切鱼肉菜蔬蕈毒,涂汤火伤,多食发嗽作渴。"

> **醋** <

醋是一种发酵的酸味液态调味品,多由糯米、高粱、大米、玉米、小麦以及糖类和酒类发酵制成。含有高级醇类、3-羟基丁酮、二羟基丙酮、乙醛、酪醇、甲醛、乙缩醛、乙酸、琥珀酸、草酸、山梨糖等，也有少量钙、磷、铁及 B 族维生素、维生素 C 等，均可为机体所利用。醋还有除腥气、改变食品滋味、增强食欲、增加胃酸、帮助消化吸收等作用。

醋性温，味酸苦。有散瘀止血之功，治产后血晕、金疮出血、吐血、衄血、大便下血及黄疸、黄汗、癥瘕等症；可解毒杀虫，治一切鱼菜中毒，伏蛔虫，敛疮毒，疗痈疽疔肿。《新修本草》言："醋，味酸，温，无毒。主消痈肿，散水气，杀邪毒。醋酒为用，无所不入，逾久逾良。"

> ## 小茴香 <

茴香以其独特香味，加入各种食品中能驱臭而挥发出芳香之气，给嗅神经以良性刺激，可诱发人之食欲而具有特殊营养价值。其香味主要为挥发油所致，主要成分有茴香醚、小茴香酮等，也含有一定量脂肪油，其中脂肪酸由洋芫荽子酸、油酸、亚油酸、棕榈酸、花生酸山嵛酸、豆固醇、7-羟香豆精等组成，均可为机体利用而构成各种组织的基本物质。

茴香性温，味辛。具有开胃健脾之功，可治食欲不振、食后作胀、大便完谷不化等症；有温中和胃、散寒止痛之功，可治胃痛、寒疝、少腹冷痛等症；能和胃理气、止呕消胀，可治恶心呕吐、腹胀、嗳气等症；并有温肾散寒作用，可治肾虚腰痛、遗尿、尿闭、睾丸肿痛等症。《本草述钩元》记载："茴香，宁夏出者，大如麦粒，轻而有细棱，为大茴香，他产小者，为小茴香……子，气味辛香，大甘微苦，性温。阳也。浮也。入胃、肾二经，兼入心、小肠膀胱经。开胃下气，止呕吐，暖丹田。为补命门不足之药。主膀胱冷气痛。"

实验证明，茴香能降低胃的张力，使其蠕动正常，缩短排空时间；增进肠张力及蠕动，促进气体排出。同时，茴香还有缓解痉挛、减轻疼痛的作用,也有抗菌解毒作用,其茴香醚可能是抗菌的有效成分。小茴香酮为樟脑异构体,故有与樟脑相似的局部刺激作用。

> ＞ **八角茴香** ＜

八角茴香以其特殊香气作为食品佐料,能增进食欲,而具有特殊营养价值。与小茴香、砂姜、花椒、桂皮配合同研细末,即为五香粉,为肉类、鱼类、蔬菜常用调味品。香气由挥发油(茴香油)所致。其所含一定量之脂肪油和蛋白质为机体必需的营养物质,此外还含有少量树脂。

《本草品汇精要》记载:"八角茴香主一切冷气及诸疝。"实验表明,八角茴香对金黄色葡萄球菌、肺炎球菌、白喉杆菌等革兰阳性菌,枯草杆菌、大肠埃希菌、霍乱弧菌、伤寒杆菌、副伤寒杆菌、痢疾杆菌等革兰阴性菌和真菌均有较强抑制作用,故本品有较好的消炎抑菌之作用。

> ＞ **花　椒** ＜

花椒含有较多挥发油,挥发油中含牻牛儿醇、柠檬烯、枯醇等,或含佛手柑内酯、苯甲酸等。花椒以其具有特殊而持久的强烈香气和麻辣味,刺激味蕾,增进食欲,增强胃肠运动,促进肠道吸收各种营养物质。

《本草纲目》记载:"花椒粥,辟瘴御寒。"花椒性温,味辛,能散寒除湿,可治风寒湿邪所致的关节肌肉疼痛;有健胃、促进消化之功,可治积食停饮、噫气、呕吐等症;能解毒杀虫,可解虫、鱼之毒,治蛔虫、蛲虫、阴痒、疮疥等疾;有利气止痛作用,治脘腹冷痛、疝气绞痛、齿痛等;亦有消炎杀菌作用,治泄泻、痢疾等。应注意,阴虚火旺体质与疾患人群宜慎用。

> **胡　椒** <

胡椒以其强烈辛辣芳香气味,自唐以来成为我国广为应用之调味食品,有增进食欲、助消化等功效。胡椒中含有胡椒碱、胡椒脂碱、胡椒新碱、向日葵素等成分,对改善食物香味、促进胃肠蠕动、加速血液循环均有显著作用。

胡椒性温,味辛。能温中下气,可治脘腹冷痛、反胃呕吐、宿食不消、冷气上冲等症;有消痰燥湿之功,可治寒痰壅盛、寒湿泄泻、寒滑冷痢、虚胀冷积、寒疝腹痛等症;并能解毒消炎,可治疹腮、睾痛、食物中毒、疮肿、毒蛇咬伤、犬咬伤等症。《汤液本草》记载:"胡椒,气温,味辛,无毒。《本草》云:主下气、温中、去痰,除脏腑中风冷。向阳者为胡椒,向阴者为荜澄茄。胡椒多服损肺。味辛辣,力大于汉椒。"现代研究证明,胡椒具有升高血压、解热、健胃、抗疟、杀虫等作用。

> **豆　豉** <

豆豉含有丰富的蛋白质、脂肪、碳水化合物,此外,还含有多种无机盐、酶类、多种维生素,如维生素 B_1、维生素 B_2、烟酸、胡萝卜素等,均为机体所需之营养物质。豆豉还以其特有香味调配各种食品使人增振食欲,促进吸收。

《证类本草》记载:"江南人作豆豉,自有一种刀豆,甚佳。古今方:书用豉治病最多。疗伤寒有数种。"豆豉性平,味甘微苦。具有发汗解表、清热透疹、宽中除烦、宣郁解毒之效,可治感冒头痛、胸闷烦呕、伤寒寒热及食物中毒等病症。

> **芥　末** <

芥末可分为绿芥末和黄芥末两种,黄芥末源于中国,是芥菜种子研磨而成的；绿芥末则源于欧洲，辛辣气味更强。芥末微苦，具有催泪性的辛香辣味，对味觉、嗅觉均可产生强烈刺激作用，可作为泡菜、调拌沙拉的调味品，常与生抽调拌，充当生鱼片的美味调料。一些日式料理用作生鱼片调味品的实为山葵根制成的山葵酱，但化学成分与芥末相近。芥末辣味强烈，可刺激唾液和胃液的分泌，以增强食欲。其中的硫氰酸盐可预防龋齿，并对预防癌症、治疗气喘具有一定效果，此外，还有助于预防高脂血症、高血压、心脏病，降低血液黏稠度，防止血管斑块形成。

> **罗勒叶** <

　　罗勒是一种草本植物，既可药用又可作菜品，是烹饪中较有特色的香料，也被称作"调料之王"。全株含挥发油，挥发油的主要成分为罗勒烯、1,8-桉叶素、芳樟醇、丁香油酚、茴香醚和桂皮酸甲酯等。味辛，性温，全草均具有芳香气息，是提神的优选品，具有疏风行气、化湿消食、活血、解毒之效，可杀菌、健胃、强身、助消化。罗勒十分适合与番茄、蒜调配，无论做菜、熬汤或调制酱料，风味独特，可用以做比萨饼、意粉酱、香肠、汤、番茄汁、淋汁和沙拉的调料，增强食物口感，并可辟腥气。

> **茶　叶** <

　　茶已有数千年的历史。中国是茶树的原产地，我国的茶区东起台湾基隆，南沿海南琼崖，西至西藏察隅河谷，北达山东半岛，产地遍布 19 个省上千个县（市）。茶叶以加工过程中发酵程度的不同，可分为发酵茶、半发酵茶和不发酵茶；以色泽不同而分红茶、绿茶、青茶、黄茶、白茶和黑茶；以采制工艺和茶叶品质特点分为绿茶、红茶、乌龙茶、白茶、花茶等。茶叶含有较多的蛋白质、氨基酸、生物碱、有机酸、黄酮类、糖类、色素、维生素、芳香物质及无机盐等,此外,还含有丰富的茶多酚类(茶单宁)、咖啡因、茶碱、鞣酸以及微量元素氟、铁、锰、铜等。所含的挥发油,使茶叶具特殊的香味。

《本草纲目》:"茗……今闽、浙、蜀荆、江湖、淮南山中皆有之,通谓之茶。主治:瘘疮,利小便,去痰热,止渴,令人少睡,有力悦志,下气消食,作饮,加茱萸、葱、姜良。破热气,除瘴气,利大小肠。"性凉,味苦甘,具有清热、解渴、消食、利尿、化痰、止痢、解毒等功效。可治心烦口渴、食积痰滞、多睡善寐、头痛目昏、疟痢等症。

茶叶有助于降低血清胆固醇浓度和固醇与磷脂的比值,减轻动脉粥样硬化的程度。茶叶的抑菌效价与中药黄连不相上下,花茶、绿茶的抗菌能力大于红茶。茶叶还能增强心室收缩,加快心率,作用以绿茶最强,青茶次之,红茶最弱。茶叶对末梢血管有直接扩张作用,能松弛平滑肌,故可治支气管哮喘、胆绞痛等症,茶叶也能抑制肾小管的再吸收,因而有利尿作用。茶叶所含的咖啡因能兴奋高级神经中枢,使人精神兴奋,思想活跃,消除疲劳,但过量却会引起失眠、心悸、头痛等不适症状,故容易失眠的人睡前不宜饮浓茶。同时,咖啡碱可促进胃酸分泌,增加胃酸浓度,患溃疡病的人饮茶可能导致病情加重。营养不良的人也不宜多饮茶,因茶叶中含茶碱和鞣酸,可影响人体对铁和蛋白质等的吸收,对缺铁性贫血患者尤其不宜。

茶叶苦寒,宜喝热茶,喝冷茶会伤脾胃。体形肥胖者宜多饮绿茶,体质瘦弱者宜多饮红茶和花茶。夏季饮绿茶,可清热去火降暑;秋冬季节最好饮红茶,以免引起胃寒腹胀。青壮年时期,应以饮绿茶为佳;进入老年,因脾肾功能趋于衰退,故以饮红茶和花茶为宜。

蜂 蜜

蜂蜜的主要成分为糖类,其中葡萄糖、果糖、蔗糖、麦芽糖约占 80%,此外还有糊精、蛋白质、矿物质(铁、钾、钙、磷、镁、锰等)、蜡质、芳香化合物、酶类(氧化酶、淀粉酶、还原酶、转化酶等)、维生素(B_1、B_2、B_6、C、D、K、E、PP 等)、有机酸、花粉、色素、挥发油等。所含的单糖能直接供给人体热量、补充体液、营养全身。《本草纲目》载:"上蜜出氏、羌中最胜。今关中白蜜,甘美耐久,全胜江南者。陶以未见,故以南土为胜耳。今以水牛乳煎沙塘作者,亦名石蜜……气味甘,平,无毒。主治:心腹邪气,诸惊痫痓,安五脏诸不足,益气补中,止痛解毒,除众病,和百药。久服,强志轻身,不饥不老,延年神仙。"蜂蜜性平,味甘,具有补中、润燥、止痛、解毒等功效,可治中气虚弱、肺燥咳嗽、肠燥便秘、胃痛口疮、水火烫伤等,每日服几汤匙蜂蜜,有助于胃及十二指肠溃疡的愈合;所含的糖类和矿物质,又是贫血体弱婴幼儿及孕妇的滋补良药。蜂蜜尚有较强的杀菌作用,还可解乌头中毒。

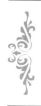

第六章
各类人群与各时令节气的食养食疗

第一节　孕妇及乳母

一、孕妇食养

妊娠期妇女的生理代谢过程会发生一系列的改变,以适应胎儿生长发育的需要。孕妇还需为分娩和泌乳储存营养物质。孕期营养不良将直接影响孕妇本身的健康和胎儿的正常发育。

（一）孕期生理特点

1.激素与代谢　孕妇在受孕以后,黄体产生的孕酮刺激子宫内膜促使胎形成,胎盘随后生成大量雌激素和孕酮,刺激子宫和乳腺发育。同时,孕妇的甲状腺功能增强,基础代谢水平升高。这些激素水平的改变导致孕妇体内的合成代谢增高,需要消耗更多的能量和营养素。妊娠期激素水平的改变对孕妇的葡萄糖代谢也有一定影响。催乳素可促进脂肪分解,皮质醇可促进由氨基酸合成葡萄糖的生化过程,二者均具有拮抗胰岛素的作用。故孕妇对胰岛素的敏感性普遍下降,促使内源性胰岛素分泌增多以维持正常糖代谢,孕妇血浆胰岛素水平较高,有$2\%\sim7\%$孕妇可发展为妊娠糖尿病。

2.消化系统　孕酮水平的升高可引起消化道平滑肌松弛,

肠蠕动减慢,消化液分泌减少,故孕妇容易发生胃肠胀气和便秘,孕早期还常有恶心、呕吐等妊娠反应。但孕妇对钙、铁、维生素 B_{12}、叶酸等营养素的吸收率增加,尤其是在妊娠后期。

3. 肾功能　孕期肾功能出现明显的生理性调节,表现为肾小球滤过水平增高,排出尿素、尿酸、肌酐的功能明显增强。同时,与孕前相比,尿中葡萄糖排出量可增加 10 倍以上,叶酸排出量可增加约 1 倍,其他水溶性维生素排出量亦增加,氨基酸排出量平均每日约 2 g。但尿钙排出量较孕前减少。

4. 血容量与血液成分　孕妇的血容量自孕中期起明显增加,至孕晚期其血容量可比孕前增加约 40%。其中血浆容量增加 50%,而红细胞只增加 20%～30%,虽然血红蛋白总量增加,但由于血液相对稀释,血液中血红蛋白的含量反而下降,呈现生理性贫血。孕妇血浆清蛋白含量下降,在孕晚期其清蛋白和球蛋白的比值有时可出现倒置现象。血中葡萄糖、氨基酸、铁、维生素 C、维生素 B_6、维生素 B_{12}、生物素等的含量也降低。

5. 体重增长　健康孕妇如不限制饮食,孕期平均增重约 12 kg,其中胎儿约 3 kg,胎盘及羊水约 1.5 kg,子宫和乳房增加约 1.4 kg,血液增加约 1.2 kg,细胞外液增加约 1.5 kg,脂肪组织增加 3～4 kg。

(二) 孕妇营养需要

1. 能量　孕妇除了维持自身所需能量外,还要负担胎儿的生长发育以及胎盘和母体组织增长所需要的能量。据计算,合成这些组织所需能量,再加上膳食能量转化为体内可利用能量时的能量消耗,合计约为 80 000 kcal。孕妇若仍保持孕前的体力活动水平,则孕期(280 日)额外的每日能量需要量平均为 80 000 kcal÷280≈285 kcal。如果孕妇的体力活动减少,这一建议值应减少到 200 kcal。WHO 建议孕妇整个孕期能量需求约 77 000 kcal,分配到妊娠三期分别为每日 85 kcal、285 kcal 和 475 kcal。孕早期孕妇的基础代谢并无明显增高,直至孕晚期基础代谢约增高 20%,因此,孕早期的能量摄入量与非孕妇女相同。2023 年中国营养学会制订的 DRIs 中孕妇能量 RNI 为孕中、晚期在非孕妇女能量 RNI 的基础上每日分别增加 250 kcal 与 400 kcal。

2. 蛋白质　整个孕期约需储存 910 g 蛋白质,其中胎儿约需 440 g,胎盘约需 100 g,子宫和乳房发育约需 230 g,孕妇血液量增加约需 140 g。妊娠各期蛋白质的储存不是均衡的,孕 10 周、20 周、30 周、40 周时的蛋白质储存量分别约为 35 g、210 g、535 g、910 g。根据中国营养学会对孕期蛋白质的 DRIs 的制定:孕早期蛋白质与一般成人 RNI 一致,孕中期蛋白质 RNI 每日增加 15 g,孕晚期蛋白质 RNI 每日增加 30 g。孕妇膳食中优质蛋白质宜占蛋白质总量的 1/2 以上。

3. 脂肪　妊娠过程中孕妇平均需储存 2~4 kg 脂肪。脂类是胎儿神经系统的重要组成部分。在脑细胞增殖、发育过程中需要一定量的必需脂肪酸,脑和视网膜中主要的多不饱和脂肪酸是花生四烯酸和廿二碳六烯酸。脂肪摄入总量不宜过多,一般认为脂肪提供的能量以占总能量的 20%~30% 较为适宜。

4. 矿物质　孕期钙、铁、锌、碘的营养状况对孕妇和胎儿的健康特别重要。

(1) 钙:胎儿约需储存 30 g 钙,以满足骨骼和牙齿生长发育的需要。孕早期胎儿储钙较少,平均每日仅为 7 mg,孕中期开始增加至每日 100 mg,孕晚期钙储存量大大增加,平均每日可储存 200 mg。除胎儿需要外,母体亦需储存部分钙以备哺乳期使用。我国孕妇缺钙的现象比较普遍,常在孕 5 月左右开始发生小腿抽搐,可能与血钙降低有关。研究发现,孕妇血钙含量与婴儿出生体重呈正相关。2021 年中国孕产妇钙剂补充专家共识建议孕妇钙的 RNI 为：孕早期(妊娠未达 14 周)每日 800 mg，孕中晚期(第 14 周后)每日 1 000 mg 及哺乳期每日 1 000 mg。此外对双胎妊娠的孕妇，谨慎推荐孕期每日应补充钙剂 1 000~1 500 mg。因此，孕妇应增加摄入含钙丰富的食物，膳食中摄入不足时亦可适当补充一些钙制剂。

(2) 铁：孕期约需铁 1 000 mg，其中胎儿约需 300 mg，用于胎盘约 50 mg，孕妇血液量增加约需 450 mg，分娩时失血约 200 mg。由于孕早期的妊娠反应影响进食，孕 20 周起血容量迅速增加，如果膳食中铁摄入不足，就容易引起缺铁性贫血。研究认为，孕早期缺铁与早产及低出生体重有关。孕期缺铁不仅导致产妇对分娩、麻醉等的耐受度下降，增大分娩风险，还会影响新生儿肝脏的储铁量，致使婴儿出生后较早出现缺铁或缺铁性贫血。

由于我国膳食中相当一部分铁来源于蔬菜、豆类、蛋类等非血红素铁食物，铁的生物利用率较低，故孕妇应注意补充一定量健康动物的肝脏、血液、瘦肉等含有生物利用率较高的铁的食物。尤其是在妊娠最后 20 周，通过食物或铁剂补铁更为重要，此时肠道对铁的吸收率可增加 2 倍以上。研究认为，在口服铁剂类药物基础上结合饮食疗法改善孕产妇贫血效果更佳。2023 年中国营养学会制订的 DRIs 中孕妇铁每日适宜摄入量为孕早期 14 mg，孕中期 25 mg，孕晚期 29 mg。

(3) 锌：流行病学调查表明，胎儿畸形发生率的增加与妊娠期锌营养不良及血清锌浓度降低有关。从怀孕初期开始，胎儿锌的需要量逐渐增加，至足月时胎儿体内储锌约 60 mg。母体补充锌能促进胎儿生长发育和预防先天畸形。锌缺乏还影响维生素 A 的转运以及外周组织中视黄醇的氧化。妊娠期机体处于锌缺乏的临界状态时,体内维生素 A 代谢可能发生改变。2023 年中国营养学会制订的 DRIs 中孕妇锌推荐摄入增加量,孕三期均为每日 2 mg,摄入总量为每日 10.5 mg。

(4)碘:孕妇缺碘还可导致胎儿甲状腺功能低下,影响大脑的正常发育和成熟,出生后易患克汀病、智力低下、生长迟缓、聋哑等。因此,孕妇应增加膳食中碘的摄入量。2023 年中国营养学会制订的孕妇碘 RNI 为每日 230 μg,比孕前增加 110 μg。

5. 维生素

(1)维生素 A:孕妇缺乏维生素 A 与胎儿宫内发育迟缓、低出生体重及早产有关。但孕早期增加维生素 A 摄入应注意不要过量,大剂量维生素 A 可能导致自发性流产和胎儿先天畸形。相同剂量的类胡萝卜素却无此不良作用,而类胡萝卜素在人体内可转化成维生素 A。故中国营养学会及世界卫生组织均建议孕妇通过摄取富含类胡萝卜素的食物来补充维生素 A。2023 年中国营养学会制订的 DRIs 中孕妇维生素 A(RNI)在孕中晚期每日增加 70 μg,为每日 730 μg。

(2)维生素 D:维生素 D 缺乏与孕妇骨质软化症、新生儿低钙血症和手足搐搦有关。研究认为,孕早期补充维生素 D 可有效降低胎膜早破及新生儿高胆红素血症的发生率。2023 年中国营养学会制订的 DRIs 中,孕妇维生素 D 推荐摄入量与非孕育龄妇女相同,为每日 10 μg。

(3)维生素 E:维生素 E 缺乏可引起流产、早产、新生儿缺陷或低体重儿。由于维生素 E 广泛存在于各种食物如坚果、植物油、牛奶、鸡蛋、肉类等之中,所以较少出现维生素 E 缺乏。2023 年中国营养学会制订的 DRIs 中孕妇维生素 E 推荐摄入量与非孕育龄妇女相同,为每日 14 mg α - TE。

(4)维生素 K:维生素 K 对维持骨骼健康与凝血功能平衡

具有重要作用,重组的维生素 K 摄入能有效防治新生儿出血。肠道微生物可以合成维生素 K,因此较少出现维生素 K 缺乏。2023 年中国营养学会制订的 DRIs 中孕妇维生素 K 推荐摄入量与非孕育龄妇女相同,为每日 80 μg。

(5)叶酸:叶酸作为一碳单位的载体,广泛参与 DNA 与蛋白质合成。妊娠前 4 周是胎儿神经管分化的重要时期,此时缺乏叶酸易导致胎儿神经管畸形等中枢神经发育异常。研究表明,妇女在孕前 1 个月和孕早期每日补充叶酸 400 pg(相当于 680 μg DFE)可有效预防大多数神经管畸形的发生。研究发现,肥胖孕妇分娩新生儿神经管缺陷的风险远高于正常孕妇,2017 年《围受孕期增补叶酸预防神经管缺陷指南》建议,肥胖或糖尿病妇女从孕前至少 3 个月开始补充叶酸 800~1 000 μg 至妊娠满 3 个月可降低此风险。2023 年中国营养学会制订的 DRIs 中孕妇叶酸 RNI 为每日 600 μgDFE。

此外,孕早期因妊娠反应和代谢改变,宜摄入充足的水溶性维生素,如维生素 B_1、维生素 B_2、维生素 B_6 和维生素 C,这些营养素有助于减轻呕吐和味觉异常。2023 年中国营养学会制订的 DRIs 中,孕妇对于水溶性维生素的每日推荐摄入量分别为:维生素 B_1 1.2 mg(孕早期)、1.4 mg(孕中期)、1.5 mg(孕晚期),维生素 B_2 1.2 mg(孕早期)、1.3 mg(孕中期)、1.4 mg(孕晚期),维生素 B_6 2.2 mg,维生素 C 115 mg。

(三) 孕期主要营养问题

1. 孕妇营养缺乏症 孕期营养素需要量大大增加,若孕妇膳食中营养素摄入不足,就容易出现营养缺乏症。常见的营养缺乏症如下。

(1)营养性贫血:据我国各地一些调查,孕妇贫血患病率为 20%~50%。主要是由于膳食铁的吸收利用率低或摄入不足,不能满足母体和胎儿对铁的需求而发生的缺铁性贫血,亦有一些孕妇由于缺乏叶酸和 B 族维生素而发生巨幼红细胞性贫血。

（2）骨质软化症：为了满足胎儿快速生长的需要而动用母体的骨骼钙或因缺钙或缺维生素 D 而引起。

（3）营养不良性水肿：主要由于蛋白质严重缺乏而引起,多见于贫困地区或战争时期。维生素 B_1 严重缺乏时亦可发生水肿。

孕期营养不良也是造成胎儿宫内发育迟缓(IUGR)的重要原因。如孕妇膳食中能量、蛋白质摄入不足,孕期增重小于 12 kg 等。孕前体重过低,比如小于 40 kg,也与 IUGR 有关。发展中国家的低出生体重儿大多是足月小样儿,主要原因是 IUGR。这些婴儿的患病率常高于正常婴儿,而且生长发育迟缓,神经系统疾患较多,智力较低,先天畸形发生率也数倍于正常婴儿。

2. 孕妇营养过剩　美国医学研究院(IOM)推荐孕期体重增长目标范围为：① 体重过低(BMI<18.5)：13～18 kg;② 体重正常(BMI 为 18.5～25)：11～16 kg;③ 超重(BMI 为 25～30)：7～11 kg;④ 肥胖(BMI>30)：5～9 kg。研究表明,孕期体重增加较多会导致妊娠糖尿病、先兆子痫及分娩并发症的风险显著增大。母亲孕期超重或肥胖将显著增加新生儿肥胖、儿童期肥胖和成年后代谢异常的风险。此外,33%～88%的多囊卵巢综合征(PCOS)孕妇存在超重或肥胖的情况,2023 年《多囊卵巢综合征患者孕前、孕期及产后管理中国专家共识》建议 PCOS 患者在孕前开始控制体重,在孕前 6 个月内体重下降 5%～10%可明显改善 PCOS 孕妇的生殖结局和代谢异常。

3. 胎儿先天畸形　与先天畸形有关的营养因素有：① 孕妇营养素缺乏或过多：如叶酸缺乏,维生素 A 过多。叶酸缺乏主要和神经管畸形有关，而维生素 A 过多可致中枢神经系统畸形、心血管畸形和面部异常。② 孕早期血糖升高：例如患糖尿病的孕妇，若血糖控制不好，其胎儿发生先天畸形的危险性将上升 4～10 倍。③ 孕妇酗酒：有研究表明，孕妇每周饮酒折合酒精超过 26 g，就有发生胎儿酒精综合征的危险。胎儿酒精综合征可表现为出生前和出生后的生长迟缓，以及中枢神经系统缺陷、面部异常等出生缺陷的发病率升高。因此，建议孕妇不要饮酒。

4. 低出生体重儿　指新生儿出生体重＜2 500 g。低出生体重的影响因素较多，与营养有关的主要有：孕期增重低；孕前体重低；孕妇血浆总蛋白和清蛋白低；孕妇维生素 A、叶酸缺乏；孕妇贫血；孕妇大量饮酒。孕妇大量饮用咖啡和浓茶，若每日摄入的咖啡因超过 300 mg，亦可导致新生儿出生体重低。

5. 巨大儿　指新生儿出生体重＞4 000 g。巨大儿与孕妇营养的关系尚在研究之中，但已发现妊娠后期血糖升高可引起巨大儿。此外，孕妇盲目进食或进补，造成某些营养素摄入过多，孕期增重过多，也可导致胎儿生长过度。巨大儿不仅给分娩带来困难，还容易在出生后发生营养缺乏症。

（四）孕妇合理膳食

1. 孕早期膳食　孕早期是指妊娠 3 个月以前时期。这个时期的孕妇具有容易出现妊娠反应、容易出现先兆流产等特点。早期饮食主要应注意食物的多样化，营养成分应全面。对有轻度妊娠反应者，可采取少食多餐的方法，鼓励尽量进食，避免妊娠反应而引起的营养不良。妊娠一般易造成阳气偏盛，即所谓"有胎始有火"。根据"胎前宜清"的原则，妊娠早期饮食不宜用温燥性质的食物，如辣椒、胡椒、芥末、炒坚果等，以免助胎火，而致胎动不安。尽量选用具有安胎作用的食物，如柠檬、鲤鱼等，如见妊娠呕吐，可选用生姜片含服等法。尽量避免肠道感染以及化学污染食品而诱发胎儿畸形。

2. **孕中期膳食**　孕中期是指妊娠4～7个月的时期。这个时期孕妇的主要营养问题表现为显著吐、贫血的出现，可能出现骨质软化症。主要营养缺乏以叶酸、铁、B族维生素以及钙的缺乏为多见。膳食中应增加钙的摄入，可经常食用虾皮、海带、紫菜等含钙量丰富的食品，增加含叶酸高的食物如菠菜、猪肝、核桃、花生、油菜、西红柿等以及含铁量高的食物如动物肝脏、豆类。

3. **孕晚期膳食**　妊娠晚期是胎儿生长最快的阶段。除供胎儿生长发育的营养素外，还要贮存一些营养素来满足孕妇和胎儿以及准备分娩的需要。这期孕妇由于胎儿增大，宫体增大，可出现胃部不适，有饱胀感，胎儿压迫血管可致静脉回流受阻而出现水肿以及尿频现象。膳食除了要增加优质蛋白质、钙、铁的摄入量外，可适量增加动物肝脏或动物血的摄入以补充铁的含量。饮食可注意少吃多餐，水肿者须控制食盐的摄入量，适当加入具有利尿作用的食物，如鲤鱼、冬瓜、虫笋、赤小豆等。

（五）孕妇食养食疗方选

孕妇应以"清热养血"为食疗原则。女性怀孕和分娩的器官是胞宫，怀孕后气血下注胞宫以养胎，因此，应给予补气养血的食物，否则容易发生气血虚弱。妊娠早期，胚胎尚小，所需气血亦少，血聚气实，冲气易于上逆。若孕妇又有肝血不足，则肝阴偏虚，肝阳偏旺，肝司血海，肝气与冲气并行，常易横逆犯胃，故妊娠早期常见肝胃不和证，发生妊娠呕吐，进食应少食多餐，清淡饮食，注意调配色香味以促进食欲。这是生理的暂时变化，并非病理状态，一般在3个月后自然消失。此外，中医认为"小儿为纯阳之体"，也就是说，小孩无论是男孩还是女孩，都属于纯阳性体质。孕妇由于体内多了一份阳性成分，再加上自身体内的阳气，常会出现"阳气亢进"，因此常会出现热证，如口干、怕热、出汗多、大便干燥，甚至大便秘结等。因此，孕妇还需多吃一些清热之品，少吃或不吃辛辣刺激性食物，如黄鳝、辣椒、大蒜、大葱等热性食物。妊娠中期，胎儿发育较快，血已显不足，更应重视滋补气血。发展到妊娠后期，常会发生妊娠水肿等症，有针对性地运用一些食疗方常见良效。

【食物选择】 养胎的食物：黑雌鸡、鸡蛋、鲤鱼、鲈鱼、海参、葡萄、柠檬等，有安胎、保胎作用。

疏畅气机的食物：洋葱、薤白、大头菜、萝卜、橘饼、橙饼、柚、小茴香、八角茴香等，可用于脾胃气滞之脘腹胀满疼痛、大便不畅者。

疏肝理气的食物：绿萼梅、代代花、佛手等，可用于肝气郁滞之抑郁不乐、胁肋胀痛者。

降逆止呕的食物：生姜、刀豆、杨梅、代代花等，可用于胃失和降之恶心、呕吐、呃逆者。

清热凉血的食物：藕、蕹菜、芹菜、丝瓜、萝卜、荠菜、黄花菜、番茄、向日葵籽等，可用于血热证者。

补血的食物：黄豆、大枣、桑椹、枸杞子、葡萄、鸡肉、鸡血、鸡蛋、鹌鹑蛋、鸭血、鹅血、猪肉、猪肝、羊肉、羊肝、牛肉、牛肝、鳗鲡、海鳗鲡、鳝鱼、鲇鱼、带鱼、鲨鱼、墨鱼、章鱼、海参、龟肉、牡蛎肉等，可用于血虚之面色萎黄、唇甲苍白、头晕目眩者。

补益脾胃的食物：萝卜、胡萝卜、甘蓝、芋头、洋芋、番薯、山药、藕、南瓜、香蕈、平菇、蘑菇、草菇、猴头菇、燕麦、大麦、荞麦、糯米、粳米、粟米、秫米、高粱、薏苡仁、黑豆、黄豆、豆浆、豆腐、赤小豆、豇豆、白豆、豌豆、蚕豆、扁豆、刀豆、栗子、榛子、莲子、芡实、菱实、花生、榧子、南瓜子、柿饼、芒果、椰肉、无花果、大枣、樱桃、鸡肉、鸡蛋、乌骨鸡、鹌鹑肉、鹌鹑蛋、鹅肉、燕窝、猪皮、猪肚、羊肉、羊乳、狗肉、牛肉、牛乳、牛肚、兔肉、鲤鱼、鲢鱼、鳙鱼、草鱼、青鱼、鳟鱼、鲫鱼、黄花鱼、鲥鱼、鲳鱼、鲈鱼、银鱼、黑鱼、鳗鲡、海鳗鲡、黄鳝、泥鳅、带鱼、鲨鱼、饴糖、蜂蜜等,可用于脾胃气虚之倦怠乏力、食少便溏者。

【辨证(质)食疗】

1. 止呕方

(1)佛手姜汤:佛手10 g,生姜6 g,白糖适量,熬汤。此汤微辣,比较清淡可口。功效是疏气宽胸,和胃止呕,适用于孕妇妊娠期恶阻,肝胃不和的胸脘堵闷,疼痛作胀,呕吐频繁。

(2)苦味姜汁莴苣:新鲜莴苣500 g,姜25 g,豆豉5 g,色拉油15 g,白醋15 g,精盐10 g,香油15 g,剁椒酱5 g,鸡精1 g,清炒。菜肴特点是清香爽脆,功效是健胃止呕。莴苣具有镇静的作用,经常食用有助于消除紧张,帮助睡眠。用姜汁、醋调制莴苣还能起到健胃止呕的作用,适合孕妇食用。莴笋忌与蜂蜜同食。

(3)糯米粥:糯米100 g,水800 g,煮粥。滑润黏稠,清香爽口。此粥具有止呕吐作用,适于有妊娠反应的孕妇食用。

(4)醋止呕汤:鸡蛋2个,白糖5 g,米醋100 g,煮汤。功效是和中止呕,适用于妇女呕吐妊娠反应,每日1次,连服3日,即有良效。

(5)山楂青梅汤:山楂15 g,青梅10 g,冰糖适量,煮汤。功效是导滞开胃,消食止呕,适用于孕妇过食肥甘厚腻而胃脘痞满不适,胀痛不舒,恶心呕吐。

2. 利尿方

(1)肉丝炒莴笋丝:猪瘦肉50 g,莴笋200 g,调料适量,清炒。有补肝益血、利尿等功效。本品约含蛋白质8.65 g、脂肪30.6 g、糖10 g,还含钙34 mg、磷118 mg、铁5.6 mg,以及少量维生素类。孕妇、乳母均可食用。

(2)鲫鱼汤:鲜鲫鱼1尾,黄豆芽30 g,通草3 g。鱼熟汤成

343

后去通草,吃豆芽、喝汤。有温中下气、利水通乳之功效。鲫鱼性味甘温,能益气补中、补虚损。豆芽与通草能利尿消肿、通疏乳脉。凡因胃气不足、不能生化乳汁,或乳脉不通、乳汁分泌不足者,最宜饮食此汤,一般产妇亦可间隔服食。

(3)排骨煲冬瓜:猪排骨 250 g,冬瓜 150 g,葱白、生姜、绍酒、精盐、味精各适量,煲汤。本品含有丰富的蛋白质、钙、维生素 C 和钾、锌、硒等微量元素,是理想的孕期食品,由于冬瓜含钠量低,又有利尿作用,有水肿的孕妇更宜常食。

(4)银芽鸡丝:芹菜、胡萝卜各 50 g,鸡胸肉、绿豆芽(选用有根豆芽)各 200 g,A 料:盐 1/8 小匙,B 料:盐、糖、香麻油各 1/4 小匙、黑胡椒粉 1/5 小匙,炒制。本膳中绿豆芽富含维生素 C、维生素 B_1、维生素 B_2 及叶酸,有清热、利尿的作用。芹菜含钾、钙、磷、铁、少量的维生素 B_2、维生素 C 及 β-胡萝卜素,为低热量、高纤维食品,可降血压、促进排便。此菜清爽可口,功效是清热利尿,适于孕妇夏季食用。

3. 保胎方

(1)油菜粥:鲜油菜 50～100 g,粳米 100 g,煮粥。时时服食,具有健脾补虚、清热解毒功效,怀孕时可适当间服,以免胎火妄动。若遇胎位不正,服食油菜粥或有一定的辅助治疗作用。

(2)蛋花粥:粳米 100 g,鸡蛋 1 只,煮粥,每日作早餐服食,具有补益五脏、滋阴润燥、养血安胎、填补精血等作用。孕妇胎动不安,产妇体虚口渴烦闷,均宜常服之。

(3)攒鸡儿:肥鸡 1 只,生姜适量,面条 100 g。肥鸡加水熬煮,再用鸡汤煮面条并放入鸡丝,时时食服。能补中益气。适用于大病初愈或手术后之孕妇,产后亦可辅食,尤其适宜于剖宫产妇。

(4)鸡片烩蚕豆:鸡脯肉 100 g,鲜嫩蚕豆 100 g,蛋清 1 个,调料适量,煮熟。时时食用。有补益气血、健脾和胃之功效。此方营养丰富,孕妇及乳母均可食用。

4. 补益气血方

(1)胡萝卜炒猪肝:胡萝卜、猪肝各 100 g,水发黑木耳 30 g,炒食。功效是益气补血,适合血虚、面色萎黄者服用。

(2)排骨花生汤:猪小排 500 g,生干花生 80 g,胡萝卜 100 g,生姜 30 g,熬汤。功效为补益气血,此汤蛋白含量较高,荤素搭配合理,味道清香可口,适合所有妊娠贫血者食用。

(3)菠菜鸭血汤:菠菜 80 g,鸭血 50 g,嫩豆腐 20 g,枸杞子 20 g,煮汤。功效为滋阴补血,该汤富含铁、钙、蛋白质和维生素,热量较低,不仅可以纠正贫血,还有清火通便作用。

(4)五珍养血粥:红枣 10 枚,血糯米 50 g,龙眼肉 15 g,赤小豆 30 g,山药 30 g,适量的冰糖,煮粥。连服 20 日,以奏补血功效。

(5)五妙汤:豆浆 100 g,豆腐皮 30 g,生鸡蛋 1 枚,龙眼肉 10 枚,白糖适量,煮汤。功效为益气血,补虚羸,适用于孕产妇身体虚弱,气血不足。

(6)笋菇烧鳜鱼:鳜鱼 500 g,香菇 50 g,白菜心 50 g,竹笋 50 g,鲜萝卜汁、鲜姜汁适量,烧制。功效为益气养血,补脾养胃。适用于孕产妇脾胃虚损,气血亏虚者。

二、乳母食养

分娩后数小时至 1 年、凡为婴儿哺乳的妇女均称为乳母。乳母的营养状况不仅与其产后身体恢复有关,还将通过乳汁质和量的变化影响婴儿的生长。重视乳母的合理营养,既有利于促进母亲本人的健康,也有利于促进婴儿的健康成长。

(一)乳母营养需要
乳母膳食中能量和营养素对母乳营养成分及泌乳量具有某

些影响。

1. 能量　乳母的基础代谢较未哺乳期妇女高 20％。产后 6 月内母乳分泌量平均每日约为 750 mL。乳汁的能量密度为 630 kcal/L，而乳母膳食能量转化为乳汁中能量的转换效率约为 80％。2023 年中国营养学会制订的 DRIs 中乳母能量 RNI 每日增加 400 kcal。

2. 蛋白质　母乳中蛋白质含量平均为 1.2 g/100 g，膳食蛋白质转变为乳汁蛋白质时其转换效率约为 70％。故 2023 年中国营养学会制订的 DRIs 中乳母蛋白质 RNI 较非孕妇女每日增加 25 g。乳母膳食中蛋白质的质和量不足时，乳汁分泌量将大为减少，并动用乳母组织蛋白以维持乳汁分泌。

3. 脂肪　由于婴儿中枢神经系统发育及脂溶性维生素吸收等的需要，乳母膳食中必须有适量脂肪，尤其是多不饱和脂肪酸。2023 年中国营养学会制订的 DRIs 中乳母脂肪摄入量与孕妇、非孕期妇女相同，占总能量 20％～30％。

4. 矿物质　母乳中的矿物质含量除了碘、硒和锌外，几乎不受乳母膳食的影响。比如钙，无论乳母膳食中钙的摄入量是否充足，乳汁中钙含量总是基本稳定的。正常母乳中钙含量约为 34 mg/100 g。由于铁和铜不能通过乳腺进入乳汁，故母乳中铁和铜的含量极少。幸运的是妊娠期间胎儿肝脏中已有一定量的铁储备，可供婴儿出生后 4～6 个月使用。但乳母膳食中仍应增加富含铁的食物，以满足母亲自身的需要。乳汁中碘和锌的含量受乳母膳食的影响，且与婴儿神经系统的生长发育及免疫功能关系较为密切。2023 年中国营养学会制订的 DRIs 中乳母矿物质的每日推荐摄入量或适宜摄入量（AIs）分别为：钙 800 mg，铁 24 mg，锌 13 mg，硒 78 μg，碘 240 μg，高于一般妇女。

5. 维生素　脂溶性维生素中的维生素 A 能部分通过乳腺，

乳母膳食中维生素 A 含量丰富时,乳汁中维生素 A 含量也较高,但膳食中维生素 A 转移到乳汁中的数量有一定限度,超过这一限度则乳汁中的维生素 A 含量不再按比例增加。维生素 D 几乎完全不能通过乳腺,故母乳中维生素 D 含量很低,婴儿必须多晒太阳或补充鱼肝油等维生素 D 制剂。维生素 E 具有促进乳汁分泌的作用。2023 年中国营养学会制订的 DRIs 中乳母脂溶性维生素的每日推荐摄入量分别为:维生素 A 1 260 μg RAE(RNI),维生素 D 10 μg(RNI),维生素 E 17 mg α - TE (AI),维生素 K 85 μg(AI)。

水溶性维生素大多数能通过乳腺进入乳汁中。乳母膳食中维生素 B_1 含量较高时,则乳汁中含量也丰富,维生素 B_1 还能促进乳汁分泌。乳母缺乏维生素 B_1 时,婴儿也易患脚气病。维生素 B_2、烟酸和维生素 C 也能顺利通过乳腺进入乳汁。牧区乳母很少吃新鲜蔬菜水果,婴儿可因此而发生维生素 C 缺乏症。但当乳汁中水溶性维生素含量达到一定程度时,乳腺似可控制其继续通过,因此水溶性维生素在乳汁中的含量不会继续升高。2023 年中国营养学会制订的 DRIs 中乳母水溶性维生素的每日推荐摄入量分别为:叶酸 550 μg DFE,维生素 B_1 1.5 mg,维生素 B_2 1.7 mg,维生素 B_6 1.7 mg,维生素 C 150 mg。

6. 水　乳母摄入的水量与乳汁分泌量有密切关系,水分不足将直接影响乳汁的分泌量。乳母平均每日泌乳量为 0.8 L,故每日应从食物及饮水中比成人多摄入约 1 L 水。

(二) 乳母合理膳食

乳母除了要有足够的营养来补充分娩时消耗和用于生殖器官的恢复所需的能量外,还要供给婴儿乳汁,以保证婴儿健康生长。因此,妇女产后的营养量比妊娠时还要多,膳食要求食物种类多样,数量足够,具有较高的营养价值。如动物性食品与豆制品可提供优质蛋白质;牛乳富含钙;新鲜蔬菜和水果中有多种维生素、矿物质和膳食纤维;海产品如海带、紫菜、虾米等富含钙和碘等。乳母每日的膳食组成一般包括:粮谷类 450～500 g,蛋类 100～150 g,豆制品 50～100 g,鱼、禽、畜肉类 150～200 g,牛乳 250～500 mL,蔬菜 500 g(绿叶蔬菜占 1/2 以上),水果 100～200 g,食糖 20 g 左右,烹调油 20～30 g。调味品适量,食盐应适当限制。一般产后 1～2 日,产妇很疲劳,胃肠功能不好,因此,要进食营养丰富、味道清淡、容易消化的饮食。产后 2 日以后,就要开始泌乳,喂养乳儿,必须不断补充乳母营养需要,才能使乳汁分泌正常。因此,在这一时期,除三餐饮食外,还要增补"三高"饮食,即高蛋白质、高脂肪、高汤饮食,并应含有钙、磷矿物质及维生素,民间流传的各种"发奶汤"基本上符合"三高"饮食要求,但不能急于进补,应遵循"循序渐进"的原则,由清淡饮食逐渐过渡到"三高"饮食。由于乳汁分泌与乳母的饮水量有关,餐间还要多饮水或牛奶、豆浆等。

关于产后是否要忌口,一般认为在产后 2～3 日内应尽量少食盐,因为咸能耗血,影响乳汁的分泌。生冷、辛辣食品、酒等刺激性强的食品则应避免食用。如乳母过食寒凉食物,可致乳儿脾虚而泄泻,烹饪时加生姜数片,可去寒气;乳母过食甘肥油腻食物,亦可致乳儿食积腹泻。此外,乳母服用某些药物对乳儿亦有各种影响,应当谨慎使用。

(三) 乳母食养食疗方选

产后亡血伤津,瘀血内阻,多虚多瘀。食疗时需细心辨证(质),应虚则宜补,实则宜攻,寒者宜温,热者宜清。通常在妊娠期,乳房即逐渐发生变化,如乳房胀大,乳晕加深,出现初乳等,为哺乳准备了条件。分娩之后,产妇开始有乳汁分泌。乳汁为血所化,赖胃气而生。妇女分娩之后由于生产时耗伤气血,阴血更虚,易发生缺乳。同时,阴虚不能守阳,则阳气外泄。因此,产后常有轻微的发热、恶寒、自汗等阳不固密的现象。此外,由于血虚多汗,津液亏耗,不能濡润肠道,大便易于秘结。

【食物选择】 通乳的食物:莴笋、莴笋子、花生、南瓜子、木瓜、猪蹄、鲤鱼、鲫鱼、鲇鱼、章鱼、河虾、海虾等,可用于妇女产后乳汁虚少者。

活血化瘀的食物:韭菜、山楂、玫瑰花、桂花、鸡血、鹅血、螃蟹、海蟹、红麦、酒、桂皮、银杏叶、槐花等,可用于瘀血阻滞之疼痛、肿块、皮下瘀斑、舌紫。

通利大便的食物:胡萝卜、白菜、菠菜、苋菜、蕨菜、竹笋、洋芋、番薯、茄子、木耳、银耳、地耳、胡桃仁、芝麻、火麻仁、海松子、花生、甜杏仁、榧子、桃子、香蕉、罗汉果、无花果、桑椹、蜂蜜等,可用于大便秘结或习惯性便秘者。

补血的食物、补益脾胃的食物、清热凉血的食物、疏肝理气的食物及疏畅气机的食物:同孕妇中医食疗方。

【辨证(质)食疗】

1. 滋阴养血方

(1) 黄馍糕:面粉750 g,白糖750 g,鸡蛋1 kg,瓜子仁、桂圆肉、青红丝共50 g,熟猪油10 g,蒸糕分数次食用。具有养血安神,滋阴润燥等作用,适用于气血亏虚的产妇。

(2) 胡萝卜炒猪肝:参见孕妇食疗方。

(3) 菠菜鸭血汤:参见孕妇食疗方。

(4) 蛋花粥:参见孕妇食疗方。

(5) 攒鸡儿:参见孕妇食疗方。

(6) 肉丝炒莴笋丝:参见孕妇食疗方。

2. 排恶露方

(1) 麻油猪肝:猪肝(体重每10 kg取60 g),老姜(体重每

1 kg 取 6 g),黑麻油适量,米酒适量,炒食。此膳可帮助子宫排出污血,促进子宫收缩,以恢复正常功能。

（2）麻油腰子汤：猪腰 1 副,老姜 6 片,黑芝麻油 2 大匙,米酒约 250 mL,盐少许,糖少许。熬制成汤食用,具润燥滋阴益肾之效。

（3）参芪粥：党参 10 g,白术 15 g,黄芪 15 g,粳米 60 g。党参、白术、黄芪煎取汁,与粳米合煮成粥。适用于餐后恶露过期不止,色淡质稀,伴小腹空坠,神疲气短。

（4）赤小豆荸荠粥：赤小豆 50 g,鲜荸荠 100 g,白糖 20 g。此粥适用于产后恶露不止,量多色深,或有臭秽气,伴口燥咽干,舌红少苔。

（5）山楂益母草膏：山楂 50 g,益母草 50 g,红糖 100 g。将山楂益母草煎成浓汁水,去渣,加入红糖收膏,每日 2 次,每次 10 mL。适用于产后恶露不止,色黯有块,伴小腹疼痛拒按或舌有瘀点。

3. 通乳方（泌乳方）

（1）鲫鱼汤：凡因胃气不足、不能生化乳汁,或乳脉不通、乳汁分泌不足者,最宜饮食此汤,一般产妇亦可间隔服食。参见孕妇食疗方。

（2）莲藕炖排骨：莲藕 200 g,排骨 150 g,红枣 30 g,生姜 10 g,盐 8 g,白糖 1 g,清炖。具有清热通乳之效。禁忌：由于藕性偏凉,产妇不宜过早食用,一般在产后 1～2 周后再吃藕可以逐瘀。

（3）花生糕：花生米 500 g,白糖 250 g,制成糕。有润肺、和胃、祛痰、止血等功效。花生含脂肪油 $40\% \sim 50\%$,含氮物质 $20\% \sim 30\%$,淀粉 $8\% \sim 21\%$,纤维素 $2\% \sim 5\%$,无机盐 $2\% \sim 4\%$。另含有维生素 B_1、泛酸、生物素、$\alpha - \beta - \gamma$-生育醇等。产后乳汁分泌较少时,尤宜辅助食用。

（4）虾米粥：虾米 30 g，粳米 100 g。虾米温水泡 0.5 h，入锅如常法煮粥。早或晚顿服，时时服食。有益精壮阳、通乳等作用。研究表明，虾米可以降低血压及血脂，具有调节神经、促进性腺等功效。虾米含有蛋白质、脂肪、维生素、钙、磷等营养物质，适当多食，有补肾强身作用，尤适用于肾精亏虚之缺乳产妇，有一定疗效。

（5）鲇鱼鸡蛋羹：大鲇鱼 1 尾，鸡蛋 2 个，葱花、姜末、精盐、香油、味精各适量，制羹。此羹具有补虚通乳作用。适用于产后气血亏虚、乳汁不足者食用。

（6）归芪鲤鱼汤：黄芪 20 g，当归 8 g，鲤鱼 1 尾，熬汤。功能补气养血，通乳。适宜于产后气血不足导致的乳汁不足者食用。

（7）通草猪蹄：猪蹄 4 个，丝瓜 5 g，通草 6 g。将丝瓜与通草水煎去渣后，加入猪蹄，文火炖熟即可。此方具有泄热活血、通络下乳的功效，适宜于产后乳汁涩少浓稠或不下，乳房胀硬疼痛者食用。

4. 润肠方

（1）松子仁粥：松子仁 30 g，粳米 100 g，盐少许，煮粥。松子仁味甘性平，具有滋阴润肺、润肠通便等功效。此粥对妇女产后便秘有较好疗效。

（2）银耳水果羹：银耳 10 g，香蕉 1 根，枸杞子 30 g，冰糖适量，制羹。香蕉中含有大量的膳食纤维、钾和铁质，有通便补血的作用。银耳富有天然植物性胶质，加上它的滋阴作用，长期服用可以润肤，并有祛除脸上黄褐斑、雀斑及妊娠斑的功效。

（3）参耳汤：海参 200 g，猪大肠 200 g，黑木耳 50 g，老姜 5 g，酱油 10 g，料酒 50 g，葱少许，熬汤。海参味甘、咸，有补肾益精、滋阴补血、润燥通便等功效，适用于产妇精血亏损、肠燥便秘、小便频数、缺乳等症。在海参不同品种中，以黑乳参为最佳，不但润肠，而且催乳效果也好。猪大肠有润燥、补虚、止渴、止血之功效,可用于治疗产妇痔疮、便秘等症。黑木耳性平,味甘,有补气生血、润肺涤肠作用,可治大便燥结不畅。三者共奏润肠通便之功效,对产后阴血亏虚、虚火内扰、大便燥结者尤为适宜。

5.产后瘦身方

(1)荷叶粉蒸排骨:鲜荷叶 8~10 张,猪小排 1 000 g,粳米 300 g,蒸制。荷叶能升发清阳,消脂解腻,配合粳米补中益气,健脾和胃,配合猪小排润养机体,适用于产后胃热滞脾导致的肥胖。

(2)冬瓜粥:连子冬瓜 100 g,粳米 100 g,煮粥。冬瓜及冬瓜子味甘微寒,配粳米甘平,既能健脾养胃,补益中气,又能利尿消肿,降脂减肥,适用于产后肥胖伴烦渴引饮、舌红苔厚者。

(3)参苓粥:党参 20 g,白茯苓 20 g,生姜 5 g,粳米 100 g,煮粥。党参甘平,与甘淡之茯苓能健脾养胃,补益中气,配生姜温中止呕,粳米甘平和胃,适用于神倦乏力、脾虚不运之产妇。

(4)橘杏丝瓜饮:干橘皮 10 g,杏仁 10 g,丝瓜 1 段。三者水煎后代茶饮,适用于产妇肥胖伴颜面虚浮、气短乏力之痰湿困脾者。

(5)胡桃小米粥:胡桃肉 25 g,小米 50 g,黑芝麻 5 g。胡桃肉捣烂与小米共煮,出锅后加入炒熟的黑芝麻。此粥适用于脾肾阳虚、气血亏虚之产后肥胖者。

第二节 婴幼儿

婴儿期指从出生到满 1 周岁前,幼儿期为 1 周岁到 3 周岁前。婴幼儿正处于人体生长发育尤其是智力发育的重要时期,此时的营养状况对其一生均有影响。

(一)婴幼儿生理特点

婴儿期生长发育最为迅速,表现为体重从出生时的平均

3 kg 增至 1 岁时的 9 kg 以上；身高从 50 cm 增至 75 cm；头围从 34 cm 增至 46 cm；上臂围从 11 cm 增至 16 cm 等。1～3 岁的幼儿体重每年增加 2～3 kg，身高第二年增加 11～13 cm，第三年增加 8～9 cm，已能独立行走，活动量大大增加，语言和智能发育亦加快，旺盛的生长发育要求比成年人或大龄儿童摄入相对更多的能量和营养素。

然而，婴幼儿的消化系统和神经系统尚未发育完善，如新生婴儿的胃容量仅 25～50 mL，6 个月时约为 200 mL，1 岁时为 300～500 mL，胃酸和消化酶分泌也较少，消化功能较弱。乳牙 6 个月左右开始萌出，至 2 岁才能出齐 20 个乳牙，咀嚼食物的能力较差。吞咽尚不协调，对母乳以外的食物不易耐受，容易发生呕吐、腹泻而导致营养素丢失。因此，膳食组成、烹调方法及餐次等应顾及其生理特点。婴幼儿营养不良时，不仅正常的生长发育受到影响，而且抵抗力差，容易感染疾病。

大脑细胞的增殖从出生前的孕晚期已开始，直至出生后 1 年，而脑细胞的增大和大脑的发育可一直持续到 2 岁。此阶段营养素供给不足，尤其是蛋白质供给不足，会影响智力的发育。

（二）婴幼儿营养需要

1. 能量 婴幼儿的合成代谢旺盛，能量的需要量相对较高。婴儿期的基础代谢所需能量约占总能量的 60%，以后随着年龄增长逐渐减少。肌肉活动等的能量需要量相对较低，每日每千克体重约为 15 kcal，而 12 岁儿童可达 30 kcal。能量摄入长期不足，可使生长迟缓或停滞；而能量摄入过多，超过其正常需要时则可导致肥胖。

2. 蛋白质 蛋白质是组织细胞的基本组成成分，婴幼儿期约有一半左右的膳食蛋白质被用于满足生长的需要。对婴幼儿而言，年龄越小，生长越快，蛋白质需要量相对越高。母乳蛋白质中必需氨基酸的数量及比例符合婴儿的需要，吸收率和生物学价值也较高，母乳喂养的婴儿每日蛋白质摄入量估计值为1.5 g/kg。牛乳的蛋白质生物学价值不如母乳，而豆类、米面等植物性食物中的蛋白质生物学价值又低于牛乳，故人工喂养及混合喂养婴儿的蛋白质摄入量应增至每日 2～3 g/kg。由于婴儿的肾脏及消化器官尚未发育完全，蛋白质摄入量高于每日3 g/kg 是不必要的，甚至是有负面影响的。

3. 脂肪　脂肪是婴幼儿能量和必需脂肪酸的来源，也是脂溶性维生素的载体。6 个月以下的婴儿每日摄入脂肪所含能量应占总能量的 45%，6～12 个月此项指标占比为 30%～40%，以后逐渐降低至 25%～30%。多不饱和脂肪酸对神经组织的发育及视觉功能非常重要。

4. 碳水化合物　婴幼儿的乳糖酶活性比成年人高，有利于对奶类所含乳糖的消化吸收。婴儿 2～3 个月时由于缺乏淀粉酶，对淀粉类食品尚不能消化，故米、面等淀粉类食品应在 3～4个月后开始添加。

5. 维生素和矿物质　维生素 A 摄入不足会影响婴幼儿体重的增长。维生素 D 对生长期儿童也极为重要，摄入量应为成人的 2 倍。由于奶类维生素 D 含量不高，婴幼儿可适当补充鱼肝油等维生素 A、维生素 D 制剂，但应注意防止摄入过量。

钙、铁、锌、碘是婴幼儿较容易缺乏的元素，不仅影响婴幼儿的体格发育，还可影响婴幼儿的行为及智能发育。

（三）婴儿喂养

1. 母乳喂养　母乳是婴儿最理想的天然食物。它不仅能全面提供 4～6 个月以内婴儿需要的各种营养物质，而且可增强婴儿对疾病的抵抗力，也有利于促进母亲的产后康复。因此，联合国世界卫生组织大力提倡母乳喂养，要求 4 个月以内婴儿的母乳喂养率应达到 80％以上。

母乳喂养对于母亲和婴儿的有益作用是多方面的。

（1）营养成分最适合婴儿的需要

1）蛋白质：母乳蛋白质中乳清蛋白约占 60％，而酪蛋白较少，在婴儿胃中形成的凝乳细小柔软，易于消化吸收。母乳蛋白质的必需氨基酸构成比牛乳更适合婴儿的利用。牛乳蛋白质含量虽高，约为母乳的 3 倍，但酪蛋白含量较多，在体内的消化吸收不如母乳。

2）脂肪：母乳中脂肪含量与牛乳相似，但其中多不饱和脂肪酸尤其是亚油酸含量较丰富，此外还有较多的卵磷脂、鞘磷脂以及牛磺酸等，有利于婴儿大脑的发育。母乳中含有乳脂酶，能帮助脂肪的消化。

3）碳水化合物：母乳中乳糖含量高于牛乳。乳糖是乳中唯一的碳水化合物，除能供给能量外，部分乳糖可在小肠中被乳酸杆菌等有益菌群利用，生成乳酸，从而抑制肠道腐败菌的生长。

4）矿物质：母乳含钙量虽不多。但钙和磷的比例适当，有利于婴儿的吸收，且能满足其需要。母乳和牛乳中铁含量都很低，但母乳中的铁约 50％可被吸收，而牛乳中的铁只有约 10％被吸收。

（2）含有多种免疫因子，有助于增强婴儿的抗感染能力：有许多证据表明，母乳喂养具有抗感染的作用。人工喂养及混合喂养的婴儿因肠道和呼吸道感染而死亡的危险性数倍于母乳喂养的婴儿。母乳中已检出许多免疫活性成分，它们在婴儿胃肠道内相对稳定而且能抵抗消化作用，因此能在婴儿自身免疫系统尚未成熟期间发挥抗感染作用。母乳中免疫因子主要有：免疫球蛋白 IgA、IgG、IgM、IgD。其中 IgA 占免疫球蛋白总量的 90％，而在人血清中 IgA 只占 15％。另外，人乳溶菌酶可通过水解细胞壁中乙酰氨基多糖而使易感菌溶解,进而为发育期婴儿提供抗肠道及呼吸道病原菌感染的保护。而乳铁蛋白是存在于母乳中的一种乳清蛋白,能帮助婴儿抵御那些在繁殖中需要游离铁离子的病原微生物。双歧因子是一种含氮多糖,也存在于母乳中,能促进乳酸杆菌的繁殖。

(3) 不容易发生过敏:由于牛乳所含蛋白质与人体蛋白质有一定的差异,当其通过婴儿形态和功能尚不完善的肠黏膜而被吸收后,可作为过敏原而引起过敏反应,表现为肠道持续少量出血或婴儿湿疹等,尤其是用未经充分加热的牛乳喂养的婴儿。而母乳喂养的婴儿则极少发生过敏反应。

(4) 有利于母亲的产后康复:由于哺乳过程中婴儿不断吸吮乳房,能反射性地刺激母亲分泌催产素而引起子宫收缩,有助于产后复原。

(5) 方便、经济:母乳本身几乎无菌且温度适宜,随时直接喂哺,不易发生污染,因而十分方便。母乳自然产生,无须购买,对于经济条件较差、婴儿食品缺乏的地区或家庭其意义更大。

2. 人工喂养与混合喂养

(1) 人工喂养的原则和方法:由于各种原因不能用母乳喂养婴儿,而完全采用牛乳、羊乳、马乳等动物乳及其制品,或非乳类代乳品喂养婴儿时称人工喂养。人工喂养时应尽量采用牛乳、鲜羊乳、乳粉或配方乳等乳制品,因为乳类的营养价值高于豆类、谷类代乳品。

牛乳的蛋白质和矿物质含量比母乳高 2~3 倍,而乳糖含量仅为母乳的 60%,故使用时需要用水稀释,并加入一定量的糖,使其成分接近母乳,以帮助蛋白质的消化并减轻肾脏负担。一般新生儿可用 2 份鲜牛乳加 1 份水稀释(2:1),2 周后改为 3:1,再逐渐增至 4:1,稀释可用开水或米汤。加糖稀释后喂哺前应煮沸，以消毒并使乳中的蛋白质变性而易于消化。每日人工喂养的次数、间隔时间和每次喂哺量的个体差异较大。

无新鲜牛乳时，也可用全脂乳粉加水冲调后喂养婴儿。但不宜长期用脱脂牛乳、脱脂乳粉及炼乳喂养正常婴儿，因为脱脂牛乳脂肪含量在 1% 以下，能量不足。而甜炼乳含蔗糖 40% 左右，稀释后糖含量仍很高，蛋白质含量则相对过低，易引起蛋白质营养不良。

婴儿配方乳粉以往称母乳化乳粉，即调整牛乳中营养成分使之接近母乳后制成的乳粉。调配的方法是在牛乳中加入乳清蛋白及乳糖，降低酪蛋白的含量，去除牛乳中的脂肪，加入植物油，降低矿物质含量以减少对肾脏的负担，添加多种维生素和微量元素使其尽量接近母乳。婴儿配方乳比牛乳或全脂乳粉更容易消化吸收，故特别适宜于缺乏母乳的幼小婴儿。但配方乳缺乏母乳中所特有的免疫因子及其他生物活性物质，故仍不能取代母乳。

黄豆加水磨成的豆浆含有丰富的大豆蛋白、B 族维生素和钙，在乳制品缺乏的地区可作为 3 个月后婴儿的代乳品。豆浆不易保存，应现做现食。

（2）混合喂养的原则和方法：由于母乳不足或母亲因工作或其他原因不能按时给婴儿哺乳，采用牛乳或其他代乳品作为补充或部分替代称混合喂养。混合喂养用以补充或替代母乳的食品与人工喂养时相同，6 个月前以乳类为主，保证优质蛋白质的供给，6 个月后除乳类外可补充豆类和谷类食品。喂养的方法、次数和时间随乳母的具体情况而定。6 个月内婴儿尽量采用补授法，即先哺母乳，将乳房内乳汁吸空，不足时再喂其他食品，以促进乳汁的分泌，防止母乳量的进一步减少。如母亲因故不能按时哺乳，可用其他乳类或米、面替代一次母乳，称代授法。

3. 辅助食品　其他食物或液体与母乳同时喂养,称为辅食添加。除母乳以外给婴儿添加的任何含营养素的食物或液体称为辅助食品。辅助食品是在营养、感官以及构成上适宜于婴儿的补充母乳的食物,是从单纯的母乳到普通家庭食物之间的过渡食品。

(1)辅食添加时间:婴儿辅食添加的时间应从4~6个月龄开始,至8~12个月龄完全取代母乳较为适宜。因为4个月前增加辅食对婴儿生长并无益处,相反还容易增加胃肠道感染及食物过敏的危险性。但也不宜迟于6个月之后,以免婴儿营养不良。添加辅助食品并不需要终止哺乳,母乳喂养时间至少应持续6个月,然后开始减少哺乳次数,逐渐过渡至8~12个月时完全断乳。断乳后的婴幼儿应继续饮用牛乳或羊乳。

(2)辅食种类:婴儿辅助食品一般可分为4类,即补充主食的淀粉类食物,补充蛋白质的动物性食物和豆类,补充维生素和矿物质的蔬菜水果以及补充能量的植物油和食糖。

1)淀粉类辅食:婴儿在4个月后随着唾液腺及肠内淀粉酶活力的增强,可以接受淀粉类食物。通常首先添加大米粉,因为大米蛋白不容易引起食物过敏,其蛋白质利用率也优于面粉。此外,由于乳类缺铁,4个月起婴儿需要补充铁质,大米粉可作为铁的载体。6个月后婴儿乳牙萌出,可喂食米粥、烂面,7个月起可给饼干或略烤黄的馒头或面包干,每次一片咬食,以训练咀嚼能力,助长出牙。

2)蛋白质类辅食:随着母乳的减少,必须给予其他优质蛋白质。蛋类是首选的补充蛋白质的辅食,但蛋白容易引起小月龄婴儿食物过敏,故一般先加蛋黄。蛋黄除可提供优质蛋白质外,还富含铁和维生素 A、维生素 D、维生素 B_2,这些都是4~5个月婴儿十分需要的营养素。稍大些的婴儿也可食用蛋花汤或蒸蛋。鱼和禽肝都富含优质蛋白质和铁，又较容易消化，可从5～6个月起添加。7～8月龄婴儿可添加肉类，将猪、牛、羊、禽肉制成肉末加入粥、烂面喂食。动物肝脏是含铁最丰富的食物，豆浆、嫩豆腐等大豆制品以及牛乳富含优质蛋白质和钙，也是很好的蛋白质类辅食。

3）维生素、矿物质类辅食：主要是新鲜蔬菜和水果，它们含有丰富的胡萝卜素、维生素C、多种矿物质以及膳食纤维。4～5月龄婴儿即可由菜汁、果汁逐渐向菜泥、果泥过渡。6～7个月后可以食用切细的蔬菜，婴儿食后若大便中出现菜叶残渣屑，属于正常现象，可继续喂食。

4）能量类辅食：主要是植物油和糖，用来补充能量。如食量过小的婴儿，可在粥、面或菜泥中拌入热的植物油如豆油、花生油、芝麻油等，或用油炒蔬菜。初食每次加1 g，习惯后可增至每日5～10 g。在牛乳、豆浆中加入蔗糖，也可增加能量的摄入。

（3）辅食添加方法：婴儿胃肠功能不够完善，对新添加食品的适应能力较弱，易发生消化吸收功能紊乱，故增加辅助食品应循序渐进，不能操之过急。从食物的品种上，婴儿首先添加的辅食通常是谷类及其制品，然后是蛋黄（极少数有鸡蛋过敏家族史的婴儿例外）、细嫩的蔬菜、水果、鱼类，再后是肉类、全蛋、豆类等，最后过渡到较易消化的普通家庭食品。从食物的感官性状上，辅食的添加应从稀到稠，从细到粗，从软到硬。如谷类食品可先从米汤、米糊到薄粥、厚粥，再到软饭。蔬菜可先喂菜汤，后改为细菜泥、粗菜泥，再喂煮烂的蔬菜。从食物的数量上，应从少到多，如蛋黄可先试喂1/4个，3～5日后增至1/2个，1～2个月后再增至1个。

（四）幼儿膳食原则

幼儿期仍属生长发育迅速增长阶段。根据我国的营养调查，幼儿的能量、蛋白质、钙、维生素A、核黄素和维生素C的摄入量常偏低,缺铁性贫血、佝偻病、核黄素缺乏症及低体重、低身高等也较常见。因此,在幼儿的膳食组成及烹调加工方法上应作适当调整和改进。

(1) 幼儿每日膳食中应有一定量的牛奶、蛋、瘦肉、禽类、鱼类、大豆及豆制品等蛋白质营养价值高的食物。优质蛋白质应占膳食中蛋白质总量的 1/2 以上。

(2) 为解决矿物质和维生素的不足,应特别强调饮食品种的多样性。尤其是多进食黄绿色蔬菜和新鲜水果,以增加 β-胡萝卜素、维生素 C 等营养素。各种水果和蔬菜的营养成分也有所不同,幼儿不宜经常以水果代替蔬菜。如水果中除柑橘类、柠檬、鲜枣等维生素 C 的含量较丰富外,其他常见水果如苹果、梨、西瓜、香蕉、葡萄等维生素 C 的含量较少。

(3) 纯糖和纯油脂食物不宜多吃。巧克力、糖果、含糖饮料、冰淇淋等摄入过多常是幼儿食欲下降的一个重要原因,特别是在餐前要禁食,食糖过多还易引起龋齿。

(4) 注意烹调方法。既要保持营养成分不被破坏,又要保证膳食的色、香、味、形多样化,以增进幼儿食欲。要避免油炸、油腻过重、质硬或刺激性强的食物。

(5) 饮食要定时,不挑食、不偏食,培养儿童良好的饮食习惯,并多鼓励儿童进食各种不同的食物。

(五) 婴幼儿常见营养缺乏症

1. 佝偻病　佝偻病发生在骨骼处于生长期的幼儿,以 3 个月至 18 个月婴幼儿最为多见。其主要原因是缺乏维生素 D 而引起钙磷代谢失调和骨骼钙化不全。为了预防佝偻病,新生婴儿自 2 周起可补充维生素 D,每日 10 μg(400 IU),一般可添加鱼肝油,自 1 滴逐渐增加至 6 滴。此外,适当晒太阳可增加皮肤合成的维生素 D,一般每日晒 1 h 可达到预防效果。

2. **缺铁性贫血** 乳类是贫铁食品,无论母乳或牛乳中铁的含量均不高,仅约 1 mg/L,或更低,故婴儿出生后主要依靠胎儿期体内贮存的铁满足需要。一般足月儿至 4~6 个月,早产和低出生体重儿至 2~3 个月时,体内贮存铁已基本用完,此后必须从膳食中摄入足够的铁,否则就可能发生缺铁性贫血。婴幼儿贫血多见于出生 5 个月后,发病高峰在 6 个月至 18 个月。为了预防缺铁性贫血,婴幼儿从 4 个月起即应补充含铁食物如蛋黄、肝泥、肉末等,同时应增加果汁、水果、蔬菜汁、蔬菜泥等富含维生素 C 的食物以促进铁的吸收。

3. **其他营养缺乏症** 幼儿缺锌可导致生长发育迟缓、食欲不振、味觉减退以及异食癖等。锌缺乏可能与幼儿偏食,挑食而造成富含锌的动物性食物摄入不足有关。乳母 B 族维生素摄入不足时,常可使乳汁中 B 族维生素含量下降。

（六）幼儿食养食疗方选

幼儿的生理特点主要表现为"稚阴稚阳"和"纯阳之体"两方面。脏腑娇嫩,形气未充,尤其以肺、脾、肾三脏更为突出;生机蓬勃,发育迅速,为纯阳之体,与成人迥然不同。因此,针对幼儿的体质特点,拟定如下食疗方。

1. **清肺止咳方** 银耳雪梨冰糖羹:银耳 10 g,雪梨 1 个,冰糖适量。将银耳洗净放碗内,加冷开水浸泡,待银耳发胀后除去杂物,加冷开水、冰糖适量,共炖 2 h,食银耳饮汁,滋阴润燥止咳。

2. **健脑益智方** 猪脑炖豆腐:猪脑 1 只,豆腐 1 块,生姜 1 片,大蒜 1 个,适量食盐、白糖、老抽。猪脑、豆腐分别用开水焯 1 min,注意水中加入适量料酒去腥,加水共炖熟。青蒜苗适量,均切碎,出锅前 10 min 放入锅中,加入调料。幼儿适食,时时服食。有补肾益髓、健脾补虚、行气消食之功效,常服可健脑益智。

3. **补肾健骨方** 牛奶虾泥:虾仁 150 g,鲜牛奶 100 g,鸡蛋清 1

个,料酒、精盐、味精、水淀粉、植物油各少许。虾去皮剁成泥,加入蛋清、精盐、干淀粉混合均匀。鲜牛奶、水淀粉、精盐、味精,混合在一起,调成牛奶液。将调好的牛奶液倒入锅内,待奶汁结成片状浮起,把虾泥倒入锅内,用大火翻炒片刻,即可出锅。功效是益肾补髓,濡筋壮骨。适用于先天不足、骨骼发育不足、牙齿迟长、毛发稀疏者。

4. 健运脾胃方

(1)豆浆粥:粳米 30~60 g,豆浆 250~500 mL。粳米先煮,半熟时加豆浆汁同煮,7 个月以上婴儿及幼儿时期食用能养胃。可长期服食。

(2)四米粥:高粱米、粳米、籼米、粟米各 20 g。煮三沸绞去滓,每次饮半小杯,空腹、午后各 1 次,时时服食,婴幼儿均可服。有健脾和肠、止泄之功效。适用于小儿脾虚气弱、消化不良引起的泄泻者。

(3)炒扁豆淮山粥:炒扁豆 60 g,怀山药 60 g,大米 50 g 煮粥。有健脾益胃之功效,幼儿期及学龄前期幼儿时时食之,有助消化和增强体质作用。

第三节　儿童与青少年

一、学龄前儿童食养

学龄前儿童通常是指 3~6 周岁的儿童。

(一)学龄前儿童生长发育特点

(1)与婴儿期比较生长速度相对缓慢,但仍处于生长发育阶段。除维持新陈代谢外,尚需满足组织生长发育的需要,故单位体重的营养素和能量需要量仍高于成年人。

(2)个体间的发育速度差别较大。

（3）胃肠道对粗糙食物尚不太适应,肝脏储存糖原的能力不及成年人,对外界有害因素的抵抗力较弱。

（二）学龄前儿童营养需要

1. 能量 儿童时期生长发育旺盛,基础代谢率高,又活泼好动,故需要的能量较多。通常可以体重的正常增长作为衡量个体儿童能量摄入量是否适宜的依据。另一方面,也应防止脂肪和碳水化合物摄入过多而导致儿童肥胖。一些研究发现,儿童期的肥胖可以持续到成年,学龄前肥胖儿童成为成年肥胖者的危险性是同龄不肥胖儿童的 2.0～2.6 倍。故儿童的能量摄入量也不宜高于其能量消耗量。

2. 蛋白质 儿童蛋白质的需要量随生长发育的程度而增多,且应注意选择优质蛋白质和摄入足够的能量以保证蛋白质能在体内被有效利用。

3. 矿物质 由于骨骼增长和循环血量的快速增长,儿童对矿物质尤其是钙、磷、铁的需要量甚大,其他如碘、锌、铜等微量元素也必须足量摄入。根据我国营养学会 2023 年推荐的矿物质参考摄入量,4～6 岁儿童钙的 RNI(AI)为每日 600 mg,铁的 RNI 为每日 10 mg。碘的需要量虽少,但对儿童的生长发育具有非常重要的作用。缺碘可影响儿童的体格及智力的发育。

4. 维生素 维生素 A 和维生素 D 与生长发育关系密切,1～4 岁儿童的维生素 A RNI 为每日 500 μg 视黄醇当量,学龄前儿童维生素 D 的推荐摄入量为每日 10 μg,与成人剂量相同,有助于钙吸收和骨骼发育。水溶性维生素如抗坏血酸、硫胺素、核黄素和烟酸与体内多种代谢相关,也必须充分供给。

（三）学龄前儿童的合理膳食

学龄前儿童的膳食组成应多样化,以满足儿童对各种营养成分的需要。3～6 岁儿童的膳食应注意食物品种的选择和变换,如荤菜素菜的合理搭配,粗粮细粮的交替使用。食物的软硬应适中,温度要适宜,色、香、味、形以能引起儿童的兴趣为佳,以促进食欲,并与其消化能力相适应。每日的膳食组成为:米饭或面食125~250 g,瘦肉、虾、带鱼、猪肝等100 g,鸡蛋1个,大豆或豆制品(折算成干豆重)10~20 g,蔬菜100~200 g,水果1~2个,牛奶或豆浆250 g。上述食物可分成早、中、晚三餐和下午一次点心。另外还应注意培养儿童良好的饮食习惯,如不挑食、不偏食或暴食暴饮,定时、定量进食,细嚼慢咽,不乱吃零食等。

二、学龄儿童和青少年食养

(一) 学龄儿童和青少年生长发育特点

学龄儿童可分为小学学龄期儿童和中学学龄期儿童。小学学龄期儿童,一般指6~12岁进入小学阶段的儿童,也常称为学龄儿童;中学学龄期,一般指13~18岁进入中学阶段的青少年,这阶段正值青春期。学龄期儿童及青少年生理总趋向为生长发育阶段。生长是指细胞繁殖、增大及细胞间质增加,表现为全身各系统、各器官、各组织的大小、长短及重量的增加。生长表示量的增加,如出生后体重的增加、身长的增长、胸围的扩大,均属生长的范围。发育是指身体各系统、各器官、各组织在质方面的增强,表现在功能、技巧方面的成熟,包括心理及智力的改变、技巧的熟练等。

处于小学学龄期的儿童每年体重增加2~3 kg,身高每年可增高5~6 cm。处于中学学龄期的青少年每年体重增加2~5 kg,个别可达8~10 kg,所增加的体重可达其成人时体重的一半;身高每年可增高2~8 cm,个别可达10~12 cm。人的一生中身高和体重有两次突增期,婴儿期为第一突增期;青春期为第二次突增期。据第三次全国营养调查资料,我国儿童第二次身高体重突增期:男童在12~15岁,女童在11~13岁。

在青春期以前,男孩和女孩的脂肪和肌肉占机体的比例是相似的,分别为 15%和 19%;在青春期以后,女性脂肪增加到22%,男性仍为 15%。

青春期性腺发育逐渐成熟,性激素促使生殖器官发育、出现第二性征。女孩青春期发育的重要标志是月经初潮,男性青春期发育的标志是胡须、突出的喉结、低沉的声音;女孩进入青春期的时间比男孩早,持续时间比男孩短。

伴随着青少年体格发育的突增,情感和智力发育也迅速加快,青少年的抽象思维能力加强、思维活跃,记忆力强,心理发育成熟,追求独立愿望强烈,为成人后生活、工作的种种挑战做好准备。青少年正值青春期,合理营养是保证他们顺利通过人生第二个生长发育突增期的物质基础。

（二）学龄儿童和青少年营养需要

1. 能量　　学龄期儿童和青少年由于生长发育快,基础代谢率高,活泼好动,体力脑力活动量大,故他们需要的能量接近或超过成年人。

2. 蛋白质　　由于合成新组织多,学习任务繁重,思维活跃、认识新事物多,故必须保证供给充足的蛋白质。如果蛋白质供给不足,可导致生长发育迟缓、体格虚弱,学习成绩低下。男、女青少年蛋白质的每日推荐摄入量（分别为 85 g 和 80 g）超过从事轻体力活动父母亲的 13%和 23%左右。

3. 矿物质　　此期间由于骨骼生长发育快,性器官发育成熟,矿物质的需要量明显增加。机体中 99%的钙、85%以上的磷、60%～65%的镁分布在骨骼、牙齿中,86%的锌分布在骨骼、肌肉中,75%以上的铁分布在血液、肌肉中,要使各组织器官健康地生长发育,必须要保证供给充足的矿物质。

4. 维生素　　此期间由于体内三大营养物质代谢反应十分

活跃,学习任务重,用眼机会多,因此有关能量代谢、蛋白质代谢和维持正常视力、智力的维生素必须保证充足供给,比如维生素 A、维生素 E、维生素 B_1、维生素 B_2、维生素 B_6、维生素 B_{12}、叶酸、烟酸,尤其要重视维生素 A 和维生素 B_2 的供给。

5. 水 学龄期儿童和青少年水的需要量介于婴儿和成人之间,即每摄入 1 kcal 能量需要 1～1.5 mL 水。当运动、夏天、发热、腹泻、失血等情况下体液丢失多时,特别要注意主动补水,绝不要强忍口渴不喝水。

(三) 学龄儿童和青少年合理膳食原则

1. 学龄儿童 在《特定人群膳食指南》中学龄儿童的膳食原则是:① 保证吃好早餐;② 少吃零食,饮用清淡饮料,控制食糖摄入;③ 重视户外活动。

2. 青少年 在《特定人群膳食指南》中青少年的膳食原则是:① 多吃谷类,供给充足的能量;② 保证鱼、肉、蛋、奶、豆类和蔬菜的摄入;③ 参加体力活动,避免盲目节食。

(四) 学生营养中常见的问题

学生营养中常见的问题包括饮食行为、营养失衡及迎考和考试期间的膳食三个方面。

1. 饮食行为

(1)不吃或不重视早餐:在学生营养中比较突出的一个问题是不吃早餐或不重视早餐。营养与食品卫生研究所曾对北京市 8 所学校调查结果报道,有 5.3% 的小学生和 16% 的中学生不吃早餐,或者早餐食物品种单调,多以谷类为主,其次是牛奶和鸡蛋等食物。这些年由于家长知识层次和健康饮食意识的提升,孩子早餐膳食情况有所改善,但相关问题依然存在。

(2)节食:青春期少女因爱美采取的节食减肥方法应十分慎重。过分节食饥饿会动员体内脂肪分解,虽有减肥作用,但也可造成体内酮体堆积,使体内新陈代谢紊乱,食欲受到抑制,对疾病抵抗力下降,严重者可出现低血钾、低血糖、易患传染病,甚至患神经厌食症导致死亡。

(3) 零食:零食是指在早、午、晚正餐时间以外所吃的食物或饮料。吃零食是学生中一种普遍的饮食行为。常吃的零食有冰淇淋、膨化小食品、巧克力、糖果、酸奶等。可以让学生适量吃些零食,选择零食要注意食用的时间、种类和用量,其选择原则如下。

1) 食用时间:应选择在两餐之间,或离就餐、睡觉 1～2 h 以上,以免影响正餐进食和睡眠;晚上看电视时也不要吃零食,以免因摄食过量引起肥胖。

2) 零食种类:应选择富含营养的、含脂肪少的、清淡、新鲜、卫生的食物,比如牛奶、酸奶、饼干,偏胖的儿童多选用西红柿,煮玉米棒、煮青豆(带荚)、柑橘类水果,偏瘦的儿童多选用花生、核桃、牛肉干、茶叶蛋、卤猪肝、卤豆腐干等;而油炸食品、冷饮食品、甜饮料尽量少用。

3) 零食用量:不宜多。以当时不感饥饿,且不影响正餐食量,易于消化吸收,可维持正常的生长发育为适宜。

2. 营养失衡

(1) 肥胖和消瘦:值得注意的流行特点和趋势是:我国 9～17 岁学龄儿童青少年超重率和消瘦率按 NCHS/WHO 参考标准(即≥85 分位值为肥胖,<5 分位值为消瘦)来确定,男性超重率为 5.21%,女性为 3.56%;男性消瘦率为 16.0%,女性为12.1%,消瘦率在 11～13 岁时最高。

(2) 营养素缺乏:第三次全国营养调查中,全国学龄儿童和青少年钙的摄入量只达 1988 年 RDA 的 35.8%,锌仅达 62.5% 左右,贫血患病率为 10%～25%,维生素 A 的摄入量(μgRE)和维生素 B_2 的摄入量还不到 60%。以上结果表明,我国学龄儿童和青少年的矿物质、维生素供给仍然存在严重问题，不容忽视。

3. 迎考和考试期间膳食　考试，尤其是升学考试，是高强度的脑力活动，也是学生生活的非常时期。能量、蛋白质和各种营养素消耗多，如果不注意合理安排他们的饮食和生活，会使学生的健康和考试成绩直接受到影响。迎考和考试期间的膳食原则如下。

（1）合理营养，尤其要充分保证蛋白质、维生素 A 和能量的供给，注意选用鱼类、豆类、核桃、花生、深色蔬菜和水果。

（2）吃新鲜、卫生的食物，不吃凉拌菜、冷饮、街道和小摊食品，防止肠道传染病发生。

（3）不吃来源及成分不明的食物，包括营养保健品、茶、咖啡，以免出现异常的反应。

（4）如果考试正值夏天，要注意补足水分。

（五）儿童青少年食养食疗方选

儿童 3 周岁时消化功能尚未健全，若饮食不注意卫生习惯，仍易产生消化功能障碍。学龄期由于学习比较紧张，心理不相适应，易造成胃肠积滞、心脾两虚证，食养多以消食健脾和胃、养心安神为主。故拟定如下食养食疗方。

1. 健脾消食和胃方

（1）猪肉糜炒四季豆：猪瘦肉糜 50 g，四季豆 150 g，辅料适量。将猪瘦肉糜用葱姜煸炒，四季豆煸熟，拨下肉糜，旺火快炒即成，经常作菜肴服食，具有健脾和胃、补益气血之功效。青少年常食可防止脾胃虚弱而致的纳呆、便溏。

（2）红枣小米粥：取红枣 10 个，小米 30 g，先将小米清洗后上锅用小火炒成略黄，然后加入水及红枣，用大火烧开后小火熬成粥食用，适用于消化不良伴有厌食的脾虚小儿。

（3）莲子山药粥：取莲子 30 g，山药 80 g，粳米 50 g。将莲子去皮及心，加山药、粳米及水煮粥食用，适用于消瘦、食欲不振的脾胃虚弱小儿。

（4）山楂粥：山楂糕适量，江米 25 g，白米 25 g。将山楂糕切成小丁；江米、白米各半熬粥，把粥滚开后放山楂丁和少量糖，常服食，消食和胃，尤其适宜于肉食消化。

2. 健脑益智方

（1）鹌鹑煲粥：鹌鹑 1 只，大米 30 g，加水适量煮粥，时时服食，具有益气健脑之功效，适用于消耗脑力、体质虚弱、食欲不振者。

（2）鱼头汤：鲫鱼鱼头 500 g，核桃肉 50 g，黄豆 50 g。将鱼头劈开，与核桃肉、黄豆等一起放锅内，加调料炖汤。经常食用即可，具有补精添髓、健脑益智的功效。

（3）双耳炖猪脑：白木耳、黑木耳各 10 g，猪脑 1 具、调料适量。将黑木耳、白木耳发开洗净，猪脑洗净同置锅中，加鸡清汤适量，文火炖至烂熟后，加入食盐、味精、料酒、椒粉等调味，再煮一二沸服食。补虚健脑。

3. 补肾缩尿方

（1）山药膏：山药 500 g，面粉 150 g，核桃仁、什锦果料、辅料适量。山药蒸熟成泥，和面粉制成饼，上加胡桃仁、什锦果料。上笼蒸熟，上浇各辅料，时时服食，有养脾补肾之功效。适用于肾虚体弱、尿频、遗尿等。

（2）小儿缩尿糖浆：芡实 50 g，覆盆子 15 g，红糖 100 g。加水 500 g，煎 2 次，取汁 400 g，加红糖溶化装瓶。补肾涩精缩尿，适用于小儿遗尿。

（3）猪小肚炖白果：白果 15～30 g，猪小肚 1 只。炖熟即可，也可煨熟吃。固肾气，止遗尿。适用于小儿遗尿。白果有小毒，每次不宜吃得过多。

4. 保护视力方

（1）鸡肝粥：鸡肝 2 个，大米 100 g，煮粥，加盐少许。每日

1次，连服5日，之后，每周1～2次。具有滋补肝肾明目之效，适用于夜盲、目昏。

（2）枸杞猪肝：猪肝100g，枸杞子50g，将二物煮汤，去渣食用，每日1次，或常食。具有滋补肝肾之效，适用于迎风流泪、视物模糊。

（3）山药猪肝：猪肝500g，怀山药适量。用木器将猪肝捣融，纱布包好，挤压取汁。再以怀山药细末调匀为丸，如梧桐子大，烘干。具有补血养肝明目之效，适用于夜盲症患者。

（4）胡萝卜小米粥：胡萝卜50g，小米50g，将胡萝卜洗净切丝，与小米同煮粥。具有益脾开胃、补虚明目的作用，适用于夜盲症患者。

（5）芝麻核桃泥：黑芝麻500g，核桃仁1000g。黑芝麻炒至微焦，核桃仁炒至脆熟，共研成末，加糖适量。每日服食。具有补肝肾、益精血、明目的作用。

（6）兔肝黑豆粥：兔肝1具，黑豆15～30g，粳米60g。三物加水适量，共煮成稠稀粥，空腹温服，可以经常服用。补肝，益肾，明目。适用于视物不清者。

第四节　中　老　年

关于人体衰老原因已有多种学说，主要有遗传、损害、免疫功能下降、代谢失调和神经内分泌学说等。

（一）中老年人生理特点

老年的界限：中国＞60岁；欧美＞65岁；挪威＞67岁。对中年人的界限一般为45～59岁。

从人步入中老年之后，逐渐发生的生理性改变包括皱纹增多、发须变白、脂褐斑、老年疣,步态不稳、动作迟缓、变矮变胖等。代谢组织的总量随年龄而减少,老年期有代谢功能的组织占总体组织的比例(30%)仅为青春期(60%)的一半。老年人总细胞量下降、脏器萎缩、肌肉萎缩;水分减少,表现为细胞内液减少。在应激情况下(腹泻、发热、大量出汗等),容易发生脱水、电解质平衡紊乱,脂肪比例增加(可比年轻人增加 1.5 倍),骨密度减少(仅为年轻人的一半),以绝经期妇女骨量减少最为明显。

人体随着年龄增加,合成代谢降低,而分解代谢加强。基础代谢下降,能量消耗降低,蛋白质合成代谢降低;老年人胰岛素受体减少和结合能力下降致使糖耐量降低,血脂增高。

消化、循环、泌尿、内分泌、生殖、感觉、运动、神经各系统功能衰退。以消化系统为例,老年人消化系统功能衰退明显,主要表现有牙齿脱落、消化吸收能力降低,由于老年人味觉减退、吞咽协调功能降低、胃酸分泌减少(可下降 40%～50%)、消化酶活性降低、肝脏缩小、肝功能降低、合成分泌胆汁减少、小肠表面积减少,表现为食物摄入量减少,消化吸收功能降低,故容易出现嗳气、腹胀、便秘等胃肠道症状。另就泌尿系统而论,老年人肾脏缩小、肾小球数目减少、肾小管功能减退、肾血流量减少、肾小球滤过率降低;老年人的内分泌系统又存在着垂体、甲状腺、胰腺、性腺的功能下降等情况,生长激素、T3 水平随年龄逐渐下降,同时,老年人胰岛素受体敏感性下降易导致胰岛素抵抗,表现为高胰岛素血症、高血糖、高三酰甘油血症、高血压、高尿酸血症、冠心病、肥胖症等。老年人的免疫功能亦随着年龄增长而下降,胸腺重量变小,T 淋巴细胞数目减少,血中 IgG 下降,细胞免疫和体液免疫功能均降低,使老年人对内外有害物质侵袭的抵抗力下降,衰老过程加快。

(二)中老年人食养需要

1. 能量　老年人由于代谢功能组织减少,基础代谢降低,再加上体力活动减少,故对能量需要降低。老年人的能量供给应以维持标准体重为宜,增重不要超过 5 kg。

2. 蛋白质 中年人每日推荐摄入的蛋白质量与 18 岁以上的成人相同,每日 65～90 g,老年人为 65～75 g,占 1 日总能量的 12%～15%。老年人由于肾功能降低,如过多摄入蛋白质,可增加其肾脏负担,故摄入适量优质蛋白质对老年人尤为重要。

3. 脂肪 在《中国居民膳食营养素参考摄入量》中规定 60 岁以上老年人膳食脂肪提供的能量可占 1 日总能量的 20%～30%。若低于 20%,可能降低膳食质量和生活质量。也容易引起脂溶性维生素缺乏;若高于 30%,不利于预防肥胖、高脂血症、糖尿病等慢性病。此外,还规定多摄入不饱和脂肪酸,因为高饱和脂肪酸摄入量是心血管疾病的危险因子,每日胆固醇摄入量<300 mg。WHO 建议敏感人群膳食中每日胆固醇含量应低于每人 200 mg。

4. 碳水化合物 老年人膳食碳水化合物提供的能量应占 1 日总能量的 55%～65%,与其他人群相似。由于老年人肠道蠕动弱,活动减少,容易发生便秘,故摄入多种来源的碳水化合物(比如淀粉、抗性淀粉、非淀粉多糖和低聚糖类等)十分必要。

5. 矿物质 老年人各类矿物质的 RNI 均与 18 岁以上的成人相同或相近。同时,由于老年人群贫血患病率高于成人,故要注意增加补铁的措施。老人味觉降低,容易引起食盐摄入过量,而高钠又是高血压的危险因素。故老年人要注意控制钠的摄入。锌、铬对调节血糖代谢和加强胰岛素功能有辅助支持作用,硒对维持心肌功能具有重要作用,应注意予以补充。

6. 维生素 除了维生素 D、维生素 B_6 外,其余均与 18 岁以上的成人相同或相近。由于老年人牙齿咀嚼功能减退,使富含维生素 C 的蔬菜和水果的摄入量受限,而维生素 C 对于保持老年人血管弹性、降低血浆胆固醇及预防贫血均有益处,故老年人膳食中应充分供应维生素 C,必要时可服用维生素补充剂。

65 岁以上人群维生素 D 的每日推荐摄入量(15 μg)比 18 岁以上成人高,主要是考虑到维生素 D 的功能与衰老有关,维生素 D 缺乏可增加骨折发生率。又鉴于维生素 B 与预防心血管疾病有关,维生素 B_6 缺乏的膳食(约为每日 0.17 mg,持续 20 日)可使白介素-Ⅱ和淋巴细胞增殖受到损害,可适量补充复合维生素 B。

(三) 中老年人合理饮食原则

中老年人除了要更严格执行《中国居民膳食指南》的 8 条原则以外,还要按照以下《特定人群膳食指南》中的原则执行。

(1) 食物要粗细搭配,易于消化。

(2) 积极参加适度的体力活动,保持能量平衡。

(四) 中老年人合理饮食具体措施

(1) 多吃粗粮、大豆、蔬菜、水果,特别注意以植物性食物为主,因为粗粮中含有较多的膳食纤维、维生素 B_1、维生素 E 和矿物质,后三类食物中含有多种抗氧化营养素,如维生素 E、维生素 C、类胡萝卜素、锌、硒、铜、锰、多酚类、多糖类、异黄酮类等,这些食物对延缓衰老有利。

(2) 坚持 1 日 1 杯牛奶、1 个鸡蛋,适量吃鱼、禽、瘦肉和海产品。这些食物可提供优质蛋白质、不饱和脂肪酸,牛奶是优质钙源,海产品富含碘,对调节机体代谢起着重要作用。

(3) 少吃或不吃荤油、肥肉、油炸食品、甜点心、内脏、鱼卵等食品。这些食物含能量、胆固醇、饱和脂肪酸高,可促进衰老过程,造成对机体的损害。

(4) 注意食物的色、香、味、形,以促进食欲,并适合老年人的咀嚼和消化功能。餐次和能量在各餐中的比例可因人而异,能量摄入量不要太多,每餐吃到七分饱,体重适宜即可。

(5) 中老年人,尤其在处于应激状态时,比如熬夜、遭受精神刺激、生病等,要特别注意均衡饮食,必要时可适当选用膳食补充剂。

(五) 中老年人常见的营养问题

中老年人常见的营养问题有微量营养素缺乏、能量失衡和营养性疾病等,这些问题随增龄而增加,中老年人应加倍注意。

1. 钙缺乏 人在 30～40 岁时骨质达到峰值,此后骨量逐渐丢失。由于中老年人胃酸分泌减少,肠道吸收功能下降,乳糖酶活性降低,户外活动减少、肝肾功能下降致维生素 D 合成能力下降,故他们对钙的吸收能力下降、钙在骨骼的沉积减少而丢失增加,应注意及时科学补给钙质。

2. 铁缺乏 中老年人由于胃肠功能下降、肝脏合成功能下降,蛋白质、铁、维生素 B_{12}、叶酸、维生素 C 摄入不足且利用不好,故其贫血发生率较成人明显增加。

3. 高钠低钾 老年人味觉降低,对咸味的阈值提高,对钠的调节能力降低,表现为保钠和排钠能力均下降。经调查,老人若平均每日摄入钠 13 g,体内钠过高,容易出现钠、水潴留,容易引起高血压和水肿。

4. 抗氧化维生素缺乏 近期研究结果表明,氧化损伤与许多老年慢性非传染性疾病(如心血管疾病、癌症)有明显关系。维生素 A 原、维生素 C、维生素 E 均属抗氧化维生素,在维持体内抗氧化能力,减轻或消除氧化损伤,从而预防老年慢性疾病方面起着十分重要的作用。

5. 营养性疾病 随着年龄增大、抵抗力降低,中老年人出现的营养相关性疾病也愈加增多,比如糖尿病、高血压、心血管疾病、便秘、胃肠功能紊乱等。

(六) 中老年人食养食疗方选

1. 延缓衰老方

(1)芝麻糊:黑芝麻 150 g 炒熟,冰糖 100 g,共捣烂。每日

2次,每次 15 g,开水调服。芝麻性平,味甘,具有滋养肝肾、补肺润肠等功效,时时服食,可获得一定的延缓衰老、防止血管硬化、防治骨质疏松等功效,还可治疗肺燥咳嗽、皮肤干燥、须发早白、失眠多梦等病证。但因其油脂较多,具有滑肠致泻之弊,故适宜于肠燥便秘者,而脾弱便溏者忌服。

(2)生胡桃肉:每日早晚各嚼食 1～2 枚胡桃肉,宜长期食用。胡桃肉性温,味甘。因其含有大量各类营养素,尤其富含赖氨酸、磷脂等,对补脑增智、益寿延年具有一定意义,尤适用于腰痛脚软、阳痿遗精、须发早白、肺虚咳喘、肠燥便秘等症。因其具有润肠作用,故便溏泄泻者慎用。

2. 消痰和胃方

(1)笋尖焖豆腐:干口蘑 5 g,干盐鞭笋干尖、干虾米各 10 g,豆腐 200 g,调味品适量。将口蘑、鞭笋尖、虾米用温水泡开,切丁。急炒后放入豆腐及调料,再放入旺火炒熟。间数日服食 1 次,具有清热消痰、利膈爽胃等作用。中年人服食,可防止高血压病、冠心病、肥胖症等,若有脾虚泄泻、慢性肠炎等病证都不宜多食。

(2)冬菇烧面筋:面筋 100 g,干冬菇 5 g,冬笋 25 g,糖 10 g,团粉 10 g,调料适量。先炒面筋,再并入冬菇及笋干同炒,将熟时放入糖、团粉糊、调料即成。时时服食,具有润肺止咳、理气化痰功效。中年肥胖者或患有高血压病、冠心病者均适用。

(3)山楂粥:山楂炒至棕黄色,每次取 10～15 g,浸泡片刻,煎浓汁 150 mL,粳米 50 g,煮粥。每日早或晚温服,间隔服食,具有益脾健胃、促进消化等作用。可防止高血压、冠心病、高脂血症等病症。

3. 扶正解毒方

(1)鲜口蘑炒豌豆:鲜口蘑 100 g,鲜嫩豌豆 150 g,调料适量。旺火快炒,将熟时加调料即成,时时食用,具有益气和中、利湿解毒等作用。中年人适量多食,对于防治心血管病或肿瘤均有一定意义。

(2)双耳汤:木耳 10 g,银耳 10 g,浸软,洗净,放碗内隔水蒸 1 h。每日 1 剂,顿服或分 2 次服食,具有补气益智、生血止血及润肠等功效,还有减低血液凝固、防治冠心病、防癌抗癌、扶正固本、抗病延年等作用。故对于贫血、久病体虚,症见腰腿酸软、肢体麻木、便血尿血、大便燥结、肺虚痰血、阴虚口渴等,具有充益气血、缓解病痛的效果。

4. 固精涩肠方

(1)扁豆莲心汤:白扁豆 30 g,莲子肉 15 g,炖熟,加适量白糖。每日 1 剂,顿服,具有健脾、补肾、固涩等功效。故对脾肾虚衰,食少便溏、遗精带下、心悸不安、失眠多梦、神疲乏力等症者,常服可达到脾肾健运、延年益寿之目的。

(2)山药粥:山药 15 g(最好研为细末),大米 50 g,加水适量,煮粥,调味服食。常食可补虚强身健脾,延缓衰老,可用于精神倦怠、食少腹泻、消瘦盗汗、遗精带下、夜间尿频之老年人。

5. 固肾利尿方　虾米粥:虾米 30 g,粳米 100 g。虾米温水泡 30 min,入锅如常法煮粥。虾米含有蛋白质、脂肪、维生素、钙、磷等营养物质,适当多食具有补肾强身、益精壮阳的作用,对肾精亏虚、阳痿者亦有一定疗效。

第五节　运动健身人群

长期从事健身锻炼和运动训练的人群,机体的能量消耗以及代谢水平显然高于一般人,所以对营养的要求也有明显的特点。

(一)运动健身人群生理特点

运动健身人群的营养代谢和需要与一般人群不同,在能量代谢方面,运动健身者具有能量代谢高的特点。运动健身时肌肉代谢可比静止状态的代谢高约 1 000 倍。此外,不同的运动健身项目、不同年龄阶段人群、不同性别的运动健身者,体内物质代谢过程和营养需求特点也显著不同。因此,膳食营养的食物种类、质量、数量以及膳食营养搭配,应该适合于不同健身项目、不同年龄阶段、不同性别、不同健康状况的人群。

(二)运动健身人群食养需要

1. 能量 人体运动时,其能量消耗很大,如果不及时地进行补充,可能会导致运动能力和运动成绩下降,同时影响身体健康。补充糖(碳水化合物)在健身运动中是非常重要的,体内糖的有氧氧化是运动中能量供给的最主要而且最直接的来源。运动前补糖,可以增加体内糖原储备和血糖来源;运动中补糖,可以提高血糖水平、节约储备糖原的消耗,延长运动时间;运动后补糖,可以加速糖原储备的恢复。我们知道,体内糖原水平不仅与运动耐力密切相关,而且在很大程度上也是造成运动疲劳的主要原因。能量补充时,要根据运动项目的不同和运动负荷的不同来考虑补充能量的多少。有些项目能量消耗大,有些能量消耗较小,必须区别对待。大多数运动项目,如果运动负荷较大,那么一个人每日的能量消耗约为 3 513 kcal。

2. 蛋白质 长时间的有氧运动和工作使蛋白质代谢加强,会增加人体对蛋白质的需要量;力量训练因使肌肉组织增加,而需要增加蛋白质的摄入量;在运动过程中,由于细胞破坏增加、肌蛋白和红细胞合成代谢亢进以及应激时激素和神经调节等反应,也会增加人体对蛋白质摄入的需要。因此,健身人群一般都非常重视蛋白质的补充。对于健身人群来说,蛋白质摄入量应为总热量的 12%～15%,为 1.2～2.0 g/kg 体重,并且不仅要在数量上满足要求,在质量上至少应有 1/3 以上是必需氨基酸齐全的优质蛋白质,主要是动物蛋白质,也可选择大豆蛋白质作为优质蛋白质摄入。一些健身者错误地认为,多吃蛋白质会促进肌肉的增长,但事实证明,必须在渐进性力量练习的前提下,适量的蛋白质才能促使肌肉增长。摄入过量蛋白质不仅不能合成过多肌肉,而且过量蛋白质对人体是有害的,会加重肝脏和肾脏的负担,导致脂肪储存增加,造成脱水和体液酸化,使疲劳提前发生,降低运动能力。

3. 矿物质　高强度的训练会使健身者和运动员流失更多的矿物质,如镁、铜、锌、硒和铬。正因为如此,健身者和运动员通常需要摄入比普通居民更多的矿物质,以满足日常的营养需求。为了完成每日的训练任务,健身者和运动员通常需要摄入更多的能量(食物)。所以,同维生素一样,如果日常饮食能够为健身者和运动员提供充足的能量,并维持他们的体重。那么,这些健身者和运动员就无须额外购买矿物质营养补剂。

4. 维生素　运动过程中,人体需要的能量摄入量和消耗量均增加,进而导致体内自由基成倍增多,最多时可达到平时的千倍。身体因此不得不消耗大量的抗氧化物质——维生素 C、维生素 B、维生素 E 来消除多出来的自由基。因此,食品营养专家提示,健身者在高强度运动后最好服用适量的维生素 E 补充剂和食用富含维生素 E 的食品。另外,维生素 E 补充剂和富含维生素 E 的麦胚及其制品还有减轻肌肉酸痛、消除疲劳、恢复体力的作用。

5. 水　人在剧烈运动时,由于消耗能量而发热,使体温上升,出汗成为调节机体热平衡的主要途径。运动中的排汗率和排汗量与很多因素有关,运动强度、密度和持续时间是主要因素,运动强度越大,排汗率越高。此外,外界气温、湿度、健身者的训练水平和对热适应等情况都会影响排汗量。如足球健身者踢球 1 h,体内水分约减少 10%,而这些水分主要来自血浆细胞间液和细胞内液体,若不及时补充液体,不仅会发生脱水现象,还会增加心血管负担,引起循环功能障碍,导致肾功能损害。

（三）合理饮食原则

1. 注意不同能量物质的摄入比例　健身运动者并非是吃肉越多越好,而是要根据不同的消耗特点,合理配备各种营养素的比例。我国居民的膳食能量是以糖为主的,脂肪的摄入量最少。在多数情况下,健身锻炼者的比例是蛋白质∶脂肪∶糖为 1∶（0.7～0.84）∶4,经常从事耐力项目的锻炼者,糖的比例应更高,即蛋白质∶脂肪∶糖为 1∶1∶7。总的原则是高糖低脂肪,而某些健美增肌人群蛋白质、脂肪、糖的比例有时可能达到 1∶1∶3 左右。

2. 注意抗氧化剂的合理补充　机体的抗氧化物质有自身合成的,也有由食物供给的。众多的抗氧化酶和抗氧化剂构成了身体中的抗氧化系统。膳食中主要的抗氧化剂包括番茄红素、维生素 E、维生素 C、硒和牛磺酸等。

番茄红素是类胡萝卜素的一种,属于植物来源的维生素 A。番茄红素是目前发现的功能最强大的抗氧化剂,它的抗氧化活性是维生素 E 的 100 倍。每日补充 10 mg 番茄红素,对于清除体内自由基、消除疲劳、提高机体免疫力都有明显的促进作用。维生素 E 是细胞膜内重要的抗氧化物质,并对肌肉收缩期间的能量供给和离子释放与摄取有重要作用。每日补充维生素 E 10～40 μg（400～1 600 IU）可减少大强度运动和其他情况引起的自由基增加对机体的损伤。

维生素 C 具有很多生物学功能,如参与集体的氧化还原过程、造血和解毒等。补充维生素 C 可以明显降低运动引起的氧化反应。

硒是身体里一种抗氧化酶——谷胱甘肽过氧化酶的必需成分,该酶可以减轻运动引起的脂质过氧化程度。补硒能够提高谷胱甘肽过氧化酶的活力,从而提高人体的抗氧化能力。

3. 注意食物的合理选用与烹调 对健身锻炼者的膳食调理,要尽量选择那些容易消化吸收、营养丰富的食物,同时要考虑酸碱性食物的搭配,烹调时要尽量保存食物的营养成分,如青菜不宜长时间蒸煮等。另外,还要注意食物的色、香、味,这样有利于增进锻炼者的食欲。

(四)建立合理的膳食制度

建立合理的膳食制度,一是严格控制饮食时间,要求锻炼者进食的时间与锻炼的时间相适应,一般运动前 1.5～2.5 h 进食和运动后 30 min 以上再进食为好,否则不利于运动和身体健康;二是严格控制每餐的食量,健身锻炼者更应该重视一日三餐的食量与营养成分的科学搭配,其基本原则是运动前的一餐食量不宜过多,保证有较多的糖、维生素和磷,少量的脂肪和纤维素即可。运动后的一餐食量可以适当多一些,营养素更充分一些;一般晚餐的食量不宜过多,脂肪和蛋白质以及刺激性的食物也不宜过多,以免影响睡眠,不利于运动后的体能恢复。有早锻炼习惯的人,早餐应含蛋白质和维生素多一些,因为机体经过一夜的基础代谢和早锻炼,消耗了大量的能量,必须补充。健身健美锻炼者也可采用一日五餐制。

(五)注意男女营养素补充的侧重点

性别不同,其身体结构、激素水平、物质代谢等都会有所差异,所以不同性别对于营养物质的需求也不同,这一点也应引起健身人群的特别重视。男子要特别注重镁、铬、锌、维生素 A、B 族维生素、维生素 C、维生素 E、纤维素和水等九大营养素的补充；女子要注意减少脂肪摄入，补充足够的膳食纤维和各类维生素以及铁、钙、锌、镁，适当摄入谷氨酸、天门冬氨酸等脑神经的营养素。女子还要注重美容营养素的补充，包括蛋白质、维生素 E、维生素 C 以及 β-胡萝卜素。这类维生素是机体重要的抗氧化剂，可保护机体免遭自由基氧化的损伤，减少脂质过氧化作用，而且维生素 E 和维生素 C 对于维持正常的免疫功能是必不可少的。上文介绍过的番红素是近几年最新发现的一种更强有力的抗氧化剂，人体自身不能产生，大多数水果和蔬菜如番茄、石榴、西瓜和柚子等中均含有，是一种天然的生物色素，对女性健康也很有益处。

（六）健身人群常见的营养误区

1. 误区一　"健身后的疲劳是肌肉酸痛引起的，和吃什么关系不大"。

疲劳确实和身体的血乳酸堆积呈正相关，所以健身后疲劳形成的原因中有一条确实是血乳酸堆积。但是运动膳食是可以调节运动疲劳的。

运动前适当多食些碱性食物，有利于延迟疲劳的出现，专业上称为"运动前碱储备"。同时，运动后适当食用些碱性食物，也可以促进疲劳的恢复，是运动后疲劳恢复的众多专业手段中的一种。当然还包括运动后按摩、睡眠恢复、中药浴、自我放松、心理调整等。

碱性食物的概念：食物中含有较多的钠、钾、钙、镁等碱金属元素，在体内代谢的产物呈碱性，称之碱性食物。常见碱性食物有水果、蔬菜、豆类、菌藻类食物等。

2. 误区二　"健身中易出汗，喝水特别重要，宁可多不可少"。

运动中出汗量大,易脱水是常见问题。但人体在大量出汗后,如果补充水量过多,特别是只补充纯净水,这是存在一定危险性的,如易发生低钠血症。原因很简单,试想,流失的汗液主要成分是水,还有少量的矿物质盐、水溶性维生素,如果出汗量大,同时一时又有大量水进入体内,体内的矿物质盐的血浓度就会降低。轻度低钠血症的症状主要表现为:头晕、恶心、食欲不振、全身无力。运动补水的原则是量出为入,少量多次,消除渴感的基础上再适当加饮一点。如果持续运动 40 min 而不补充水是危险的,如果持续运动 90 min,那就不能仅补充水,还要补充少量糖及盐分,可直接选择弱碱性电解质运动饮料。运动中饮水一般每次150～200 mL,每隔 20～30 min 1 次,水的温度以 7～14℃为宜。

3. 误区三 "一会要去健身,这顿要吃得多点、好点"。

健身需要消耗比平时生活活动更多的能量,这种理解是正确的。但如果健身前一餐吃得过"多"、过"好",其结果可能是利少弊多。吃得过多,胃肠道负担加重,易诱发运动中腹痛,所以运动前一餐以七成饱为宜。吃得过好,会导致优质蛋白质食物过量,或脂肪摄取量过高,这也会增加消化系统的负担,而且对于即刻的健身是没有直接意义的。当然,健身人群相对于非健身人群,优质蛋白质的需要量会增加。但对于健身前一餐,我们提倡以充足的碳水化合物为主,以保证血糖稳定及肝糖原、肌糖原的储存,为健身提供优质能源,专业上称为"运动前糖储备"。另外,健身前一餐,应选择以蒸、煮、炖为主的易消化食物,少食煎炸类的难消化食物。

（七）健身人群食养食疗方选

1. 减肥祛湿方

（1）莲子瘦身粥:莲子 30 g,芡实 30 g,薏苡仁 50 g,龙眼肉 8 g,猪肉 300 g,蜜枣 2 颗。将所有材料清洗干净,水煮开后,加入所有材料,先用大火煮 10 min,再转小火煮 2 h,调味即可。此汤能补脾化生气血,促进血液循环,更可令面色红润。汤中的龙眼肉有补气益血之功效,莲子能养心健脾,而薏苡仁则有美白及消肿的功效,可健脾益气、补血润肤、美白肌肤、改善肥肿。

（2）冬瓜薏苡粥：冬瓜 150 g,薏苡仁 50 g。将冬瓜切成小块,与薏苡仁加水共煮,至熟为度。每日 1 次,顿食,具有健脾利湿、消脂减肥的功效,适用于肥胖症和减肥健美。

（3）三鲜冬瓜：冬瓜 500 g,熟火腿 30 g,冬笋、蘑菇各 25 g,葱花、味精、精盐、胡椒粉、鸡汁、水豆粉、香油、炼猪油各适量。将冬瓜切片,再放入沸水锅内焯至刚熟时即捞起。熟火腿、冬笋、蘑菇切成薄片；将炒锅置中火上,下猪油烧至三成热,放入冬瓜、火腿、冬笋、蘑菇片炒一下,再加入鸡汁、精盐、胡椒面、味精,烧至软熟入味,然后用水豆粉勾芡,再加葱花,淋上香油,推匀起锅即成。佐餐服食,此款菜品消脂解腻、减肥强肌,适用于营养性肥胖。

2. 健脾益气强身方

（1）山楂荷叶参粥：山楂 15 g、新鲜荷叶一张（或荷叶 15 g）、西洋参 5 g、粳米 100 g。上料加入清水、稀粥食用,1 日饮用。此粥品清心通滞、清暑除烦,兼有补气的作用,适合于烦躁不安兼气阴不足的减肥者,西洋参亦可单独冲开水饮用。

（2）健脾养肾粥：白术 15 g,何首乌 10 g,枸杞子 20 g,白米 250 g。白术和何首乌入锅煮,经一段时间后捞出,将其汤与枸杞子、大米一起熬至入味。具有健脾补肾、强壮肌肉功效。白术易补气健脾,何首乌可补肾、补血、养脑、乌发、安神,枸杞子能养血补肾。在增加蛋白质前饮用,有利于营养物质更好吸收。

第六节　四季节气养生与膳食养护

一年四季气候变化影响着人体的生理功能与病理变化,顺应"春生、夏长、秋收、冬藏"的自然规律是各类体质和各种不同生理阶段人体四时调护的重要根据。历代中医学家总结出"春夏养阳,秋冬养阴"的调护原则,春夏之时阳气生发,故当养护阳气以防其耗散,随阳而泄;秋冬之际乃收藏之令,当重视养护阴气,防止人体精元亏乏。此外,四时养护也需注重与五脏的关联:肝主春,心主夏,脾主长夏,肺主秋,肾主冬。

(一) 春季膳食调护

《黄帝内经》云:"春三月,此谓发陈,天地俱生,万物以荣。"春季天气渐暖,阳气回升,万物生发,人体之阳气顺应自然而向上生发,春季的膳食调护既需注重调动体内阳气生发舒畅,又要注意防止阳气耗散过度。同时春季多风,风乃百病之长,也需注意避免风邪侵袭。此外,可根据自身情况,适度锻炼中医传统功法"五禽戏"中的虎戏,春季是肝经的主季,虎戏使身体舒展,肢体灵活,筋膜柔软,与肝主筋相合。

1. 立春　立春,为二十四节气之首,立,始建也,春气始而建立也。立春为每年公历 2 月 5 日前后,太阳黄经 315°。立春时,尤应注意养肝护肝,肝喜条达恶抑郁,应尽量避免大怒而伤肝。

立春膳食调护方:胡萝卜炖牛肉。牛肉 250 g,胡萝卜 120 g,调料适量,炖煮。胡萝卜能护肝明目,润肠通便,配合牛肉有助于增强人体免疫力。

2. 雨水　雨水是二十四节气之第 2 个节气,太阳到达黄经

330°,在每年公历 2 月 18~20 日交节。雨水到来,气温回升,但此时气温易上下波动,人们不宜过早脱掉棉衣。

雨水膳食调护方:薏苡仁粥。薏苡仁 60 g,粳米 60 g,煮粥。薏苡仁能淡渗利湿,健脾止泻,配合粳米养护脾胃,可增强人体在雨水节气的脾胃功能,防止湿伤脾胃。

3. 惊蛰 惊蛰是二十四节气中的第三个节气,太阳到达黄经 345°,于公历 3 月 5~6 日交节。时至惊蛰,阳气上升气温回暖,春雷乍动,雨水增多,万物生机益然。惊蛰雨水更多,同时各类过敏性、传染性疾病高发,年老体弱者应少去公共场合,出门佩戴口罩,防止邪气侵袭卫表。

惊蛰膳食调护方:葱豉豆腐汤。葱白 20 g,淡豆豉 20 g,豆腐 250 g,煮食。葱白、豆豉入肺胃两经,配合豆腐具有益气和胃的功效,适用于在惊蛰节气增强免疫力,减少外感病邪的概率。

4. 春分 春分是春季第四个节气,太阳黄经达 0°,于每年公历 3 月 19~22 日交节。春分的气候特点是天气温暖、阳光明媚,万物进入茁壮生长阶段,春分后昼长夜短,人们应注意勿睡得太晚,耗气伤肝。

春分膳食调护方:山药核桃羹。核桃仁 10 g,山药 40 g,冰糖少许,共煮为羹。山药补肺、脾、肾,配少量核桃仁补益肺肾,平补而不滋腻,适用于食欲不振、困倦乏力者春分时节进补。

5. 清明 清明是春季的第五个节气,太阳到达黄经 15°,于每年公历 4 月 5 日前后交节。清明时节草木萌动、百花盛开,自然界呈现一派生机勃勃的景象,此时,养护情绪和精力十分重要,应注意勿要因踏青扫墓而劳累伤心。

清明膳食调护方:鲤鱼赤小豆汤。鲤鱼 1 尾,赤小豆 100 g,煮食。鲤鱼能补脾益胃,利水消肿,配赤小豆甘酸性平,补而不腻,利而不伤,达到清补而不因清明雨水导致湿蕴中焦的功效。

6. 谷雨　谷雨是春季的最后一个节气,太阳黄经为 30°;于每年公历 4 月 19~21 日交节。此时降水明显增加,田中的秧苗初插、作物新种,最需要雨水的滋润,降雨量充足而及时,谷类作物苗壮成长,年老体弱或脾胃虚弱者尤应注意防潮祛湿。

谷雨膳食调护方:冬瓜海带荷叶排骨汤。冬瓜 500 g,干荷叶 5 g,海带 50 g,猪小排 150 g,生姜 3 片,煮汤。冬瓜、荷叶利水祛湿,海带利水祛湿的同时能补钙,配猪小排血肉有情之品补益脾肾,适用于谷雨时节祛湿进补。

(二) 夏季膳食调护

《黄帝内经》云:"夏三月,此谓蕃秀,天地气交,万物华实。"夏季天气渐热,天阳下济,地热蒸腾,天地之气上下交合而万物生长茂盛,人体之阳气此时也最易耗散。夏季的膳食调护既需注重防止耗气伤津,又要防止长夏湿热损伤脾胃。此外,可根据自身情况,适度锻炼中医传统功法五禽戏中的猿戏和熊戏,夏季与长夏是心经与脾经的主季,此时锻炼能促进人体心气充盈,调达脾胃运化精微的功能。

1. 立夏　立夏是夏季的第一个节气,交节时间在每年公历 5 月 5~7 日,太阳黄经达 45°。时值立夏万物繁茂,日照增加,逐渐升温,在立夏时节尤应注重养心。

立夏膳食调护方:丝瓜粥。丝瓜 100 g,粳米 300 g,煮粥。丝瓜具有一定化痰清热的功效,配合粳米清暑气而不伤正,尤适用于预防立夏易出现的口干、咳嗽咳痰等症状。

2. 小满　小满是夏季的第二个节气,太阳黄经达 60°,于每年公历 5 月 20~22 日交节。小满时节各地冬小麦即将成熟,小满中的"满"指雨水之盈,此阶段人们应注意祛湿护脾。

小满膳食调护方:薏苡仁红豆绿豆浆。绿豆 20 g,红豆

20 g,薏苡仁 30 g,榨汁食用。三者合用在健脾祛湿同时,略微清解暑气,适用于小满时节服用,尤其适合于食欲不佳、小便黄赤、四肢困重、舌苔黄腻、质淡胖的脾虚湿热蕴结者以清热健脾、利水运湿。

3. 芒种 芒种是夏季的第三个节气,太阳黄经达 75°,于每年公历 6 月 5～7 日交节。"芒种"含义是"有芒之谷类作物可种,过此即失效"。芒种时节气温显著升高,雨量充沛,空气湿度大,长江以南逐渐进入梅雨时期,这一时节人们应注意祛暑防湿,素有脾胃功能虚弱者尤应予以注意。

芒种膳食调护方:泥鳅炖豆腐。泥鳅 150 g,豆腐 100 g,炖食。泥鳅甘平,具有补肾健脾利水清热的功效,配合豆腐甘凉,适用于芒种时节健脾和胃,清暑利湿。

4. 夏至 夏至是夏季的第四个节气,太阳黄经达 90°,于公历 6 月 21～22 日交节。大地万物此时生长最为旺盛,人们应开始注意防暑,多睡子午觉。

夏至膳食调护方:薏苡仁绿豆粥。薏苡仁 200 g,绿豆 100 g,粳米 300 g,煮粥。三者相配具有健脾化湿、清热解暑的功效,适用于预防夏至时节出现的口渴胸闷,小便不畅等症状。

5. 小暑 小暑是夏季的第五个节气,太阳黄经达 105°,于公历 7 月 6～8 日交节。暑性炎上,小暑为小热,民间有"小暑大暑,上蒸下煮"之说。这一时期在健脾养心的同时,阳气的顾护也需予以重视,老人、孩童、孕妇产妇及病患人群在小暑尤应避免过食生冷。同时,随着气候逐渐转热,自然界蚊虫、病原菌等繁殖速度加快,饮食清洁卫生也需时时注意。

小暑膳食调护方:莲子百合炖猪肉。莲子 50 g,百合 50 g,猪肉 200 g,炖煮。莲子百合清暑宁心,配合猪肉平补,适用于预防小暑时节出现的心烦失眠、气虚体弱等情况。

6. **大暑** 大暑是夏季的第六个节气,太阳黄经达 120°,于公历 7 月 22 日～24 日交节。大暑乃炎热之极,是一年中阳光最猛烈、最炎热的节气,人们在大暑当令应避免中暑。

大暑膳食调护方:荷叶薄荷粥。鲜荷叶 1 张,薄荷 30 g,粳米 100 g,熬粥。薄荷配鲜荷叶清热解暑,配粳米健脾和胃,适用于大暑时节易出现的心烦口渴、食欲不佳等情况。

(三)秋季膳食调护

《黄帝内经》云:"秋三月,此谓容平,天地以急,地气以明。"秋季天气逐渐转凉,进入阳消阴长之阶段,秋季的膳食调护需以甘平甘润为主,少食辛辣,忌过服滋腻之品而导致腹胀痞满。此外,可根据自身情况,适度锻炼中医传统功法五禽戏中的鹤戏,秋季是肺经的主季,肺主宣发肃降,外合皮毛,鹤戏的动作升降开合,舒展胸廓,锻炼鹤戏能使呼吸平稳,身体轻灵。

1. **立秋** 立秋是秋季的第一个节气,太阳黄经达 135°,于每年公历 8 月 7～9 日交节。立秋是阳收阴长的转折,万物开始从繁茂成长趋向成熟。立秋后需注意养肺。

立秋膳食调护方:百合杏仁粥。百合 10 g,杏仁 6 g,粳米 100 g,煮粥。百合养阴而不滋腻,配合杏仁舒畅肺气,具有滋阴润肺的功效,适用于预防立秋时节出现的咳喘、失眠、心烦等症状。

2. **处暑** 处暑是秋季的第二个节气,太阳黄经达 150°,于每年公历 8 月 22～24 日交节。时至处暑,已到了高温酷热天气"三暑"之"末暑",意味着酷热难熬的天气到了尾声。此时需要防止因天气渐燥出现皮肤瘙痒干裂等情况。

处暑膳食调护方:沙参粥。沙参 15 g,粳米 50 g,共煮食粥。具有养阴润肺、益胃生津之功效,适用于预防处暑时节易出现的口燥咽干、干咳无痰等秋燥现象。

3. **白露** 白露是秋季第 3 个节气,太阳黄经达 165°,于公历

9月7～9日交节。白露后冷空气转守为攻,白昼有阳光尚热,但傍晚后气温便很快下降,昼夜温差逐渐拉大,需注意添衣保暖。

白露膳食调护方:党参黄芪鸡。党参30 g,黄芪30 g,母鸡1只,炖食。党参、黄芪补气健脾,配合母鸡滋阴补虚,适用于预防白露时节易出现的因天气转凉而体虚外感的情况。

4. 秋分　秋分是秋季第四个节气,太阳黄经达180°,于公历9月22～24日交节。秋分日后,太阳光直射位置南移,昼夜温差加大,气温逐日下降,需注意保暖防寒,同时也需防止秋燥伤阴。

秋分膳食调护方:天门冬粥。天冬20 g,粳米100 g,煮粥。天冬养阴润肺而不碍胃,适用于预防秋分时节常见的因秋燥导致的干咳痰少、咽喉痛等症状。

5. 寒露　寒露是秋季的第五个节气,太阳黄经达195°,于公历10月7～9日交节。寒露是一个反映气候变化特征的节气。进入寒露,时有冷空气南下,昼夜温差大,并且秋燥更明显。

寒露膳食调护方:川贝炖雪梨。雪梨800 g,川贝10 g,冰糖少许,炖煮。川贝润肺生津、化痰止咳,配合雪梨加强滋阴润肺的功效,可预防寒露时节出现无痰久咳的情况。

6. 霜降　霜降是秋季的最后一个节气,太阳黄经达210°,于公历10月23～24日交节。进入霜降节气后,深秋景象明显,是一年之中昼夜温差最大的时节。需注意防寒保暖,慎食生冷。

霜降膳食调护方:板栗粥。板栗150 g,小米200 g,煮粥。板栗健脾养胃、强筋健骨,配合小米增加养胃和中的作用,适用于霜降时节增强免疫力而抵御秋寒。

(四) 冬季膳食调护

《黄帝内经》云:"冬三月,此谓闭藏,水冰地坼,无扰乎阳。"冬季天气寒冷,万物收藏,人体阳气也处于潜藏之态,冬季的膳食调护即需注重敛养阴气,同时冬季寒气旺盛易伤阳气,也需兼顾护卫阳气。此外,可根据自身情况,适度锻炼中医传统功法五禽戏中的鹿戏,冬季是肾经的主季,肾主骨生髓,锻炼鹿戏能使筋骨强劲,肾气充盈。

1. 立冬 立冬是冬季的起始,太阳黄经达 225°,于公历 11 月 7～8 日之间交节。立冬意味着生气开始闭蓄,万物进入休养、收藏状态,需减少外出,早睡晚起以顺应天时。

立冬膳食调护方:金玉羹。山药 150 g,板栗 150 g,羊肉汤适量,调羹。山药性味甘平,配合板栗之甘温,羊肉汤之温补,具有健脾养胃、补肾强筋骨的功效,适用于改善立冬时节人体的免疫功能,具有固护肾气的作用。

2. 小雪 小雪是冬季第 2 个节气,太阳到达黄经 240°,于公历 11 月 22～23 日交节。小雪是寒潮和强冷空气活动频数较高的节气,需要加强身体局部的保暖,防止冻疮的发生。

小雪膳食调护方:黄芪龙眼牛肉汤。黄芪 10 g,龙眼 20 g,陈皮 10 g,牛肉 200 g,熬汤。黄芪、陈皮健脾和胃,增强消化,配龙眼、牛肉益气护阳,适用于改善小雪时节消瘦乏力,畏寒肢冷等症状。

3. 大雪 大雪是冬季的第三个节气,太阳黄经达 255°,于公历 12 月 6～8 日交节。大雪标志着仲冬时节正式开始,气温显著下降伴降水量增多,需注重预防风寒感冒,注意全身保暖。

大雪膳食调护方:枸杞牛肉粥。枸杞子 30 g,牛肉 100 g,粳米 60 g,葱白 2 根,煮粥。枸杞子味甘平,补肾益精,配牛肉补虚温阳,葱白去腥,具有补肾益精的功效,适用于固护大雪时节人体阳气。

4. 冬至 冬至是冬季的第四个节气,太阳黄经达 270°,于公历 12 月 21～23 日交节。冬至过后,各地气候都将进入最寒冷的阶段,人们可根据自身实际情况,适当食用羊肉以固护阳气。

冬至膳食调护方：白萝卜炖羊肉。白萝卜 200 g，羊肉 200 g，葱白 2 根，姜片适量，炖食。羊肉大热，具有温补脾胃、补血温经的功效，配合白萝卜补益而不滋腻，适用于提升冬至时节体内的阳气。须适量食用，防止过热伤阴。

5. 小寒　小寒是冬季的第 5 个节气，太阳黄经达 285°，于公历 1 月 5～7 日交节。冷气积久而寒，小寒是天气寒冷但还没有冷到极致。此时体质虚弱者，尤其老人与孕妇、乳母需做到"三防"：一防头颈寒，二防身受凉，三防脚不暖。

小寒膳食调护方：生姜羊肉汤。生姜 20 g，羊肉 300 g，煮汤。羊肉温补脾胃、补血温经，配合生姜促进食欲、温中散寒，适用固护小寒时节人体的肾气。须适量食用，防止过热伤阴。

6. 大寒　大寒是冬季中的最后一个节气，太阳黄经达 300°，于公历 1 月 20 日左右交节。大寒同小寒一样，都是表示天气寒冷程度的节气，是天气寒冷到极致的意思。此时除了防寒外，更需注意保养脾胃，慎食辛辣厚腻之品，进补不可过热。

大寒膳食调护方：炖童子鸡。童子鸡 1 只，黄芪 30 g，枸杞子 30 g，白术 10 g，陈皮 10 g，麦冬 10 g，炖食。黄芪、白术补气健脾，配合陈皮加强脾胃运化；枸杞子补益肝肾，配合童子鸡益气养血，补益肾精；少佐麦冬补阳而不伤阴，补气而不伤津，适用于大寒节气调养脾胃，滋补肝肾。

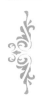

第七章
常见内科疾病的食养食疗

第一节 感 冒

感冒是由多种病毒或细菌经飞沫传播引起的急性上呼吸道感染,开始病变局限于鼻咽部,鼻塞、流清涕、打喷嚏,咽干而发痒或疼痛,可伴发热恶寒,约3～4日热退。病情持续进展,可见咳嗽、胸闷、全身酸痛、乏力、头痛、胃纳欠佳、腹胀、便秘等症状。多见于冬春季节,潜伏期为1～3日。中医称普通感冒为伤风,由感受外邪导致肺卫功能失调所致,根据感邪的寒温之性,一般分为风寒、风热两种类型。风寒感冒症见恶寒,可伴发热,鼻流清涕,头痛,咳嗽,或有全身骨节酸痛,舌苔薄白,脉浮紧或缓;风热感冒症见发热,微恶风寒,头胀痛,汗出,鼻塞或流浊涕,咽喉肿痛,咳嗽,痰黄稠,口渴,小便黄,舌苔薄白或略黄,舌边尖红,脉浮数。此外,若兼感湿邪夹杂,还可见头身困重,汗出黏滞,恶寒发热,鼻塞,胸闷脘痞,舌苔白腻或黄腻,脉濡或滑。

（一）饮食调养

患病期间多伴有发热、出汗,水分消耗较大,建议多饮水,以利于排泄毒素,保持呼吸道湿润,尤其对于风热感冒,风热之邪易消耗人体津液,补充水分以滋阴生津。这一阶段,患者脾胃功能易受到影响,饮食宜清淡稀软,避免食用油腻之品,如方便面、薯片、炸鸡等油炸食品和肥腻肉食等,以利于消化吸收,并减轻脾胃负担,特别在扁桃体发炎、食欲不振时,宜食糙米粥、米汤、玉米面粥、面条、蛋花汤、藕粉糊、杏仁粉糊等流质或半流质食物,同时,适当补充肉、蛋、奶,不仅易于消化,还能补充优质蛋白质,有利于增强机体抗御细菌、病毒的效力。感冒易导致患者食欲不振,可适当减少每餐的摄入量,少食多餐,除了早、中、晚三餐,可以分别在上午、下午增加一餐,以保证营养供给。

感冒期间,需多吃蔬菜、水果以补充人体必要的维生素和各种微量元素。患者免疫力下降,胃肠动力较弱,应尽量避免食用粗纤维食物如芹菜、韭菜、茼蒿等。辛辣食物可能增加咽喉不适,进一步降低胃肠道功能,应予以避免。酒精还可使全身血管扩张、中枢神经系统兴奋,致使免疫功能减弱;浓茶、浓咖啡等会导致胃肠不适,茶叶中的一些成分如茶多酚、鞣酸等可对抗、降低或干扰解热镇痛药的药效,或与感冒药中的酸性或生物碱成分发生沉淀反应,使药物变质失效。因此,在感冒治疗期间,最好忌饮酒和浓茶、浓咖啡。甜食如芒果、葡萄、荔枝、甘蔗、菠萝等高糖食物和甜品、点心等会增加痰的分泌量和黏度,还易导致腹胀,抑制食欲,在感冒期间需尽量避免食用。风寒感冒者宜多吃生姜、大葱(葱白)、芫荽等,也可以炖煮梨汁、苹果汁等;风热感冒者宜多食小青菜、白菜、荠菜、番茄、苹果、梨等;湿邪兼夹者可多食茭白、冬瓜、丝瓜、黄瓜等。风寒感冒者忌食生冷瓜果及冷饮;风热感冒者忌食温热性质的食物;湿邪兼夹患者还须忌过咸食物,避免湿滞生痰,刺激气管引起咳嗽加剧,不利于感冒康复。

平日可选择一些具有预防感冒作用的食物,如酸奶富含乳酸菌,能促进血液中白细胞的生长,有效预防感冒,日常食用不仅能保护肠道,还能增强抵抗力;红薯含有丰富的β-胡萝卜素,能有效提高肌肤抗御外邪的能力,且热量低,富含纤维素,有助于肠道消化;牛肉、蘑菇均能促进白细胞增殖,提高机体抗御病毒、细菌侵害的免疫力;大蒜具有抗毒杀菌作用,有效降低感冒发病率,时常食用这些食物则有利于防范感冒的发生。

(二)食疗方

1. 姜糖苏叶饮 生姜 3 g,苏叶 3 g,红糖 15 g。生姜、苏叶洗净切成细丝,共入锅内,加水 200 mL,煮至沸腾,加入红糖;或以 200 mL 沸水冲泡,加盖温浸 10 min 即成。每日 2 次,趁热服下,温覆取汗,连服 2~3 日。具有辛温解表、宣肺理气之效,适用于风寒感冒患者。

2. 桑菊薄荷饮 桑叶 5 g,菊花 10 g,薄荷叶 10 g。放入茶壶内,用 400 mL 开水浸泡 10 min 即成。代茶频服,连服 2~3 日。具有辛凉解表、疏风宣肺之效,以风热感冒患者食之为佳。

3. 藿苏饮 鲜藿香叶 15 g,鲜紫苏叶 15 g,白糖 20 g。藿香、苏叶洗净共入锅中,加水 500 mL,煮沸后,改文火加热 5 min,待香气飘散加入白糖即可。代茶频服,连服 2~3 日。具有辛宣芳化、透表散湿之效,适用于湿邪兼夹的感冒患者。

第二节　哮　　喘

哮喘是一种常见的发作性变态反应性疾病,以慢性气道炎症为特征。发病时,支气管平滑肌痉挛,伴有不同程度黏膜水肿和腺体分泌亢进,症见胸闷、气急、哮鸣、咳嗽及咯痰,甚则喘息不能平卧等。该病在寒冷季节或秋冬气候转变时较多发病。哮喘与遗传过敏性体质相关,具有明显的家族聚集倾向。屋尘螨、真菌以及花草粉是室内外引起哮喘的常见变应原。呼吸道病毒感染、情绪紧张或激动、剧烈运动也可引发哮喘。中医将发作期哮喘根据患者寒热特征分为寒哮与热哮两型,寒哮者发病多胸膈满闷如塞,咯痰稀薄,面色晦滞而青,口不渴或喜热饮,形寒怕冷,舌苔白滑,脉弦紧,天冷或受寒易于发作;热哮者发病多喘粗息涌,发热,面红心烦,痰黄黏稠,舌红苔黄腻,脉滑数。缓解期又可根据体质偏颇分为肺虚型、脾虚型与肾虚型。肺虚型患者常见面色㿠白,舌淡苔薄白,脉浮而缓,平素易汗出而恶风,易患感冒,常因气候变化而诱发哮喘;脾虚型患者平日胃纳欠佳而易腹胀,大便溏薄,舌淡胖,苔白滑或薄腻,脉虚软无力,往往因饮食失当诱发哮喘;肾虚型患者平日易气息短促,动则喘甚,舌淡苔白,质胖嫩,脉沉细,劳累后易发哮喘。发作期患者以遵医嘱、配合为宜。本文侧重对哮喘缓解期的日常饮食调养提出建议,以预防哮喘发作。

（一）饮食调养

有哮喘病史的过敏性体质者宜少食异性蛋白类食物,如鱼、虾、蟹、肥肉、巧克力等发物,饮食以清淡为原则,忌食滋腻厚味煎炸之品,可多食用一些易消化、富于营养的半流质饮食,适量多饮水以稀释痰液,有利排出,严重时应进流食。平日的饮食营养品质应保障,注意食用充足的、生物利用率较高的优质蛋白质与富含铁的食物,多食乳类、蛋、家禽、瘦肉、动物肝及豆腐、豆浆等豆制品,但若对某种食物过敏,则应避免食用。

宜常吃新鲜蔬菜和水果,如白菜、萝卜、青菜、丝瓜、南瓜、冬瓜、芹菜、紫苏叶、荸荠等,不仅可补充各种维生素和矿物质,还有清痰去火的效果,而枇杷、橘子、雪梨、杏等水果的摄入不仅可祛痰止咳,还具有通补脾、肺、肾三脏的作用。但注意少食寒凉、生冷、湿滞之品,如雪糕、冷饮、苦瓜、海带等,水果多以温性或炖煮过再食用为佳,可适量择用如核桃仁、杏仁、山药、芡实、蛤蚧、鸡肉、鹌鹑、燕窝、百合、无花果、蜂蜜等具有定喘功效的药食佳品。避免吃刺激性食物和烟酒之品。辣椒、胡椒、芥末等对气道刺激性大,烟酒也易助火生痰,对呼吸道黏膜造成损伤,皆易诱发哮喘。

由于哮喘患者往往脾胃功能较差,宜少食多餐、细嚼慢咽,不宜过饱,以便减轻胃肠负担,利于消化吸收。哮喘患者可进行过敏原检测,对于可能诱发自己哮喘的食物应绝对禁止使用,避免哮喘急性发作。中医认为,哮喘病肺虚者可食用糯米、杏仁、太子参等滋补肺气;脾虚者可选用黄芪、人参、麦芽、大豆黄卷等补益脾胃之气;肾虚者宜适当食用山药、芡实、莲子等调摄肾气。

(二) 食疗方

1. 麻杏豆腐羹　豆腐 100 g,杏仁 9 g,麻黄 3 g。食用盐 3 g、香油 3 mL。将杏仁、麻黄洗净,共装入纱布袋,将口扎紧。然后将豆腐切成 2 cm 方块,与纱布袋一起放入砂锅,加 500 mL 水,先用武火煮沸之后,改文火继续炖煮 30 min,捞出药袋,砂锅中加入食用盐、香油调制即成。每日分 2 次食用汤羹,服用 3 日为 1 个疗程。可根据病情选择服食,哮喘易发阶段可增加服用频次。具有辛温解表、宣肺化痰之效,适用于哮喘缓解期或寒哮者。

2. 黄芪炖乳鸽　黄芪 30 g,山药 30 g,茯苓 15 g,乳鸽 1 只。食用盐 5 g。乳鸽去内脏洗净,与黄芪、山药、茯苓共放入锅内,加水没过食材,隔水炖 2 h,加入食用盐调味。佐餐服用。具有健脾益气、培土生金之效,适用于哮喘缓解期。

3. 豆腐萝卜蜜汁　豆腐、萝卜各 500 g,麦芽糖 100 g,蜂蜜 15 g。

将萝卜洗净,榨取汁 1 杯,与豆腐、麦芽糖混合,煮开,加入蜂蜜。具有清肺健脾、化痰理气之效,喝汤食物。适用于哮喘缓解期与发作期。

第三节 高 血 压

高血压,是一种由多种病因相互作用所致的复杂的以动脉血压持续升高为特征的进行性"心血管综合征"。目前我国高血压诊断标准为在未使用降压药物的情况下,非同日测量血压,收缩压≥140 mmHg 和(或)舒张压≥90 mmHg。该病可分为原发性高血压(高血压病)和继发性高血压。前者以血压升高为主要表现,是多种心脑血管疾病的重要病因与危险因素;后者则继发于肾脏、内分泌和神经系统疾病引起的高血压,多为暂时的,在原发病治愈后,高血压会随之消失。根据中医辨证,可将本病分为三型:肝阳上亢型、肝肾阴虚型与阴阳两虚型。肝阳上亢型表现为头目胀痛,性情急躁,失眠,口干苦,面红目赤,舌红苔黄,脉弦有力或数;肝肾阴虚型表现为头部空虚感、头痛、眩晕耳鸣,面部潮红,手足心热,腰膝酸软,舌红苔薄或少苔,脉弦细或沉细;阴阳两虚型表现为严重眩晕,走路自觉轻浮无力,面色白,心悸,气促,面部或双下肢水肿,夜尿多,记忆力减退,畏寒,肢冷,腰膝无力,胸闷、呕吐或突然晕倒,舌质白或无苔,脉沉。

(一) 饮食调养

饮食治疗要适量控制能量及食盐量,降低脂肪和胆固醇的摄入水平,控制体重,利尿排钠,调节血容量,保护心、脑、肾血管系统功能,采用低脂、低钠、低胆固醇、高维生素、适量蛋白质和热量饮食。

首先,体重应控制在标准体重范围内。肥胖者应节食减肥,体重减轻每周 1.0～1.5 kg 为宜。平时可多食用一些蔬菜类、海藻类、菌类和水果等低糖及富含维生素、膳食纤维、矿物质的食物，有利于降脂减肥。同时，每日保证适量摄入优质蛋白质。蛋白质代谢产生的含氮物质，可引起血压波动，应限制动物蛋白质，而适当进食优质蛋白质对于高血压及脑卒中有防治作用，因此，调配饮食时应选高生物价优质蛋白质，按 1 g/(kg·d) 补给，其中植物蛋白质可占 50％，动物蛋白质选用鱼、鸡、牛肉、鸡蛋白、牛奶、猪瘦肉等。当高血压合并慢性肾功能不全时，应严格限制蛋白质的摄入量，可按 0.6～0.8 g/(kg·d) 补给。减少脂肪，限制胆固醇也是高血压人群饮食中应着重注意的。脂肪供给每日 40～50 g，烹调时多选用含有多不饱和脂肪酸的植物油如橄榄油、豆油、花生油、菜籽油等以增加血管弹性，辅助预防动脉粥样硬化。尽量减少动物内脏、脑髓、蛋黄、肥肉等胆固醇含量高的食物的摄入。饮食胆固醇应控制在每日 300～400 mg。

进食富含碳水化合物和膳食纤维的粗粮，如糙米、玉米、小米等可促进肠蠕动，加速胆固醇排出，对防治高血压病有利，膳食纤维的摄入以每日 30～45 g 为宜。关于矿物质和微量元素的摄入，该类人群应注意限制钠摄入。人群普查和动物试验均证明，食盐与高血压病情呈正相关。饮食以清淡为宜，低钠饮食时，全天钠的摄入量应保持在 500 mg 以内，维持机体代谢，防止低钠血症，供给食盐以每日 2～5 g 为宜。对于兼有心脏疾病或肾脏疾病引发水肿者，尤其要采用低钠饮食，可选用无盐酱油以佐餐调味。限钠的同时还应注意补钾，钾钠比例至少为 1.5：1。有些利尿药可使钾大量地从尿中排出，故应供给含钾丰富的食物或者钾制剂。含钾高的食物有豌豆苗、莴笋、芹菜、丝瓜、茄子等。另外，补充钙质有助于通过舒张血管达到降压目的。含钙丰富食物有黄豆及其制品、核桃、葵花籽、牛奶、花生、鱼、虾等。

大剂量维生素 C 可使胆固醇氧化为胆酸排出体外,改善心脏功能和血液循环。多吃新鲜蔬菜和水果,有助于高血压病的防治。

卷烟中尼古丁刺激心脏,使心跳加快、血管收缩、血压升高;导致钙盐、胆固醇等在血管壁上沉积,加速动脉粥样硬化的形成。虽然传统医药认为少量饮酒可扩张血管、活血通脉,但长期饮酒可诱发酒精性肝硬化,并加速动脉硬化,因而,《中国居民膳食指南》建议,高血压人群应以戒烟酒为宜。茶叶含有多种对防治高血压病有效的成分,其中以绿茶最好。但饮茶不宜过浓,否则易引起兴奋、失眠、心悸等不适;而茶叶中的鞣酸可与药物结合沉淀,应忌用茶水吞服降压药。适量饮用咖啡可能无害,甚至可能有益,但饮用未经过滤的咖啡或浓缩咖啡,其中的咖啡雌醇和咖啡豆醇可升高低密度脂蛋白胆固醇,过度饮用可能增加动脉粥样硬化性心血管病死亡风险。

（二）食疗方

1. 菊槐鲫鱼汤　菊花 10 g,槐花 10 g,鲫鱼 1 条(重约 250 g)。将菊花、槐花分别洗净,放入碗中备用,鲫鱼剖解,去鳞、鳃、内脏,洗净后,将绍酒、酱油轻抹在鲫鱼身上,放置片刻,入砂锅,加清汤适量,大火煮沸后,加葱花、姜末,改用小火煨煮 30 min,加菊花、槐花继续煨煮 10 min,加精盐、味精各少许,煮沸即成。佐餐当菜,随意食用。菊花、槐花也可同时嚼服。具有清肝潜阳、健脾利水之效,以肝阳上亢型高血压患者食之为佳。

2. 芝麻桑椹粥　黑芝麻 30 g,桑椹子(干品)30 g,粳米 100 g。将黑芝麻、干桑椹洗净后晒干或烘干,也可研成粉,备用。将粳米淘净放入砂锅,加适量水,中火煮至粥成时调入黑芝麻、桑椹,拌匀煮沸后改用小火煨煮 15 min 即可。也可加入天麻 10 g 同煮,以增加食疗之效。具有滋阴养血、补肾填精之效,更适用于肝肾阴虚型高血压患者食用。

3. *海参银耳汤* 海参 20 g,银耳、杜仲各 30 g,鸭肉 250 g,调料少许。将海参、银耳、杜仲、鸭肉共入锅中,加适量水,煮至鸭肉熟烂,加入调料调味即可。佐餐食用。具有滋补肝肾、温阳滋阴之效,适用于阴阳两虚及其他各型高血压患者。

4. *黄精玉竹牛肉汤* 牛肉 500 g,黄精 30 g,玉竹 15 g,龙眼肉 15 g,生姜 4 片,调料适量。将牛肉洗净切块,用沸水焯去膻味;黄精、玉竹、龙眼肉分别洗净,把全部用料一起放入锅内,加清水适量,用大火煮沸后,改文火炖 2～3 h,调味即可。具有滋养肝血、补益肾精之效,适用于肝肾阴虚型及阴阳两虚型高血压患者。

第四节 冠 心 病

冠心病指由于冠状动脉粥样硬化使管腔狭窄或阻塞导致心肌缺血、缺氧而引起的心脏病,一般认为高脂血症、高血压病、糖尿病、吸烟、肥胖和缺少体力活动是冠心病的危险因素,这些因素中除吸烟外,其余所有因素均与营养素代谢有密切关系。故应减少饮食能量以控制体重,减少脂肪总量、饱和脂肪酸和胆固醇的摄入量,增加多不饱和脂肪酸,限制单糖和双糖摄入量,供给适量的矿物质及维生素。中医将冠心病称之为"胸痹""真心痛"或"厥心痛",认为心气不足、心阳不振,以致寒凝气滞,瘀血、痰浊阻滞心脉,影响气血运行为其病机。

(一) 饮食调养

预防冠心病首先以维持理想体重为宜,若有超重,应减少能量的供给以降低体重。每日膳食摄入的能量占比以碳水化合物 50%～65%,脂肪 20%～30%,蛋白质 10%～15%为宜。切忌暴饮暴食,避免过饱。就脂肪的摄入而言,可适当增加多不饱和脂肪酸、减少饱和脂肪酸的摄入。预防饮食时,胆固醇的摄入应控制在每日 300 mg 以下,治疗饮食则应低于每日 200 mg,养成平时少吃胆固醇含量高的食物习惯,但未合并高脂血症的患者不必限制过严,以防引起营养不良,肉质选择如猪瘦肉、牛肉、鸡、鸭、兔肉、鱼肉(尤其是海鱼)、海参等;碳水化合物的摄入,建议以复合碳水化合物为主,适当限制简单糖,合并肥胖或高脂血症者更应予以注意,应多选择玉米、燕麦、荞麦、高粱、大豆、麦麸、大麦、小米、糙米、标准粉等;蛋白质的摄入,植物性蛋白质宜占蛋白质总量的 50%。应增加食物纤维、维生素的供给。蛋白质按劳动强度供给,其中轻度体力劳动为 1.26 g/kg,极重度体力劳动可达 1.75 g/kg,动物蛋白质占蛋白质总量 30%,可选择牛奶、酸奶、鱼类、豆制品等。同时,应限制钠盐摄入,对合并高血压,或有家族性高血压史者尤应注意。世界卫生组织建议每人每日食盐用量以不超过 5 g 为宜。

膳食纤维有助于降低胆固醇,而蔬菜、水果是维生素、钙、钾、镁、膳食纤维等的丰富来源,冠心病患者每日至少食用各种蔬菜 400~500 g,如芹菜、洋葱、苋菜、菜花、香菇、海带、紫菜、豆芽、扁豆、木耳、山楂、苹果、草莓等都有降低胆固醇、防止血小板凝集和血管硬化、润肠通便、降血脂的效果。辛辣食物如辣椒、花椒、胡椒、酒、浓茶都具有兴奋、刺激性,对冠心病患者心身无益,应予以节制。

(二) 食疗方

1. 薤白粥　薤白 15 g,粳米 100 g。共煮粥,每日服 2 次。具有豁痰宽中、温阳散结之效,以心胸刺痛、心悸气短、舌淡苔薄白或白腻、脉弦滑的心阳虚衰、胸痹心痛者较为适用。

2. 加味桃仁粥　桃仁 12 g,生地黄 30 g,粳米 100 g,桂心

30 g,生姜 4 片。将桃仁去皮尖,桂心研末,用适量白酒将生地黄、生姜、桃仁绞取汁,先以适量清水煮米作粥,沸后下桃仁、生地黄、生姜汁,煮至粥熟,调入桂心末,空腹食用。具有活血通经、祛瘀止痛之效,以心胸刺痛、心悸气短、舌质紫暗有瘀点、脉弦涩或结代的气滞血瘀型患者较为适用。

3. 鸡肉参冬汤　鸡腿肉 150 g,生晒参 12 g,麦冬 12 g。先将鸡腿肉加适量冷水用文火煨开 10 min 后,再与后两味药同煨至肉烂,加入少量盐、味精,趁热服食。具有健脾益气、滋阴生津之效,以心痛气短、神疲乏力、心悸自汗、口干少津、舌淡少苔、脉弦细无力或结代者的气阴虚者较为适用。

第五节　慢　性　胃　炎

慢性胃炎,即胃黏膜慢性炎症。好发于胃窦部,其次是胃体,根据胃镜和胃黏膜的组织学检查,临床上常分为浅表性胃炎、萎缩性胃炎和肥厚性胃炎。浅表性胃炎是胃黏膜出现充血、水肿或伴有渗出、糜烂和出血等炎症浸润。大多在食后感觉上腹部饱胀或短暂的疼痛,或嗳气恶心等。萎缩性胃炎是炎症浸润到黏膜下层,黏膜萎缩变薄,胃酸及胃蛋白酶分泌减少,食后上腹部胀痛、食欲减退,或伴有贫血、消瘦、疲倦和腹泻等。肥厚性胃炎是胃黏膜粗糙肥厚,上皮细胞和腺体都增生,胃酸分泌常常增加,以顽固性的上腹部疼痛为主要表现,进食和服碱性药物能缓解疼痛,吐酸明显,甚至反复出现上消化道出血。

本病属中医“胃痛”范畴,可分为肝气犯胃、脾胃气虚、胃阴亏虚型。肝气犯胃型症见胃脘疼痛,或痛连胁肋,食后尤甚,嗳气频作,或有恶心呕吐、泛酸,遇情志不遂加重,舌淡红苔薄白,脉弦;脾胃气虚型可见胃脘隐痛,喜温喜按,食欲减退,饭后腹胀,面色萎黄,神疲乏力,舌淡苔白,脉虚;胃阴亏虚型可见胃脘隐痛或痛有灼热感,口干咽燥,饥不欲食,大便干结,舌红少津,脉弦细。

（一）饮食调养

慢性胃炎的病因和发病原理与以下因素有关:不良的饮食习惯,如进食过急,喜食过热食品等或长期饮用辛辣调味品,生冷粗硬食物,浓茶烈酒等;长期服用对胃有刺激的药物,如NSAIDs（布洛芬）等;口、鼻、咽部慢性感染灶的细菌或其毒素对胃黏膜的侵犯;急性胃炎迁延不愈,以及自身免疫反应,或神经系统功能紊乱导致胃肠道分泌异常等。慢性胃炎患者首先应戒烟、酒,饮食应以清淡、新鲜、少油、无或极少刺激性食物为原则,定时定量,细嚼慢咽,避免暴饮暴食和食入过冷、过热的食物。食物要加工得细、碎、软、烂;烹调方法多采用蒸、煮、炖与煨等,少吃腌制、熏烤、油炸等快餐食物。同时,饮食应尽量做到少量多餐,可选取一些富含生物价值高的蛋白质和维生素的食物。

慢性胃炎的病变不同,饮食亦应随之调整,注意维持饮食的酸碱平衡。浅表性胃炎胃酸多时重在抗酸,禁食酸性食物,如浓肉汤、浓鸡汤等,可多用豆浆、肉泥、菜泥、面条、馄饨、涂黄油的烤面包或咸馒头干等以中和胃酸;萎缩性胃炎胃酸少时,用能刺激胃黏膜细胞分泌胃酸的食物如浓缩肉汤、鸡汤、酸牛奶、酸果汁或酸味水果、糖醋食品等以刺激胃液的分泌,帮助消化。避免过多摄入食盐,少喝咖啡、浓茶,增加新鲜蔬菜、水果的摄入。由于维生素 C 和 B 族维生素,尤其是维生素 B_{12} 和叶酸对于胃黏膜有一定保护作用,尤需注意补充。并发肠炎时,避免食用引起胀气和含粗纤维较多的食物,如蔗糖、豆类和生硬的蔬菜和水果;合并贫血时,要注意氨基酸、单糖及维生素 C、维生素 B_{12} 等可以促进铁吸收的营养素的摄入。

（二）食疗方

1. 玫瑰红酒鸡　鸡脯肉 200 g，红酒 20 mL，陈皮 10 g，鲜玫瑰花 10 g，调料适量，食油少许。将鸡脯肉洗净，切成薄片，用油煸炒，加入红酒与玫瑰花、陈皮翻炒，加入调料炒匀即可。佐餐食用。具有疏肝解郁、健脾和胃之效，适用于肝气犯胃型患者。

2. 白胡椒煲猪肚　白胡椒 15 g，猪肚 1 个。将胡椒捣碎，装入洗净的猪肚中，略加水，然后把猪肚两端扎紧，慢火炖熟，取出胡椒，晒干研末服。猪肚及汤加调味后趁热吃，每 3 日吃 1 个，连服 3～4 个。具有健脾理气、填精补虚之效，以脾胃气虚型患者食之更佳。

3. 百合石斛糯米粥　百合 30 g，石斛 30 g，糯米 60 g，红糖适量。百合、糯米、红糖一起入锅，加水煮粥服食。每日 1 次，连服 7～10 日。具有清养悦胃、滋阴生津之效，以胃阴亏虚型患者食之更佳。

第六节　胆　囊　炎

胆囊炎临床表现为右上腹反复发作或持续性隐痛或胀痛，常有向右肩背或右侧背部放射，少数亦有剧烈绞痛者，甚至面色苍白、汗出淋漓、呼吸受限，可伴有寒战发热、口苦口干、胃部烧灼感、嗳气、泛酸、腹胀、恶心等症状，高脂饮食后加剧，多与胆囊结石、感染或胆囊功能失常有关。该病有急慢之分。可为原发，即不伴有胆囊结石；也可于胆结石形成之后而发。本病发作常与情志不畅，或暴饮暴食、嗜食油腻、生冷、刺激性食物或饮烈性酒有关，也可因过度劳累和受寒发作，属于中医"胁痛""胆胀"范畴,基本病机为胆腑气机升降失常,通过调整饮食结构,改变胆汁成分,使机体代谢恢复正常。根据患者症状、体质大致可分为肝气郁结型、湿热蕴结型与瘀血阻络型。肝气郁结型症见右胁胀满疼痛,胸闷喜太息,多因情绪变化而加剧,舌苔薄腻,脉弦;湿热蕴结型可伴恶心呕吐,厌食油腻,小便黄赤,舌红苔黄腻,脉弦滑;瘀血阻络型右胁刺痛较剧,痛有定处,舌质紫暗或有瘀斑,脉弦细涩。

（一）饮食调养

饮食调养的目的是限制脂肪摄入以避免因胆囊收缩而引起的疼痛。急性发作期应禁食,使胆囊得到充分休息,以缓解疼痛。由静脉补充营养。但可以多饮水,在饮料中补充钠和钾盐,可有利于治疗疾病。疼痛缓解后,根据病情循序渐进地调配饮食,可给予清淡流质饮食或低脂肪、低胆固醇、高碳水化合物流质,如米汤、藕粉、豆浆等食物。病情好转后可给予低脂半流或低脂少渣软饭。慢性期饮食应以清淡素食为主,适当食用一些富含蛋白质和含糖的食物,以保证热量的需要。宜多吃各种豆类、豆制品,有利于防止胆固醇性胆结石。蔬菜有利于大便通畅,且有清肝利胆的作用。

（二）食疗方

1. 佛手橘皮玫瑰蜜饮　佛手 20 g,青皮 15 g,玫瑰花 10 g,蜂蜜适量。将佛手、青皮、玫瑰花共入锅中,加适量水,煎 20 min,滤取汁,再加水煎 20 min,滤取汁。把两汁合并,待汤汁转温后调入蜂蜜即成。上、下午分服。具有疏肝解郁、健脾理气之效,肝气郁滞型患者食之更佳。

2. 玉米须冬瓜汤　玉米须 30 g,冬瓜 100 g,白糖或麦芽糖适量。将冬瓜洗净,切成块,与玉米须一起放入锅中,加适量水及调料,浓煎,撒入糖。喝汤食物。具有清热化浊、淡渗利水之效,适用于各型胆囊炎患者,其中以湿热蕴结型患者最为适用。

3. 当归桃仁菊花汤　当归 12 g,桃仁 12 g,菊花 12 g,白糖适量。将当归、桃仁、菊花用 200 mL 水浸泡 30 min 后,以武火煮沸,改用文火煎煮 20 min,取汁;剩下的食材加入 200 mL 水,继续煎煮 20 min,将两次的汤汁混匀,加入白糖调味食用,每日 2 次。具有活血化瘀、柔肝滋阴之效,以瘀血阻络兼有阴血不足的患者食之更为适宜。

第七节　慢性肾小球肾炎

慢性肾小球肾炎,简称慢性肾炎,以蛋白尿、血尿、高血压、水肿为基本临床表现,起病方式各有不同,病情迁延,病变缓慢进展,目前认为本病与自身免疫相关。可有不同程度的肾功能减退,最终发展为慢性肾功能衰竭的一组肾小球疾病。慢性肾炎属中医"水肿""虚劳""尿血"等病证范畴,以本虚标实为基本病机,本虚者,以肺、脾、肾亏虚,尤以肾虚为主,兼及心、肝等脏,出现阴阳气血虚损症状。标实者,包含诸多诱发因素及病理产物,如风、寒、湿、热、疮毒、瘀血等,作为慢性肾炎急性发作或迁延不愈的主要诱因。临床常见证型如湿热浸淫型,症见肢体浮肿,口渴心烦,头身困重,皮肤易发疮毒,尿浊或如浓茶色,舌红苔黄腻,脉滑数;脾肺气虚型,可见水肿已消退,或仅有晨起眼睑水肿,腰酸,气短,乏力,纳呆,小便基本正常,舌苔薄白或白腻,脉细缓;脾肾阳虚型,症见神疲,脸色苍白,畏寒肢冷,足面水肿,纳呆,头晕,恶心呕吐,便溏,舌质淡苔薄腻,脉濡细。

(一) 饮食调养

对慢性肾炎患者进行营养治疗的目的是减轻肾脏的负

担,设法消除或减轻症状。由于其临床及病理分型比较多,且临床症状错综复杂,故治疗主要依据患者肾功能水平,从而确定营养供给内容。慢性肾小球肾炎患者的饮食,首先应注意控制蛋白质摄入量。根据肾功能损害程度确定膳食蛋白质摄入量。对于病程长,肾功能损害不严重者,不需要严格限制蛋白质摄入量,供给量为 0.8～1.0 g/(kg·d),其中优质蛋白质应占 50% 以上。当病情恶化或急性发作时,蛋白质供给量为 0.5～0.8 g/(kg·d)。病情较重,出现氮质血症时,应限制蛋白质的摄入量小于 0.5 g/(kg·d)。

同时,调整钠钾盐的摄入也十分重要。钠摄入量取决于水肿程度和有无高血压。有水肿和高血压者,应限制钠盐的摄入,采用低盐饮食,每日 2～3 g 为宜。水肿严重者,每日食盐摄入量应在 2 g 以下,或采用无盐饮食。定期检查血钾、血钠水平,以调整钠钾盐的摄入量。饮食应保证热量供给,以碳水化合物和脂肪为热量主要来源,供给量应视劳动强度而定,以满足活动需要。卧床休息患者可按 0.13～0.15 MJ(30～35 kcal)/(kg·d)摄取,每日总能量在 8.37～9.21 MJ(2 000～2 200 kcal)为宜。此外,矿物质和维生素应充足摄入。宜多摄取各种维生素含量丰富的食物,如新鲜蔬菜和水果。有贫血表现时,应多供给 B 族维生素、叶酸和富含铁的食物,如动物肝脏等。但血钾高时,应慎重选择蔬菜和水果。

患者应根据病情变化调整饮食。大量蛋白尿时,可按肾病综合征的营养治疗原则进行处理;肾功能恶化时,则应根据恶化程度,采用相应的营养治疗原则,调整饮食内容。

(二)食疗方

1. 冬瓜粥 冬瓜 500 g,赤小豆 30 g,粳米 60 g,白糖适量。将冬瓜、赤小豆煮成汤,再放入粳米煮成粥,加白糖调味食用。

每日 2 次。具有清热利湿、解毒消肿之效,适用于各型慢性肾小球肾炎患者,以湿热浸淫型患者食之更佳。

2. 鲤鱼冬瓜汤　鲤鱼 200 g,冬瓜 50 g,葱适量。制用法:将鲤鱼去鱼鳞及内脏,冲洗干净备用;冬瓜去皮,去籽,切丁;葱切末。将鱼肉和冬瓜放入锅内,加水适量,大火煮开后,改用小火继续炖煮至肉熟烂,放入葱末,即可。佐餐服食。具有补肾健脾、淡渗利水之效,适用于各型慢性肾小球肾炎患者,以肺脾气虚型患者食之更佳。

3. 核桃杜仲炒腰花　杜仲 10 g,核桃仁 30 g,猪肾 2 只,黑木耳 15 g,烹调油 50 g,葱、姜各适量。将杜仲切丝备用;将猪肾一切两半,除去白色臊腺,切成花;将黑木耳发透去蒂,姜切丝,葱切段,核桃仁用烹调油炸香备用;将炒勺置大火上烧热,加烹调油烧六成热时,先下姜、葱,放入腰花,木耳同入锅内炒熟,下入杜仲丝和核桃仁,炒匀即成。佐餐服食。具有温阳健脾、益肾填精之效,适用于各型慢性肾小球肾炎患者,以脾肾阳虚型患者食之更佳。

第八节　高 脂 血 症

高脂血症,通常指人体血液的血清中总胆固醇(TC)和(或)三酰甘油(TG)水平升高。脂类含量超过正常浓度。实际上也包括低高密度脂蛋白胆固醇血症在内的各种血脂异常。血脂异常症的诊断主要依靠实验室检查。根据空腹静脉血清检测指标将血脂异常分为 4 种,分别为高胆固醇血症(TC≥5.2 mmol/L)、高三酰甘油血症(TG≥1.7 mmol/L)、高低密度脂蛋白胆固醇血症(LDL‐C≥3.4 mmol/L)、低高密度脂蛋白胆固醇血症(HDL‐

C<1.0 mmol/L）。高脂血症是高血压、糖尿病、冠心病、脑卒中的重要危险因素。《中国居民营养与慢性病状况报告（2020年）》显示，我国 18 岁及以上居民高脂血症总患病率高达35.6%，造成严重的疾病负担。

中医将高脂血症纳入"血瘀""痰湿"范畴，病因在于饮食不节、嗜食油腻甘甜、醇酒厚味、情志失调、过逸少劳等，造成肝、脾、肾三脏功能失调，体内液体代谢失常，形成瘀血、湿浊、痰凝等病理产物，最终致病。该病属于本虚标实之证，以痰瘀为标，正虚为本，常见证型有：脾虚湿盛型，症见头重体倦，腹胀纳呆，乏力懒言，口淡不渴，大便溏薄，小便清长，健忘，面色欠华，或有下肢水肿，眼睑虚浮，或肢体麻木，舌体淡胖，边有齿痕，苔白浊腻，脉缓无力；痰浊内阻型，症见心胸满闷，食后腹胀，或有咳嗽咯痰，形体肥胖，反应迟钝，肢体沉重，或有胁下痞块，舌苔浊腻厚，脉象弦滑；气滞血瘀型，病程多日久，头晕头痛，面色发暗，或肢体麻木，舌质黯红，或有瘀斑瘀点，脉弦或涩。

（一）饮食调养

高脂血症危险因素多与不合理膳食相关，如过量的饱和脂肪酸或反式脂肪酸摄入等导致脂类代谢紊乱，饮食调养是治疗本病的基础。饮食原则中首要的是控制总热量摄入。应以自身体重为基础，结合体质指数公式，折算每日应摄入的总热量，配合适当运动健身，将体重控制在理想范围。在饮食中，尤其需注意限制脂肪和胆固醇摄入。《成人高脂血症食养指南（2023年版）》建议，脂肪供能以占总热量的 20%～25% 为宜，高三酰甘油血症者更应尽可能减少每日脂肪摄入总量。以成年人每日热量摄入 1 800～2 000 kcal 为例，相当于全天各种食物来源的脂肪摄入量（包含烹调油、动物性食品及坚果等食物中的油脂）为40～55 g，每日烹调油应不超过 25 g。

陆地动物脂肪含饱和脂肪酸较多,对血胆固醇影响大,应少食为好;植物油含不饱和脂肪酸较多,但椰子油、棕榈油例外。高脂血症人群胆固醇每日摄入量应少于 300 mg,而高胆固醇血症者每日胆固醇摄入量应少于 200 mg。为确保饮食营养,每日需摄入适当的蛋白质和碳水化合物。蛋白质摄入量占总热量的 13%～15% 为宜,多选择植物蛋白质尤其是大豆蛋白,后者有较好的降血脂作用,动物蛋白质摄入可适当选择脂肪含量较低的鱼虾类、去皮禽肉、瘦肉等,奶类以脱脂或低脂牛奶为佳,提高大豆蛋白等植物蛋白质的摄入,每日摄入含 25 g 大豆蛋白的食品,可降低心血管疾病的发生风险。由于鸡蛋中的蛋黄胆固醇含量较高,但其对于机体优质蛋白质、脂肪和维生素的补充又有其必要性,建议每周食用鸡蛋 4 个以内为宜。碳水化合物占总热量的 55%～65%。在主食中,适当控制精米白面摄入,多吃膳食纤维丰富的全谷类、杂豆类。

植物性食物中的谷固醇和膳食纤维有助于降低胆固醇水平,因此,高脂血症患者宜增加膳食纤维的摄入,提倡多吃新鲜蔬菜和水果,适当吃些粗粮、杂粮,以保证充足的维生素、矿物质和膳食纤维的摄入量。可多食入绿叶蔬菜、白菜、青椒、猕猴桃、鲜枣等。淀粉含量较高的蔬菜如马铃薯、藕、甘薯等应减少摄入,否则导致热量摄入过多,也可转化为脂肪。饮食以清淡、少盐为宜,食盐量控制在每日 5 g 以内,少吃酱油、鸡精、味精、咸菜、咸肉、酱菜等高盐食品。限制单糖和双糖的摄入,少吃甜食,添加糖摄入不应超过总热量的 10%,肥胖和高三酰甘油血症者添加糖摄入应更低。戒烟有助于预防动脉粥样硬化性心血管疾病,并改善高密度脂蛋白胆固醇水平,有必要完全戒烟和有效避免吸入二手烟。酒会促进肝脏合成更多的内源性三酰甘油和低密度脂蛋白,故少饮为好。茶叶含有茶多酚等成分,有降低胆固醇在动脉壁的沉积、抑制血小板凝集、促进纤溶酶活性和抗血栓形成的作用,建议每日可用 10～20 g 茶叶冲泡 2～4 次,1 日饮用 500～1 000 mL 的冲泡茶水为益。

（二）食疗方

1. 苓薏冬瓜汤　茯苓 15 g,薏苡仁 30 g,冬瓜 100 g。将茯苓、薏苡仁、冬瓜洗净,放入锅内,加适量清水,大火煮开后,改用小火炖煮至薏苡仁熟烂,即可。具有清热化湿、健脾利水之效,适用于各型高脂血症患者,以脾虚湿盛型与痰浊内阻型食之更佳。

2. 薏苡仁楂荷饮　炒薏苡仁 30 g,荷叶 10 g,山楂 15 g。将炒薏苡仁、荷叶、山楂共入锅中,加水煮汤,代茶饮。具有健胃消食、活血散瘀之效,适用于各型高脂血症患者,以痰浊内阻型食之更佳。

第九节　糖 尿 病

糖尿病是一组常见的以葡萄糖和脂肪代谢紊乱、血浆葡萄糖水平增高为特征的代谢内分泌疾病。其基本病理生理为绝对或相对胰岛素分泌不足及胰岛素敏感性下降和胰高血糖素活性增高所引起的代谢紊乱。典型的临床表现常被描述为"三多一少",即多食、多饮、多尿和身体消瘦,若病情得不到很好的控制,可发生一系列并发症,涉及心脑血管、肾、眼及神经等组织和器官的损害而出现一系列的并发症。常见的 2 型糖尿病常伴动脉粥样硬化、非酒精性脂肪肝和肥胖。严重者或应激时可发生酮症酸中毒、高渗性昏迷、乳酸性酸中毒而威胁生命。《中国居民营养与慢性病状况报告（2020 年）》显示,我国 18 岁及以上居民糖尿病患病率为 11.9％，如能及早防治，严格和持久控制血糖、血压、血脂，可明显减少慢性并发症。中医学称之为"消渴病"，认为其发病主要是由于先天禀赋不足、情志失调以及饮食不节等所致，以阴虚燥热为基本病机，其中以阴虚为本，燥热为标。上消型症见烦渴多饮，小便频数，咽干灼热，食量如常，舌红少津，苔黄而干，脉数；中消症见多食易饥，口渴多饮，形体消瘦，小便频多，大便干结，舌红苔黄，脉滑数或细数；下消症见尿频尿多，混如膏脂，烦渴喜饮，腰膝酸软，下肢水肿，四肢不温，困倦乏力，舌绛无苔，脉细弱。同时，若伴有疲惫乏力，动则气喘，舌质淡胖或有齿痕，脉虚缓无力者，多有气虚；若形寒怕冷，喜暖，小便清长，舌质淡白，脉沉缓，多为阳虚。

（一）饮食调养

合理控制热能摄入量是糖尿病营养治疗的首要原则。热能摄入量以维持或略低于理想体重为宜。碳水化合物是该病患者的能量基础，在合理控制总热量的基础上适当提高碳水化合物摄入量，有助于改善血糖代谢状况。摄入糖类可占总热量的 50％～60％，甚至更高些。每日进食折合主食为 250～400 g，对适用胰岛素或口服降糖药者可适当放宽。谷类食物是碳水化合物的主要来源，一般粗粮与细粮合理搭配，粗粮占比 1/3～1/2，根据个人情况调整。粗粮以全谷类和杂豆类等膳食纤维含量丰富的主食为主，如荞麦、莜麦、燕麦、赤小豆、绿豆、黄豆及其豆制品等，消化速度和升糖速度都较慢，且更耐饥饿，其他淀粉类食物如马铃薯、山药、芋艿等也可适当选择。糖尿病患者因胰岛素分泌不足，体内脂肪分解加速，合成减弱，脂质代谢紊乱。膳食中应控制脂肪和胆固醇的摄入。蛋白质的供给可与正常人接近，占总热量的 10％～20％。成人 1.2～1.5 g/(kg·d)，儿童、孕妇、乳母、营养不良的患者，可供给 1.5～2.0 g/(kg·d)，蛋白质可达到或高于总热量的 20％。每日摄入约 50 g 瘦肉,每周进食 2～3 次海鱼,每日摄入鸡蛋、牛奶、豆制品,以保证丰富、优质的蛋白质。

安排进食的时间宜合理。至少 1 日 3 餐,可按 1/5、2/5、2/5 分配。注射胰岛素时,要在 3 次正餐之间增加 2～3 次加餐,临睡前加餐更为重要,即从正餐中匀出一小部分主食留作加餐食用,这是防止低血糖行之有效的方法。三餐内容注意主副食搭配,餐餐有碳水化合物、蛋白质和脂肪食物。同时,饮水对于该病不可或缺。糖尿病的多饮源自血糖浓度过高,迫使排尿以排出过多糖分,继而造成体内水分缺失,多饮作为机体的自我保护措施。应养成定时、定量饮水的好习惯,心肾功能正常者,每日饮水量不应低于 1 500 mL。此外,注意给予充足的维生素、适宜的矿物质,有益于改善糖尿病患者的体质和并发症。餐餐都应有蔬菜,每日摄入量应达 500 g,其中深色蔬菜占一半以上。应注意限制钠盐摄入,从而有助于预防或减轻高血压、高脂血症、动脉硬化和肾功能不全等并发症。膳食纤维具有较好的防治糖尿病的作用,能有效地改善糖代谢,降血压、降血脂和防止便秘等,食用水果需遵循两个基本原则:一为血糖平稳。若空腹血糖控制在 7 mmol 以下,餐后 2 h 血糖控制在 11 mmol 以下,糖化血红蛋白控制在 7％以下,满足这三个条件即是享受水果的前提;而若近期血糖控制不够平稳,忽高忽低,则不宜吃水果。二为吃水果要选择好种类,可适量选择糖分在 15％以下的水果,如草莓、苹果、梨、桃子、猕猴桃,也可参考血糖生成指数(GI)进行选择。

根据中医辨证论治原则,患者可根据自身证候特点选择食药两用食材进行调补。如阴虚热盛证采用具有养阴清热作用的食药物质,如桑叶、决明子、莲子等;气阴两虚证采用具有益气养阴作用的食药物质,如桑椹、枸杞子、葛根等;阴阳两虚证可选用山药、茯苓、肉桂等。

(二) 食疗方

1. 葛根方　葛根粉 30 g,用水煮成粥状即可。早、晚分餐食用。具清热润肺、生津止咳之效,适用于各型糖尿病患者。

2. 鲜洋葱　鲜洋葱 1 个,食油、调料各适量。将洋葱洗净,切成片,入油锅中炒,以嫩脆为佳,不宜煮烂。佐餐食用。具有辛宣通达、滋阴生津之效,适用于各型糖尿病患者。

3. 猪胰海参蛋　海参 3 条,猪胰 1 条,鸡蛋 2 个。将海参泡发,切成片。猪胰洗净,切成片。把海参、猪胰同炖,熟烂后加入鸡蛋,加入调料调味。佐餐食用。具有补益元气、滋阴填精之效,适用于各型糖尿病患者。

第十节　类风湿关节炎

类风湿关节炎是一种常见的以关节慢性炎症性病变为主要表现的全身性自身免疫性疾病,表现为肌肉、关节、筋骨发生疼痛肿胀、酸楚困重、麻木或灼热感、屈伸不利甚至关节肿大及血清类风湿因子或抗环瓜氨酸肽抗体阳性,主要侵犯外周关节,肺、心、神经系统、血液、眼等也可受累。其病理变化为滑膜细胞增生,炎症细胞浸润,血管翳形成并侵蚀入软骨及骨组织,滑膜持续炎症导致关节结构的破损、畸形。遗传、性激素水平、感染及吸烟等因素均可能与该病发病相关。中医认为该病属于痹症。症见肢体关节、肌肉疼痛剧烈,痛处固定且有冷感,伴有晨僵,屈伸不利,遇寒加重,得热则缓,舌淡苔白腻,脉迟紧者,为风寒湿痹;症见肢体关节、肌肉红肿疼痛,触之灼热,遇凉则缓,屈伸不利,伴有发热、口渴,大便干结,小便短赤,舌红苔黄腻,脉濡数者,为风湿热痹。

（一）饮食调养

饮食以进食高蛋白质、高热量、富含维生素、纤维素及易于消化的清淡食物为宜,如富含组氨酸、精氨酸、核酸和胶原蛋白的瘦肉、动物血、蛋、豆制品、马铃薯、牛肉、鸡肉和萝卜、豆芽、紫菜、洋葱、海带、木耳、干果（核桃、栗子、杏仁、葵花籽、松仁）、山药、莲子及草莓、乌梅、香蕉、黄瓜、橄榄等,以提高机体免疫功能,抗御外邪入侵。一般不采用炸、烤、煎等烹调方式,多吃蒸、炖、煮、煲汤等食物,也需注意避免过度进食滋补之品以防止滋腻碍胃伤脾。

由于高脂肪或高胆固醇食物在体内氧化过程中产生易引起、加重关节疼痛、肿胀、骨质疏松与破坏关节的酮类、酸类和炎症介质等,油腻食物应尽量避免食用。同时,含酪氨酸、苯丙氨酸和色氨酸的食物,如牛奶、羊奶、干酪、奶糖等奶类与奶制品和花生、巧克力、小米等,可能产生导致关节炎的介质如前列腺素、白三烯、花生四烯酸代谢产物、酪氨酸激酶自身抗体等而引发关节炎加重、复发与恶化,应少食。糖类、咖啡、茶与酒类均可能加重关节滑膜炎的进展,致使关节肿胀、疼痛加重,海鲜因含有较高的尿酸,被机体吸收后,可在关节中形成尿酸盐结晶,加重关节症状,也应尽量少食。

增加含有抗炎成分的饮食,如纤维类（如全麦、糙米、燕麦、蔬果、大豆和豆制品）、含类胡萝卜素较高的食物（如番茄、柑橘、菠菜、橄榄）、富含益生菌的酸奶等,对于预防和缓解该病也是有益的。伴有骨质疏松或贫血的患者,可酌情补充铁剂、维生素 D 和钙剂。现有研究显示,以 omega - 3 为代表的多烯不饱和脂肪酸如 EPA 和 DHA 可降低该病患者体内炎症水平,主要来源为深海鱼油，对于缓解该病症状有益。生姜含有多酚类化合物如酚类姜黄素和姜辣素，对于类风湿关节炎有治疗价值。花青素存在于不少蓝紫色蔬菜如蓝莓、黑枸杞、石榴、紫甘蓝之中，可抑制类风湿性滑膜成纤维细胞增殖，预防类风湿关节炎进展。

（二）食疗方

1. 薏苡仁干姜粥　薏苡仁 50 g，干姜 9 g，蜂蜜 1 勺。先将薏苡仁、干姜加水适量熬煮成粥，再调入白糖服食。每日 1 次，连服 1 个月。具有健脾化湿、温中散寒之效，适用于风寒湿痹证。

2. 木瓜汤　木瓜 4 个，蜂蜜 500 g。将木瓜蒸熟去皮，然后研制成泥状，与蜂蜜调匀后放入净瓷器中盛之，每日晨起用开水冲调 1～2 匙饮用。服用 1 个月为 1 个疗程。具有舒经活络、通痹止痛之效，适用于各型类风湿关节炎患者。若为风湿热痹患者，也可以白茅根 150 g 煎汤调入该方服食。

第十一节　甲状腺结节

甲状腺位于人体颈部正前方的位置，在喉结下方，形似蝴蝶，是人体最大的内分泌腺。当机体甲状腺激素相对不足时，垂体分泌促甲状腺激素（TSH）增多，刺激甲状腺反复或持续增生，导致不均匀增大和结节样变。甲状腺结节是正常甲状腺组织中出现的局限性肿块，随吞咽动作上下移动，可为无功能性的"冷结节"，也可为有功能的伴有甲状腺激素分泌增多的毒性结节，是最常见的甲状腺疾病之一。该病往往发生于有放射暴露史（特别是长期暴露于电离辐射）和甲状腺结节家族史的人群中。在成人群体中，患病率为 5%～7%，男女之比为 1∶3.83。一般多为良性，包括结节性甲状腺肿、炎性结节、毒性结节性甲状腺肿、甲状腺囊肿等，有 $5\%\sim15\%$ 可能为恶性肿瘤。中医认为，甲状腺结节可归于"瘿病"范畴。患者发病若与精神因素相关，常感颈胀、胸胁闷满、喜太息，颈前正中对称漫肿，苔薄白，脉弦滑，为肝郁气滞型；若伴有情绪易激动、急躁、口干、口苦，舌红苔黄，则为肝火上亢型；症见颈前结节按之坚实或囊性感，无压痛，形体偏胖，纳差，神疲乏力，腹胀或便溏，舌淡胖，苔白腻，脉滑，证属脾虚痰湿型；患者形体消瘦，面红恶热，易汗出，口渴喜饮，口干，神疲乏力，舌红或淡，苔薄，脉细数或细弱，为气阴两虚型。

（一）饮食调养

对于临床确诊无须治疗的甲状腺结节患者，可正常饮食，但部分患者则需要适当控制饮食，避免促进病情进展。首先，控制碘的摄入量。碘对甲状腺激素的分泌和合成非常关键，碘摄入量过低者，为避免加重甲状腺结节症状，可适当吃一些含碘高的碘盐、海带等食物；若是桥本甲状腺炎伴发结节，需适当限制碘摄入，大量摄入高碘食物会增加甲状腺滤泡细胞的损伤及抗体产生，加重甲状腺细胞的破坏，因此，不主张过度摄入大量海产品；部分患者合并甲亢，则需限制碘的摄入（每日碘摄入量控制在 $50\ \mu g$ 以下为宜），避免食用海带、紫菜、贝类、虾类等海产品，避免增加甲亢的发生、发展风险；若结节是能分泌甲状腺激素的高功能腺瘤，也需要严格忌碘；若是无功能结节，饮食上无须忌碘，建议减少食用萝卜、卷心菜，因目前研究发现这两种食物会促进甲状腺结节的增大。

其次，合理控制热量的摄入。合并甲亢的甲状腺结节患者身体能量代谢速度快，需要更多的营养物质和热量，因而需要摄入充足的食物以保证营养物质和热量供应，避免发生营养不良的情况。甲状腺结节患者平时可多食用新鲜的蔬菜、水果，适当吃些猕猴桃、油菜、山药等蔬菜水果,有利于均衡营养、增强体质,对于甲状腺结节的防控具有一定辅助作用。同时,应纠正不健康的饮食方式,每日补充充足的水分,避免长期引用咖啡、浓茶等饮品,减少辛辣刺激、油腻食物的摄入,以维持良好的功能代谢状态。减少食用盐、辣椒、花椒等调料用量,戒烟戒酒,也需注意。

（二）食疗方

1. 杞菊冬笋　枸杞子 15 g,鲜菊花 5 g,生栀子 3 g,冬笋 300 g,料酒、生抽、白糖适量。将冬笋洗净,切成菱形块,入油锅低温煎至金黄色,捞出控油,再放入清汤,加入其余食材及调料,武火烧至沸腾后转文火烧至汁干,分 2～3 次服用。具有滋阴清热泻火、平肝祛风化痰之效,适用于肝火上亢、痰湿蕴结及气阴两虚等患者。

2. 百仁全鸭　莲子 50 g,薏苡仁、芡实、扁豆、蘑菇各 30 g,糯米 100 g,全鸭肉 400 g,虾仁 15 g,食盐 3 g。将鸭肉去内脏处理后洗净,与其余诸物共入锅中,加适量水炖至鸭肉熟烂,加入调料调味即可。佐餐食用,具有滋阴益气、散结消瘿之效,适用于以脾虚湿蕴为主的患者。

3. 柚子炖鸡　柚子 1 个,仔鸡 1 只,调料适量。将仔鸡去毛杂,洗净,飞水,纳柚子于鸡腹内,置于大碗中,加入冰糖、食盐及清汤适量,上笼蒸熟服食。具有滋阴益气、填精化痰散结之效,适用于各型患者。

第十二节　肿　瘤

肿瘤是机体细胞在各种致瘤因素的作用下发生的异常分化

和过度增生所致的疾病。这种增生不受机体的完全制约，即使除去致瘤因素的影响也不会自动停止。按肿瘤对人体的危害，肿瘤可分为良性与恶性两大类。良性肿瘤对机体的影响限于局部，不转移，切除后不易复发。恶性肿瘤常可发生转移，易复发。饮食在防止癌肿复发、转移上起着重要作用。特别对晚期癌肿患者，适宜的饮食对提高患者的生命质量起着重要的作用。患者症见局部肿块，痛处不移，头身困重，胸脘痞闷，呕恶痰涎，食量减少，舌苔厚腻，脉滑，证属痰湿凝滞型；症见局部肿块，时有针刺样疼痛，痛处固定不移，舌暗或有瘀斑，脉弦细，证属气滞血瘀型；症见局部肿块，形体消瘦，潮热盗汗，五心烦热，口干纳呆，神倦乏力，便干尿赤，舌红无苔，脉细者，为气阴亏虚型。

（一）饮食调养

肿瘤患者应坚持少食多餐、少烫多温、少硬多软、少盐多淡等原则。烹饪方式应以烩、炒、蒸、煮为主，少用煎、炸、烤等方式。慢性炎症状态是诱发肿瘤的机制之一。膳食中的各种生物活性成分可能影响人体内炎症反应过程。研究表明，高比例的红肉、高脂食物与机体促炎症因子有关，因此，这一类食物应避免过度摄入。而全谷物碳水化合物具有抗炎效应，可降低胰腺癌、乳腺癌、结直肠癌的发病风险。蛋白质虽有轻微的促炎潜力，但由于肿瘤患者代谢紊乱，蛋白质消耗增加，建议提高蛋白质的摄入，推荐摄入量为 $1\sim1.5\ \mathrm{g/(kg \cdot d)}$，但若合并肾功能损害，则不宜超过 $1\ \mathrm{g/(kg \cdot d)}$。水果、蔬菜具有较好的抗炎活性，理想的抗炎饮食中，蔬菜与水果应占总食物重量的 2/3。绿茶与红茶均具有抗炎活性物质，可依据个人健康状况与习惯，适量饮用。

肿瘤患者宜服食可扶助元气、补益气血、提升免疫力的食物，如鸭肉、牛奶、甲鱼、鲫鱼、鳗鱼、莲子、淡菜、鹌鹑、山药、薏苡仁、扁豆、金针菇、猴头菇、猕猴桃等,以增强抗癌能力;服食具有软坚散结、清热解毒、活血化瘀作用的食物,如海参、莼菜、海蜇、丝瓜、西瓜、山楂、猴头菇、猕猴桃、大蒜、木耳等,有利于软化或消除肿块。

手术后恢复期的患者饮食应以补益气血、健脾益肾为目标,酌情选择半流质饮食,如面条、菜粥、米粉等,定时定量,既保证充足的营养,又不宜进食过多,增加胃肠负担,食物应多样化,营养均衡全面。放、化疗过程中,患者食欲大减,易出现恶心呕吐、白细胞减少、津液亏耗等,食疗应以健脾开胃、补益气血、养阴生津为主,宜食薏苡仁、鲫鱼、莼菜、甲鱼、芦笋、木耳、丝瓜、泥鳅、藕、梨、甘蔗、蜂蜜、西瓜、橘子、枇杷等。肿瘤患者因食欲不振,常导致维生素缺乏,故宜选择富含维生素 C、B 族维生素和维生素 E 的食物,如番茄、绿色蔬菜、柠檬、草莓、牛肉、牛奶、豆类、猪肝、果仁、谷物及鸡蛋等,而富含硒、锌等具有抗癌效果的食物,如大蒜、猴头菇、香菇、海参、粗粮、瘦肉,也可增加摄入。忌烟、酒及辛辣、刺激性食物。

消化道肿瘤及肝癌患者可能有大出血隐患,选择细软、易消化的食物尤为重要,忌食油腻及熏制品,避免引起出血。腌制食物含有较多亚硝酸盐类,霉变食物含有黄曲霉菌等,均为致癌物质,因此需忌食腌制、烧烤及霉变的食物。各类发物如公鸡、猪头肉、鹅肉和易导致胀气的食物如马铃薯、番薯、栗子、芋艿之类也应适当减少摄入,而选择具有增强食欲、促进消化的山楂、龙眼、枸杞子等煲汤代茶饮。另外,肿瘤患者可多饮淡茶水,既有抗肿瘤作用,又可增加尿液、排泄毒素。

(二)食疗方

1. 薏苡仁蒲公英猪瘦肉汤　薏苡仁、蒲公英、昆布各 30 g,金银花 10 g,猪瘦肉 200 g,蜜枣 2 枚,调料少许。先将猪肉洗净,切成块。薏苡仁、蒲公英、昆布、金银花共入锅中,加适量水煎汤后,与猪瘦肉、蜜枣共入锅中,再加适量水,用小火煲至肉熟烂,加入调料调味即可。吃肉喝汤。每日 1 次。具有健脾利湿、化饮解毒之效,适用于痰湿凝滞型肿瘤患者。

2. 山药三七芡实乌鸡汤　山药 20 g,三七粉 6 g,芡实 50 g,乌鸡 1 只(约 500 g),调料少许。乌鸡肉洗净去内脏,切碎,将诸物共入锅中,加适量水,炖至熟烂,加入调料调味即可。佐餐食用。具有健脾理气、活血化瘀之效,适用于气滞血瘀型肿瘤患者。

3. 玉竹黄精猪肉汤　玉竹、沙参、黄精各 15 g,麦冬 10 g,猪排骨 100 g,调料适量。将玉竹、沙参、黄精共入锅中,加适量水煎取汁;把猪肉洗净,切成块,与药汁共入锅中,煲至肉熟烂,加入调料调味即可。具有养阴生津、滋补肺脾、补益肝肾之效,适用于气阴亏虚型肿瘤患者。

附录
食药物质最新目录名单(2024年版)

（共 106 种）

　　丁香、八角茴香、刀豆、小茴香、小蓟、山药、山楂、马齿苋、乌梢蛇、乌梅、木瓜、火麻仁、玳玳花、玉竹、甘草、白芷、白果、白扁豆、白扁豆花、龙眼肉(桂圆)、决明子、百合、肉豆蔻、肉桂、余甘子、佛手、杏仁(甜、苦)、沙棘、牡蛎、芡实、花椒、赤小豆、阿胶、鸡内金、麦芽、昆布、枣(大枣、酸枣、黑枣)、罗汉果、郁李仁、金银花、青果、鱼腥草、姜(生姜、干姜)、枳椇子、枸杞子、栀子、砂仁、胖大海、茯苓、香橼、香薷、桃仁、桑叶、桑椹、橘红、桔梗、益智仁、荷叶、莱菔子、莲子、高良姜、淡竹叶、淡豆豉、菊花、菊苣、黄芥子、黄精、紫苏、紫苏子、葛根、黑芝麻、黑胡椒、槐米、槐花、蒲公英、蜂蜜、榧子、酸枣仁、鲜白茅根、鲜芦根、蝮蛇、橘皮、薄荷、薏苡仁、薤白、覆盆子、藿香、当归、山柰、西红花(在香辛料和调味品中又称"藏红花")、草果、姜黄、荜茇、党参、肉苁蓉(荒漠)、铁皮石斛、西洋参、黄芪、灵芝、山茱萸、天麻、杜仲叶、地黄、麦冬、天冬、化橘红。

参　考　文　献

［1］　中国营养学会.中国居民膳食营养素参考摄入量（2023

版)[M].北京：人民卫生出版社,2023.

[2]　杨月欣,葛可佑.中国营养科学全书[M].2版.北京：人民卫生出版社,2019.

[3]　朱天民.中医营养与食疗[M].北京：中国医药科技出版社,2022.

[4]　沈庆法.中医食疗学[M].上海：上海科学技术文献出版社,2001.

[5]　施洪飞.中医食疗学[M].北京：中国中医药出版社,2016.

[6]　2023中国妇幼保健协会围产营养与代谢专业委员会.孕产期营养管理临床实践指导[M].北京：人民卫生出版社,2023.

[7]　刘兴会,苏宜香,汪之顼,等.中国孕产妇钙剂补充专家共识(2021)[J].实用妇产科杂志,2021,37(5)：345-347.

[8]　莉莉·尼科尔斯.孕产营养[M].北京：北京科学技术出版社,2023.